Andreas Goldemann

ZURÜCK ZUM URSPRUNG

Andreas Goldemann

ZURÜCK ZUM URSPRUNG

Aktivierung und Harmonisierung Deines Potenzials – Die Organe

EchnAton Verlag

Wichtiger Hinweis

Die Inhalte des Buches dienen ausschließlich der neutralen Information und allgemeinen Weiterbildung. Sie stellen keine Diagnose dar und sind kein Ersatz für ärztliche, medizinische, medikamentöse oder therapeutische Behandlung. Die dargestellten Inhalte erheben weder einen Anspruch auf Vollständigkeit noch kann die Aktualität, Richtigkeit und Ausgewogenheit der dargebotenen Information garantiert werden. Die im Buch veröffentlichten Empfehlungen wurden vom Verfasser und vom Verlag sorgfältig erarbeitet und geprüft. Eine Garantie kann dennoch nicht übernommen werden. Ebenso ist die Haftung des Verfassers bzw. des Verlages und seiner Beauftragten für Personen-, Sach- und Vermögensschäden ausgeschlossen.

Vorsicht: Bei Epilepsie und Psychosen ist die Nutzung von *Zurück zum Ursprung* vorher mit dem Arzt des Vertrauens abzuklären. Wir übernehmen keine Haftung.

Bei möglichen unterschiedlichen Schreibweisen wurde die von der Duden-Redaktion empfohlene Schreibvariante verwendet.

2. Auflage Mai 2025

Wasserburger Str. 12, 83561 Ramerberg, Deutschland
www.echnaton-verlag.de vertrieb@echnaton-verlag.de

Gesamtherstellung: Diana Schulz
Textbearbeitung: Nina Kaiser
Lektorat: Ruth Kalmund
Coverfoto: © Adobe Stock
Covererstellung: Diana Schulz
Illustrationen: © Sonja Loeffelhardt
Autorenfoto: © Franziska Märkl
Druck und Bindung: CPI books GmbH, Leck
ISBN: 978-3-96442-052-7

Für mehr Akzeptanz und Mitgefühl,
für Dich und das Leben.

Inhalt

Einleitung

Und plötzlich ging die Matrix auf

Meine Begegnung mit Ben war für mich einer der wichtigsten Meilensteine auf dem Weg meines Lebens. Zum einen Teil total fasziniert, andererseits total erschüttert von der Allmacht, die wir haben, saß ich nach meinem Jakobsweg 2005 erst mal fest. Es ging gar nichts mehr. Doch was war geschehen?

Am 15. Mai 2005 machte ich mich auf, um den Jakobsweg zu gehen. Nach einiger Vorbereitung setzte ich mich in den Zug nach Paris, von dort aus nach Bayonne, um schließlich an meinem Startpunkt in Saint-Jean-Pied-de-Port anzukommen. Nach einer kurzen Nacht in einer Herberge startete ich dann, bepackt mit meinem Rucksack, auf eine Reise, die sich in ihrem Verlauf als magisch erweisen sollte. Und so ging es über Stock und Stein, die Berge hoch und runter. Mal leicht und mal beschwerlich, hatte ich mir doch schon nach zwei Tagen das rechte Wadenbein aus dem Ligament (Knorpel) gelaufen, was für die nächsten 28 Tage für konstanten Schmerz in meinem rechten Knie sorgen sollte. Doch all das hielt mich nicht auf, schließlich war ich auf meinem Weg.

Der Grund für das Abenteuer Jakobsweg war die Absicht, eine Entscheidung zu treffen, die mir helfen sollte, meine berufliche Zukunft richtig anzugehen. Wo sollte es hingehen in meinem Leben und wie gehe ich es am besten an? Fragen über Fragen, die mich vor meiner Reise noch beschäftigten, waren mit dem ersten Schritt auf dem Camino Francés wie verschwunden. Die Zukunft und auch die Vergangenheit wie ausgelöscht, zählte nur noch ein Schritt nach dem anderen.

Die Zeit habe ich vergessen auf dem Weg, nur das Jetzt war noch präsent. Es war, als wäre ich in eine andere Welt eingetreten. Ich ging – nicht mehr und nicht weniger. Allein das Gehen beinhaltet schon eine wahre Magie, ist es doch die Geschwindigkeit, für die wir ausgelegt sind. Im Gehen nimmst Du Deine Umgebung, das Leben und Dich selbst vollkommen wahr, bist wieder im Rhythmus Deines eigenen Körpers und stark mit Deinen Möglichkeiten verbunden. Und so ist der eine etwas schneller und der andere etwas langsamer – wichtig ist das Ankommen in sich, ein Zustand im reinen Sein, und nach dem Genuss des Weges das Ankommen am Ende des Tages in einer Bettstatt, um dann auch gut ruhen zu können.

Und so lief ich bis zu diesem einen – für mich ganz besonderen – Nachmittag, an dem ich mich im Garten der Herberge von Belorado wiederfand. Und plötzlich stand er da, der Ben, seines Zeichens Geistheiler aus Belgien, mit der Bitte, ob ich mir sein Bein einmal ansehen könnte. Er hätte erfahren, dass auch ich in diesem Bereich arbeite und wollte mich gerne um Hilfe bitten.

32 Jahre zuvor, im Alter von 19 Jahren, hatte er sich das Bein bei einem Motorradunfall neunfach gebrochen und er erfuhr seither so einen spitzen Schmerz in seinem rechten Knie (oder war es das linke? Ich weiß es nicht mehr, das ist auch heute nicht mehr wichtig). Wichtig war, was dann geschah. Ben war zu diesem Zeitpunkt 51 Jahre alt, ein sanftmütiger Typ, einfach jemand, den Du auf den ersten Blick

gernhast. Und so sagte ich: »Okay, dann schauen wir mal. Wenn wir es nicht probieren, finden wir ja nicht heraus, ob ich was für Dich tun kann.« Ich bat ihn, sich in einem Abstand von zwei Metern vor mich hinzusetzen, und begann, mich runterzufahren – damals brauchte ich noch eine kurze Kontemplation, die ich durch eine Verbindung von fünf Punkten an meinem Kopf herbeiführte, um mich in einen Theta-Zustand zu bringen. Das half mir, in einen direkten Kontakt mit meinem Guide (Geistführer) zu kommen. Die Verbindung stabil aufgenommen, fragte ich meinen Guide, warum Bens Knie denn so schmerzte.

Und dann sah ich sie, Bens Matrix, das erste Mal in diesem Detail. Seine Wirbelsäule zeichnete sich direkt vor mir ab, wie in einem Röntgenbild. Mein Blick fiel wie automatisch auf den Bereich seines Kreuz- und Steißbeins sowie der unteren Lendenwirbelsäule, wo L4 und L5 liegen und wo ich eine starke Spannung spürte und auch eine leichte Verschiebung sah. Ich sagte zu meinem Guide: »Okay, und was machen wir jetzt damit?« Da geschah es. Wir beide, Ben und ich, hörten ein lautes Knacksen und Ben spürte deutlich, wie sich seine Lendenwirbel einrenkten. In seinen Augen lagen Erstaunen und gleichzeitig eine tiefe Erleichterung.

Noch einmal nahm ich Kontakt mit meinem Guide auf und fragte, ob noch etwas wichtig und notwendig sei, damit Bens Knie wieder heil wäre. Nein, das war's, und so beendeten wir nach ungefähr dreißig Sekunden die ganze Sache. Ich sah Ben an und sagte: »Okay, das hätte sich ja dann erledigt.« Er könne dann ja wieder gut mit sich und seinem Knie sein.

»Are you crazy?!«, sagte er. »Ich erlebe zweiunddreißig Jahre Probleme mit meinem Knie und gehe von Arzt zu Arzt und von Therapeut zu Therapeut – und Du sagst nach einer halben Minute, es ist ab jetzt okay?« »Na ja, Ben – schau mal, ich habe ja meinen Guide gefragt und er sagte, es ist fein, dann war es das, was wir machen konnten, und es wird fein sein. Du läufst ja in dieselbe Richtung nach Santiago und wir sehen uns sicher die nächsten Tage, dann kannst Du mir ja sagen, wie es Dir geht.« Nur so viel schon mal vorab: Ich traf Bens Freundin am nächsten Tag und sie sagte, seine Schmerzen wären weg und er selbst bestätigte es mir auch noch mal zwei Tage später.

Doch was ist hier passiert? In dieser tiefen Zusammenkunft kam alles zusammen, was notwendig war, um eine tiefe, vollkommene Heilung von Bens Knie möglich zu machen. Ben war bereit, hatte 32 Jahre gebraucht, um an diesem Nachmittag zu sich zu kommen, sich selbst durch mich zu erkennen und seine Vollständigkeit wieder zu erbitten, anzunehmen und er war es sich wert, heil zu sein. Und ich, ich war bereit, zum ersten Mal die Matrix in dieser Tiefe zu erfahren und im vollkommenen Vertrauen zu meinem Guide und dessen Aussagen und Hinweisen zu sein. Alles passte wie in einem großen Puzzlespiel zusammen – das Bild war für diesen einen Moment perfekt, absolut vollständig. Keine störende Idee, kein limitierender Glaubenssatz, keine Zweifel, keine Bedenken, kein Hinterfragen verhinderten, was geschehen und dadurch dann sein musste. Es war.

Den Rest meiner Reise machte ich noch einige andere Erfahrungen, die spontane Heilungen mit sich brachten. Da war noch Christoph, dessen Rücken den Schmerz einiger Jahre losließ. Anna, die mehrere Tage hintereinander aufs Knie fiel und so lernen durfte, ihre Zukunft zu betrachten und auch ich, der ich nach 28 Tagen von Jean, einem Osteopathen, mein Knie gerichtet bekam. Das ist alles sehr wichtig gewesen. Doch nichts davon ging tiefer als diese kurze Begegnung mit Ben und mein Erlebnis mit Marco Licht, das ich im ersten Buch beschrieben habe. Beide trage ich bis heute tief in meinem Herzen als Meilensteine und Wegweiser dafür, in welche Richtung sich mein Leben bewegen sollte.

Nach sechs Wochen kam ich dann zuerst einmal wieder nach Hause und fiel in einen Zustand der Starre, der mich ein halbes Jahr festhielt. Eine Starre, ausgelöst durch die Angst, ab jetzt alles richtig zu machen und die Kraft, die wir alle in uns haben, nicht zu missbrauchen, sondern achtsam und liebevoll zu nutzen. Und gleichzeitig ganz vorsichtig zu probieren, was geht und wie weit.

Und so sind sie halt, unsere Initiationen. Immer wieder einmal geschieht etwas ganz Besonderes, das uns in unserem Leben weiterbringt, uns öffnet und uns einen Einblick gibt in unsere eigenen Möglichkeiten. Und so war der Badman aus der Einleitung des ersten Bandes dieser Reihe meine Initiation in das Thema außerkörperliche Erfahrungen und in die Mystik dahinter. Die Erfahrung mit Ben vertiefte das Ganze mit dem Verständnis, welche Prozesse und Heilungen unser Bewusstsein bewirken kann. Das sind nur zwei Erlebnisse von vielen, die mich immer mehr zu meiner eigenen Kraft zurückführten. Was viel wichtiger zu verstehen ist: Gehen wir bewusst durch unser Leben, kann dieses eine Sequenz von Momenten sein, sodass wir es als eine absolut magische Reise voller Möglichkeiten, Chancen und letztlich Wunder erleben.

Ich freue mich sehr, Dich in diesem zweiten Band der *Zurück zum Ursprung-Reihe* weiter auf Deinem Weg zu Deinen Wundern zu begleiten! Seine Seiten sind durchwirkt mit meiner ganzen Liebe und meiner absoluten Gewissheit, dass es Dir möglich ist, wieder zu Deinem Ursprung zurückzufinden.

Die Absicht hinter *Zurück zum Ursprung*

Zu Beginn des zweiten Bandes hier noch einmal eine kleine Auffrischung für Dich, was Du mit diesem Buch erleben kannst und worum es in *Zurück zum Ursprung* geht:

Sei Dir zuerst einmal bewusst: Bücher sind reine Magie. Sie enthalten Informationen und je nach dem, wie Dein Bewusstsein mit diesen Informationen umgeht (sie beispielsweise integriert oder abstößt), bewirken sie Veränderungen in Deinem Leben. Und so ist es auch mit diesem Buch. Die Informationen, die Du hier findest, sind mit zehntausenden von Teilnehmern erlebt und geprüft worden. Sie sind kraftvoll und können Dein Leben, da Du Dich durch diese Informationen besser verstehst, sehr schnell verändern und Dir helfen, wieder in Deine Kraft zu kommen und Dich vollständiger zu leben. Stell Dich also darauf ein: Dieses Buch beinhaltet die Gefahr positiver Veränderungen. Na, Schiss bekommen? Ja klar, Veränderungen können beängstigend wirken. Doch der Weg ist, wo die Angst ist, und schließlich hast Du einen guten Begleiter, der Dich durch die Wirren der menschlichen Emotionen führt und Dir den Weg weist. Also: Gehen wir es gemeinsam an!

ZURÜCK ZUM URSPRUNG – DEINE ENERGETISCH-SPIRITUELLE HAUSAPOTHEKE

Für alle Wehwehchen finden wir heute beim Gang in die Apotheke ein Kräutlein oder Mittelchen. Gerade auf der körperlich-materiellen Ebene ist ganz viel verfügbar, um im Falle einer Dysbalance, eines Unwohlseins, einer Verletzung oder eines Unfalls schon mal für Dich zu sorgen. Wenn es jedoch um den Bereich der Energetik in Deinem Körper geht, ist es oftmals schwierig, die entsprechenden Informationen, die Deinen Körper, Dein Bewusstsein und Dein Leben beeinträchtigen, zu bekommen. Diese Buchreihe ist genau deswegen geschrieben worden. Um Dir als energetisch-spirituelle Hausapotheke und Nachschlagewerk zur Verfügung zu stehen. *Zurück zum Ursprung* erinnert Dich an Deine Vollständigkeit, die Du zeitweise vergessen hast. Da Dein Unterbewusstsein und Dein Körper mit seinem Zellbewusstsein grundsätzlich in den bestmöglichen Zustand gelangen möchten, erinnern und integrieren sie durch diese Bücher ganz automatisch die Informationen, die Du brauchst, um wieder in Deine Kraft zu kommen und Lebensqualität zu erreichen.

Und so ist auch dieser zweite Band zur Organebene ein Erlebnis- und Erfahrungsbuch, das Dir hilft, Dich selbst zu verstehen und Dich selbstständig wieder auszurichten. Allein die Beschäftigung damit erzeugt bereits ein tiefes Verständnis für Dich selbst und führt Dich zu mehr Selbstliebe und Selbstmitgefühl.

Denn genau darum geht es ja: Dich liebevoll anzunehmen und Dir dessen, was Dich in der Tiefe Deines Seins ausmacht, bewusst zu werden, und Deine Liebe, die Du in Dir hast, dann in das Leben zu verschenken. *Zurück zum Ursprung* hilft Dir, Deine Begrenzungen, seien es negative Emotionen, Programme oder Konditionierungen, wieder loszulassen, um Dich ganz freizusetzen.

Dein Potenzial, also das, was Dich wirklich ausmacht, kommt auf dieser Reise sowieso zum Vorschein, und an einem Punkt wirst Du ein Aha-Erlebnis haben – plötzlich poppt es auf, wo Deine Liebe ist, was Du schon immer machen wolltest. Es ist wie ein ›zu Hause ankommen‹, ein Dir-gewiss-Sein, ein ›Jetzt stimmt es‹. Und damit beginnt eine Dynamik, die nicht nur Dich betrifft und erreicht, sondern auch Dein Umfeld, da Du dadurch, dass Du Dich selbst lebst, andere aufforderst, dasselbe zu tun. Es ist nun mal unsere Aufgabe, unser eigenes Licht scheinen zu lassen und jeden anderen darin zu unterstützen, sein ureigenes Licht in sich zu entdecken und dann auch zum Vorschein zu bringen. Das ist die ganze Absicht hinter *Zurück zum Ursprung*. Wir beginnen bei Dir beziehungsweise bei uns selbst und laden dann das Leben und die Menschen ein, mitzumachen.

Was Dich in diesem Band erwartet

Im ersten Band von *Zurück zum Ursprung* habe ich mich Dir in meinem Ausdruck als Künstler und Intuitive vorgestellt. Ich habe Dir in der Einführung Tipps und Hinweise gegeben, wie Du Dich mit dieser Buchreihe am besten beschäftigst und wie Du Dich mit dem Bewusstseinsfeld von *Zurück zum Ursprung* verbindest. Auch habe ich Dich mit einer Vielzahl von wichtigen Begriffen und Konzepten vertraut gemacht. Im Hauptteil sind wir die einzelnen Elemente Deines Muskel-Skelett-Apparates gemeinsam durchgegangen und haben die in ihnen ›eingelagerten‹ negativen Emotionen abgelöst.

In diesem zweiten Band teile ich in der Einführung zunächst Initiationen, Meilensteine und Wendepunkte auf meinem bisherigen Weg mit Dir, damit Du einen noch tieferen Einblick in meinen Werdegang, mein Wesen und meine Arbeitsweise bekommst. Ich werde Dir zusätzliche Wege aufzeigen, wie Du Dich mit dem Feld von *Zurück zum Ursprung* verbinden kannst, und Dir außerdem noch einige weitere hilfreiche Begriffe und Konzepte nahebringen, damit Du bestens vorbereitet und informiert bist, um in das Kernthema dieses Buches, die Organe, eintauchen zu können und Dich so tiefgreifend und gewinnbringend wie möglich damit beschäftigen kannst.

Wir werden uns im Hauptteil dieses Buches den Organen Gehirn, Thymusdrüse, Schilddrüse, Herz, Lunge, Magen, Darm, Bauchspeicheldrüse, Milz, Leber, Gallenblase, Haut, Nieren, Nebennieren, Blase, den Sexualorganen sowie dem Blut- und Lymphsystem widmen und sehen, wie deren physische Befindlichkeit und unsere Emotionen und Energetik sich gegenseitig bedingen. Natürlich bleibt es auch hier nicht bei der reinen Wissensvermittlung. Du erhältst in jedem Kapitel zusätzlich zahlreiche Anregungen, Tipps, Übungen und Affirmationen, die Dich auf Deinem Weg zurück zu Dir unterstützen.

Den dritten Bereich von *Zurück zum Ursprung*, die Energetik, findest Du im letzten Band dieser Trilogie. Warum mir die Gliederung in die Bereiche Muskel-Skelett-Apparat – Organebene – Energetik so wichtig ist und weshalb es essenziell ist, sie in genau dieser Reihenfolge zu durchlaufen, erfährst Du ein paar Seiten weiter unter Impulse und Anregungen für den Umgang mit diesem Buch.

Auch im zweiten Band findest Du wieder zu jedem Kapitel eine Begebenheit aus meinem Leben, die in inhaltlichem Zusammenhang mit der Thematik steht. Diese Erzählungen sollen die Aufmerksamkeit nicht auf das von mir Erlebte oder auf meine Person lenken, sondern sie sind wie Metaphern zu verstehen, die Dir ein Bild aufzeigen, das Dir hilft, ähnliche energetische Verbindungen und Verstrickungen in Deinen eigenen Erlebnissen und Geschichten zu erkennen.

Ich empfehle Dir, dass Du Dir Notizen zu Deinen Erfahrungen und Erkenntnissen mit diesem Buch machst, sei es in einem Notizbuch oder auch direkt auf den Buchseiten, sofern Du die Papierversion besitzt. Es ist für den Prozess Deiner Transformation sehr hilfreich, wichtige Wissenselemente, Aha-Momente und Erfahrungen zu notieren. Am Ende kannst Du dann Deine Reise zu Deinem Ursprung noch einmal nachvollziehen und ein noch tieferes Gespür dafür bekommen, auf welche Weise Du Dich verändert hast und wie viel sich in Deinem Leben gewandelt hat.

Für mich ist das immer eine große Bestätigung, dass energetische und spirituelle Arbeit wirkt, wenn sich starke Veränderungen im Umgang mit den Mitmenschen und der Umwelt ergeben. Doch oftmals erkennen wir nicht, dass wir diese Veränderungen durch unser Tun und die Auseinandersetzung mit der darauffolgenden Wieder-Zusammensetzung initiiert haben. So kann es sein, dass es beispielsweise Stress auf familiärer Ebene gegeben hat und dieser plötzlich durch Deine Veränderungen wegfällt und eine liebevolle Kommunikation wieder möglich wird. Und das scheinbar wie von selbst – doch das ›selbst‹ warst Du.

Im Anhang findest Du auch wieder eine Vorher-Nachher-

Betrachtung, die Dich darin unterstützen kann, alle sich ergebenden Veränderungen noch einmal bewusst zu betrachten. Fülle die Tabelle zum ersten Mal aus, bevor Du mit dem ersten Kapitel beginnst – und ein weiteres Mal ein paar Wochen, nachdem Du mit dem Lesen des Buches fertig bist. Mach es bitte nicht gleich danach. Sei kritisch und nicht euphorisch. Du wirst sehen: Die Ergebnisse sind langfristig und eindrücklich.

Initiationen, Meilensteine und Wendepunkte auf meinem bisherigen Weg

Ich habe ganz tolle Zeiten hinter mir, aber auch richtig harte. An dieser Stelle möchte ich gerne einmal abrissartig einige Situationen und Begebenheiten mit Dir teilen, die Initiationen, Meilensteine und Wendepunkte auf meinem bisherigen Weg waren, um Dir einen Einblick in mein Leben und meine Geschichte zu geben. Gleichzeitig soll das Folgende Dich auffordern, Dein eigenes Leben mit seinen Situationen entsprechend zu betrachten, um Dir zu zeigen, dass mein Leben gar nicht so anders ist als Deins – oder andersherum.

Wenn wir Geschichten hören oder lesen, finden wir Übereinstimmungen, beginnen, uns besser in der Tiefe zu erkennen und identifizieren uns. Oft machen wir die Reise des Helden durch unser eigenes Bewusstsein mit und stellen später fest, dass wir selbst schon ganz oft in einer ähnlichen Rolle waren, es uns jedoch zu diesem Zeitpunkt nicht bewusst war. Und so kann meine Reise zu Deiner Reise werden, in deren Verlauf Du beginnst, Dich noch tiefer selbst zu entdecken.

Meine multidimensionale Wahrnehmung als Kind

Es ist schon ziemlich krass, wenn Du als kleines Kind eine multidimensionale Wahrnehmung hast und nicht merkst, dass die Erwachsenen diese nicht haben! Für mich war es normal, dass ich Menschen angeschaut und nicht einfach nur ihr Äußeres gesehen habe. Ich habe sie in verschiedenen Schichten wahrgenommen und es zeigte sich mir teilweise auch wie in einem Film, was sie erlebt hatten. Ich erkannte Probleme oder Schwierigkeiten und in dem Augenblick, in dem ich sie mir genauer angeschaut habe, ging eine weitere Ebene wie ein zweiter Bildschirm auf, der in die betreffende Zeit hineinblendete und mir die Gründe zeigte, weshalb jemand ein bestimmtes Problem hatte.

Auch heute ist es so, dass ich, wenn ich darum gebeten werde und mich auch wirklich willentlich darauf einlasse, sofort Hinweise dazu bekomme, warum derjenige Probleme hat. Das ist wie eine Zeitmaschine oder wie eine Glaskugel, in die ich da hineinschaue, die mir das zeigt, was geschehen ist und dieses Problem ausgelöst hat. Für mich war das als kleines Kind meine ganz normale Wahrnehmung und irgendwann ist mir dann enttäuschend aufgefallen, dass die anderen Menschen um mich herum das so nicht hatten. Hätten sie so wahrgenommen wie ich, wäre ihr Verständnis für das Gegenüber so viel größer gewesen, dadurch, dass sie in die Tiefe hätten blicken können und den anderen auf einer tieferen Ebene erkannt hätten.

Interessant ist der Zusammenhang deswegen, weil wir ja in unserem Schmerz und in unseren Problemen immer nur uns selbst betrachten und dabei gar nicht erkennen, dass der andere auch seine eigenen verletzenden Erfahrungen hatte und dass ihn diese Erlebnisse an den Punkt in seinem Leben gebracht haben, an dem wir ihm gerade begegnen.

Für mich war das als Kind nicht klar. Und als mir bewusst wurde, dass die anderen meine Art der vielschichtigen Wahrnehmung nicht haben, hatte ich immer mehr das Empfinden, nicht normal zu sein, und habe mich dem feinstofflichen Empfinden immer mehr verschlossen. Ich wollte ja genauso normal und wie alle anderen sein und dazugehören. Dann kam die Scheidung meiner Eltern und da haben dann meine Schotten komplett dicht gemacht.

Aber noch einmal zurück zu meiner frühkindlichen Wahrnehmung: Auch die multidimensionalen Sound-Codes, mit denen ich heute arbeite und die ein wenig wie eine Druidensprache anmuten, habe ich bereits als Kleinkind gesungen und gesprochen. Für mich war auch das ganz normal, jedoch im Vergleich zu heute eine sehr unbewusste Ausdrucksform. Ich bemerkte jedoch beziehungsweise es fiel mir rückblickend auf, dass sich durch mein Singen und Tönen immer wieder Konflikte in meinem unmittelbaren Umfeld beruhigten.

Für mich war es auch völlig normal, dass mein Guide mit mir in meinem Zimmer war. Der war immer da. Er stand in der Ecke und beobachtete mich liebevoll wie ein Beschützer – und ich fand es schön, dass er da war. Ich habe mich dadurch nie allein gefühlt. Das Gefühl des Alleinseins kam erst später, als ich, wie gerade berichtet, die Verbindung verloren hatte. Das war für mich eine Zeit der Einsamkeit, in der ich mich nicht mehr verstanden fühlte.

Trennung und Umzug

An die Zeit, als meine Mutter mit meinem Bruder und mir von Stuttgart nach Augsburg gezogen ist, kann ich mich kaum mehr erinnern. Ich war elf Jahre alt und es war schrecklich schmerzhaft für mich, alles zu packen und unser Familien-Zuhause zu verlassen. Der letzte Sommer, den ich als Kind in Stetten bei meinem Vater erlebt habe, war mein schönster. Ich hatte endlich einen Freund gefunden, der mich annahm, wie ich war. Er war größer und kräftiger als ich und verteidigte mich gegen die anderen, die mich oft drangsalierten. Ja, und dann kam eben der Umzug. Es war wie ein Schock und ich war unheimlich traurig – und mein Zugang zu der multidimensionalen Realität und meine Tiefenwahrnehmung gingen verschütt. Es war wie eine Art Amnesie.

Und dann kam ich als Sohn einer alleinerziehenden Mutter in eine erzkatholische bayerische Ortschaft. Weil meine Mutter geschieden war, durften manch andere Kinder im Dorf auf Anordnung ihrer Eltern nicht mit mir spielen. In der neuen Schule wurde ich insbesondere von einem Jungen sehr gemobbt. Das Gefühl, anders zu sein, nicht dazuzugehören, nicht gemocht zu werden, machte sich wieder in mir breit.

Schule und ich – keine einfache Zeit

Ins System Schule konnte ich mich nie richtig einfinden und so verließ ich die Realschule nach einer Ehrenrunde und ohne Abschluss nach der 9. Klasse. Schule, so wie sie zu meiner Zeit war, und ich – das hat einfach nicht gepasst. Ich bin ein Kinästhet und hätte mich gerne zurückgezogen und für mich gemalt und gestaltet. Das Lernen aus Büchern und das Hinhören hat für mich nicht funktioniert. Am liebsten wäre ich ohne Schule groß geworden. Mittlerweile kenne ich mich selbst viel besser und weiß, wie ich am besten Wissen aufnehme – beispielsweise, indem ich mich auf den Boden setze, weil ich dann einen besseren Zugang zu meinen Alpha-Gehirnwellen habe und sich dadurch mein Bewusstsein besser öffnet. Heute kann ich sehr gut lernen, mir auch viel theoretisches Wissen aneignen, zu meiner Schulzeit jedoch litt ich extrem unter dem vorherrschenden System und den Erfahrungen von Misserfolg und nicht richtig zu sein, die damit einhergingen.

Der Freund meiner Mutter – die Konfrontation mit Gewalt

Ich erfuhr nicht nur durch andere Kinder Ablehnung und körperliche Gewalt. Auch Klaus, der neue Freund meiner Mutter, schlug mich. Allerdings nur mich, mein Bruder Stefan hat nie etwas abbekommen. Meiner Mutter erzählte ich damals nie davon. Es geschah auch nur, wenn sie aus dem Haus war. Ich behielt die Schläge für mich, als hätte ich gewusst, dass ich Teil dessen bin, warum es passiert. Heute weiß ich, warum und wir werden uns das Thema in Kapitel 19 über die Sexualorgane genauer anschauen.

Die erste grosse Liebe

Mit dreizehn war ich zum ersten Mal verliebt – in die Martina. Das war so eine kleine Süße, die ein bisschen wie eine Italienerin aussah. Wir gingen in dieselbe Schule und es brauchte einige Jahre, bis sie mich mal näher ranließ. Leider ging da nicht mehr als ein bisschen busseln, weil Martina noch in den Jungen verknallt war, mit dem sie zum ersten Mal intim war, und der in derselben Straße wohnte, während ich eine halbe Stunde mit dem Moped entfernt wohnte. Das war meine erste Fernbeziehung. Ich habe jahrelang gegraben und sie ist immer wieder zu ihm zurückgegangen. Das war total schade – sie war ganz mein Typ, genau die Art von Frau, die mich voll angesprochen hat.

Und mit Martina als Vorbild habe ich dann weiterhin meine Frauen gewählt und unbewusst in ihnen weiter nach Martina gesucht, was zu vielen Dramen, Schmerz und einigen unerfüllten Partnerschaften führte. Irgendwann fiel mir das Muster auf und so konnte ich mich daraus befreien und für die schöne, bereichernde Beziehung mit meiner heutigen Partnerin offen sein, die ganz anders ist und aussieht als Martina.

Die Welt steht Kopf – meine ersten beiden ausserkörperlichen Erfahrungen

Im Alter von 21 hatte ich meine erste außerkörperliche Erfahrung, als ich mich mit dem alten, hochgelegten Mini meines Freundes Tom überschlug. Auf dem Heimweg von der Disco, völlig nüchtern und mit gemütlichen 50 bis 60 Stundenkilometern bei strömendem Regen unterwegs, kam ich auf eine

Wasserplatte, das Auto geriet ins Schleudern und rollte die Böschung hinunter, direkt in einen Acker hinein.

Das Verrückte an der Geschichte ist: Ich weiß, dass mein Körper sich zum Zeitpunkt des Überschlagens im Auto befand, während ich das Geschehen von oben betrachtete. Das nächste, an das ich mich erinnere, ist, dass ich plötzlich neben dem Auto auf dem Feld stand – in meinem blitzblank sauberen Anzug. Das Einzige, was schmutzig war, waren meine Schuhe. Die Tür des Batman war zu, die Fenster noch alle drin. Das Dach war jedoch so stark eingedrückt, dass man die Tür von innen nicht aufbekommen hätte. Ich weiß bis heute nicht, wie ich aus dem Auto gekommen bin.

Meine zweite außerkörperliche Erfahrung war ein Sturz vom Motorrad, den ich einige Zeit später erlebte und bei dem ich ebenso von oben wahrnehmen und betrachten konnte, was passierte.

Diese beiden plötzlichen außerkörperlichen Erfahrungen waren der Auslöser dafür, dass ich viele Jahre später, als ich das Geld und die Offenheit dafür hatte, begann, mich mit außerkörperlichen Erfahrungen, luzidem Träumen und vielen anderen spirituellen und energetischen Themen zu befassen.

Zunächst jedoch blendete ich diese Erlebnisse aus. Zu dem Zeitpunkt, als sie mir zustießen, waren sie einfach zu abstrus für mich. So abstrus, dass ich niemandem davon erzählt habe. Zu meiner Ablehnung von all diesen ›WooWoo's‹ hatte, wenn ich so zurückblicke, meine Oma Erika ziemlich stark beigetragen. Sie wollte immer eine Astrologin sein und hat dann ihrem Umfeld – und besonders gern uns, ihrer Familie – von ihrem herannahenden Schicksal erzählt. Dies machte sie, indem sie bei einem Astroservice Profile für andere bestellte und dann so tat, als hätte sie alles selber ausgerechnet. Als ich ihr auf die Spur kam, war mir klar: So ein esoterisches Zeug will ich nicht, ich will die erklärbare, logische Wahrheit. Tja, und das, was ich in meinen zwei außerkörperlichen Erfahrungen erlebte, war weder erklärbar noch logisch. Und doch: Was mir damals passierte und die Frage nach dem, was da geschehen war, ließ mich nicht los.

Mein Weg durch verschiedene Berufe

Nach der Schule fing ich an, mich durchzuschlagen. Ich begann zunächst eine Schreinerlehre, die ich dann aufgrund einer Holzstauballergie abbrach, und sattelte auf Hotelkaufmann um. Und so war meine erste richtige Berufsausbildung die zum Hotelkaufmann.

Das Hotelgewerbe ist eines der härtesten – wir haben nur geschuftet. Wenn ich dann mal Zeit hatte, saß ich in meinem etwa acht Quadratmeter großen Zimmerchen und habe gemalt. Es war für mich mega wichtig, dass ich malen konnte. Ich habe mir große Kartons aus den Containern vom Supermarkt geholt und darauf gemalt, damit ich meine Emotionen ausdrücken konnte. Anders hätte ich diese Zeit nicht geschafft.

Viel Fortgehen war nicht drin, da ich sechs Tage die Woche gearbeitet habe, und wenn ich am siebten Tag abends groß etwas unternommen habe, dann war ich zu Beginn der nächsten Arbeitswoche so müde und kaputt, dass ich die nächsten Arbeitstage fast nicht geschafft habe – und das ganz ohne Alkohol. Dazu kam noch, dass ich eben, weil Alkohol nicht mein Ding war und ich schon genügend negative Erfahrungen durch Klaus damit gemacht hatte, auch nicht so viel Freude daran hatte, mit meinen Kollegen, den Kellnern und Köchen, etwas zu unternehmen, die unheimlich viel getrunken haben.

Freundin hatte ich auch keine. Wie auch – ich hatte ja keine Zeit. Wenn sich im Hotelgewerbe Beziehungen ergaben, dann meist unter Kollegen, denn man arbeitet meistens, wenn der Rest der Welt frei hat. Mein Lebensrhythmus war dem der ›normalen‹ Welt genau entgegengesetzt und das hat mich sehr belastet, da der kleine Freundeskreis, den ich damals hatte, mich irgendwann gar nicht mehr gefragt hat, ob ich etwas mit ihnen unternehmen möchte, da ich ja sowieso keine Zeit hatte. So musste ich mich selbst über Wasser halten und dafür sorgen, dass ich nicht abgedriftet bin. Kurz nach der Lehre habe ich dann aufgehört, im Hotelgewerbe zu arbeiten.

Im Anschluss machte ich eine Berufsausbildung zum Restaurator, da ich mich schon immer für Autos und Motorräder interessiert hatte. Hier kniete ich mich voll rein und bei Wolfgang, dem Besitzer der Werkstatt, in der ich arbeitete, war ich dann auch eine ganze Weile. Wir beide verstanden uns gut, haben viel diskutiert und ich liebte den puren, lustigen Sarkasmus unserer Gespräche. Teilweise kamen die Kunden zu uns, um unseren Dialogen zuzuhören. Wolfgang verdiente mit seiner Werkstatt gutes Geld, bezahlte mich jedoch sehr schlecht und so wechselte ich nach sechs Jahren noch einmal meine berufliche Tätigkeit.

In dem Haus, in dem ich wohnte, war auch ein Immobilienmakler angesiedelt und ich begann, für ihn und seine Immobilienagentur zu arbeiten. Ich war sehr erfolgreich damit, verdiente endlich angemessenes Geld und baute mir parallel meine eigene kleine Relocation-Agentur auf. Was ich ab diesem Zeitpunkt verdiente, ermöglichte es mir, all meine Schulden zurückzuzahlen und mich schließlich auf die Suche nach Antworten zu meinen beiden außerkörperlichen Erfahrungen zu machen, deren Fragezeichen immer noch in mir schlummerten.

Auf der Suche nach Antworten

Mit dreißig zog ich nach Unstimmigkeiten mit der Familie an den Bodensee, um erst mal wieder zu mir zu kommen. Dort nahm ich einen Job als Teamleiter bei einem Eventveranstalter an. Gleichzeitig lernte ich zu dieser Zeit Edith Steller, eine sehr bekannte Numerologin, auf den Baseler Psi-Tagen kennen. Da sie gerade Zeit hatte, bot sie mir großzügigerweise an, aus meiner Hand zu lesen. »Scheiße, nein, das will ich nicht wissen!«, war mein erster spontaner und sehr abwehrender Impuls – ich musste an meine Oma und ihre pseudo-astrologischen Voraussagen denken und dass ich mir geschworen hatte, mich auf so einen ›esoterischen Quatsch‹ und irgendwelche Wahrsagereien nicht einzulassen. Doch Ediths Attraktivität siegte und so saß ich ihr schließlich gegenüber – und sie zog mir sprichwörtlich die Hosen aus. Sie las meine komplette Vergangenheit aus meiner Hand und sagte mir Dinge über mein großes Zukunftspotenzial als Heiler und Betrauter mit altem, magischen Wissen.

Mit all dem, was sie mir da eröffnete, konnte und wollte ich damals gar nicht umgehen. Und doch fühlte ich mich zum ersten Mal so richtig gesehen und verstanden und diese Begegnung berührte mich so tief, dass sich in mir etwas dafür öffnete, mich mit den Themen Energetik und Spiritualität zu beschäftigen.

Kurz darauf sagte dann noch mein Kollege Holger zu mir: »Ich verstehe nicht, dass du diesen Job machst. Dein Potenzial liegt doch wo ganz anders – Du hast ein Jenseits-Heiler-Potenzial!« Das hatte mir auch Edith gesagt. Ich antwortete ihm: »Das ist ja alles schön und gut, wenn ich dieses Potenzial habe, aber ich weiß ja gar nicht, wie ich da rankomme!«

Holger brachte mich daraufhin in Kontakt mit Franz Minister und ich begann, an dessen Seminaren teilzunehmen, um zu lernen, wie ich mein Potenzial über mein Bewusstsein abfragen konnte. Das war dann auch der Beginn meiner Ausbildung in multidimensionaler Wahrnehmung. Ich besuchte über fünf Jahre hinweg Kurse bei Franz Minister, ohne die ich vermutlich heute nicht da wäre, wo ich bin. Mir wurde nach einer Weile, im Zuge der Beschäftigung mit den Lerninhalten, immer mehr bewusst, was ich in meinen ersten Lebensjahren erlebt und gemacht hatte: Ich hatte im Feld gelesen. Zugang zu diesen Fähigkeiten hatte ich zunächst nur in Ansätzen, doch es war mein großer Wunsch, sie wieder für mich zu entdecken und auch zu verstehen.

Was mich in dieser Ausbildung anfangs am meisten interessierte, war das mir Wiedererschließen des Feldlesens – das, was auch Edith damals mit mir machte, als sie scheinbar aus meiner Hand, eigentlich aber aus dem Feld las. Etwa nach zwei Jahren öffnete sich mit viel, viel Üben diese Fähigkeit dann langsam wieder in mir und es zeigte sich mir im tiefen Betrachten einer Person wieder diese Art von multidimensionalen Bildern, die ich aus meinem Kleinkindalter kannte.

Dass ich alles, was ich in diesen Jahren lernte, auch immer gerne verstehen wollte, hat diesen Prozess des Wiederentdeckens vermutlich stets wieder verlangsamt. Doch für mich war das gut so und auch heute noch ist es mir sehr wichtig, mit dem Verstand zu begreifen, was sich auf energetischer Ebene oft mühelos für mich auftut.

Irgendwann begann ich dann, Heilungen zu machen und habe dazu einige meiner Freunde und Bekannten als Versuchskaninchen genutzt. Ich lernte dadurch, dass die Informationen, die ich über meine Träume oder auch im Wachbewusstsein bekam, sehr kraftvolle Lösungen beinhalteten.

Interessanterweise hilft mir auch heute noch sehr die Ausbildung zum Kfz-Restaurator. So ist zum Beispiel der pragmatische Ansatz, ein gebrochenes Stück Metall wieder zusammenzuschweißen, bei der Heilung gebrochener Knochen genauso anwendbar. So ist ein Kabelbaum, durch den Energie fließt, vergleichbar mit dem Meridiansystem usw. Klingt krass, ja klar. Hilft mir aber, Beschränkungen, die im Bewusstsein des Kollektivs verankert sind, zu übergehen. Und so ist Heilung auf der materiellen Ebene beschleunigbar. Dann dauert es halt mal keine sechs Wochen, bis ein Knochen wieder verheilt ist, sondern es geht viel schneller.

Meine Zeit auf dem Jakobsweg – mein Weg zu mir

Ein Jahr, bevor ich zu meiner eigenen Pilgerreise aufbrach, erzählte mir ein Karate-Sportkamerad, er wäre den Jakobsweg gelaufen und das hätte ihm so gut getan. Zunächst konnte ich gar nichts mit seinen Schilderungen anfangen und dann, etwa ein halbes Jahr später, tauchte das Thema Jakobsweg in meinem Leben immer und immer wieder auf – und ich verspürte, dass es mich mehr und mehr dazu hinzog, meine eigene Erfahrung mit diesem berühmten Pilgerweg zu machen. Irgendetwas in mir wollte sich freisetzen und ich bemerkte, wie immer, wenn das Wort Jakobsweg fiel, dass so eine Wärme in mir aufkam. Ich fragte mich, in welchem Zusammenhang ein Gehen des Jakobsweges zu meinem Leben stehen könnte und spürte immer mehr, dass ich herausfinden wollte, wie es mit meinem eigenen Leben weitergehen sollte. Ich hatte einerseits die Möglichkeit, Heiler zu sein, auf der anderen Seite wusste ich nicht, wie dieses Leben genau aussehen könnte.

Schließlich, Ende 2004, entschied ich es einfach: Ich ziehe los. Ich bereitete mich vor und am 15. Mai 2005 brach ich auf – mit 22 Kilo Gepäck in meinem Rucksack (viel zu viel!), Laufstöcken und einem Zimmermannshut, den mir meine Mutter geschenkt hatte. Ich sollte auf diesem Weg – und später auch während meiner Jahre in den USA – feststellen, dass Initiationen und Wendepunkte für mich oft auf Reisen stattfinden. Ich denke, das liegt daran, dass wir durch den gewohnten Alltag oft nicht in der Lage sind, unser Bewusstsein weit genug zu öffnen, um Veränderungen zulassen und dann auch geschehen lassen zu können.

Ich fuhr mit dem Zug – der Weg ist das Ziel – über Paris und Bayonne nach Saint-Jean-Pied-de-Port. Dort angekommen, übernachtete ich in einer Herberge und startete am nächsten Morgen meinen ersten Wegabschnitt. Mit meinem ersten Schritt auf dem Jakobsweg stellte sich eine absolute

Präsenz in mir ein. Das Leben und der Moment hielten mich gefangen und ich hatte keine Gedanken mehr an gestern oder morgen.

Der erste Abschnitt war vierundzwanzig Kilometer lang und die ersten sechzehn gingen nur bergauf. Als ich die Grenze von Frankreich nach Spanien überschritt, durchflutete mich eine wohlige Wärme, und ich wusste, ich komme nach Hause. Das war ein wunderschöner Moment.

Beim Hinablaufen nach Roncesvalles und beim weiter bergab Laufen am zweiten Tag litten meine Knie sehr unter dem Gewicht meines Rucksacks und so passierte es bereits zu Beginn meines Weges, dass ich mir das rechte Wadenbein aus dem Ligament lief. Es dauerte sage und schreibe vier Wochen, bis ich mir helfen ließ. »Ich schaff das schon allein« war bisher immer meine Devise im Leben gewesen, wenn es Probleme gab. Erst als der Frenchie, seines Zeichens französischer Osteopath, kam und den dritten Tag sagte: »Wie geht es Dir heute? Ich kann Deinen Schmerz doch sehen. Möchtest Du, dass wir danach sehen?«, ließ ich mich darauf ein. Und so lag ich dann mitten in der Meseta auf einem staubigen Feldweg, während der Frenchie mir mein Wadenbein wieder ins Ligament setzte. Eine Bewegung hat ausgereicht, dann ist es wieder reingeflutscht. Das haben wir abends noch mal wiederholt und dann war's gut. Also no big deal. Das hätte ich auch schon früher haben können, wenn ich nicht so stur gewesen wäre. Das war meine eigene Lektion im Hilfe annehmen. Ein tiefer Moment, in dem ich begriff, dass das Leben nicht nur Geben, sondern auch Nehmen ist und dass Geben und Nehmen in einem Kreislauf stattfinden. Und trotzdem fällt es mir auch heute nicht immer leicht, mir auch mal helfen zu lassen.

Nach etwa zwei Wochen auf dem Jakobsweg kam ich schließlich in Belladonna an, wo ich Ben, den Heiler, den Du schon von den ersten Seiten des Buches kennst, traf. Dieses Erlebnis des Sehens seiner kompletten Matrix und seiner rasanten, ja schon fast spontanen Heilung war eine der tiefsten Erfahrungen meines Lebens. Ich hatte schon länger Einblick in die Matrix der Menschen bekommen, aber immer nur teilweise, nie so umfänglich, wie es mit Ben der Fall war. Ich war so frei und offen, als es passierte – kein Handy, kein Computer, keine Ablenkung irgendeiner Art. Und da ging es bang, bang – mega cool.

Während ich so unterwegs war, bekam ich immer wieder die Dramen der anderen mit, die gleichzeitig mit mir auf dem Weg waren. Mir war klar: Meine Aufgabe war es, mich zu finden und tiefer zu mir zu kommen, während andere offensichtlich oft die Aufgabe hatten, loszulassen, nicht zu projizieren und in ihre eigene Selbstständigkeit zu kommen – und nicht immer jemanden zu brauchen, der sie mitnimmt und dem sie folgen können. Das eigene Tun war schon immer in mir drin, aber ich konnte es zu dem Zeitpunkt noch nicht konstant umsetzen. Es war mir nicht bewusst, dass ich oftmals durch meine Negativität das Negative anzog und sich so mein Manifestieren – meine Ahnungen und Vorstellungen – im negativen Bereich verwirklichte. Das war nicht unbedingt angenehm, verhalf mir aber zu mehr Klarheit. Auf dem Jakobsweg habe ich dann einfach mehr hingehört, mehr betrachtet, mehr wahrgenommen und viel gesungen.

Ein weiteres unvergessliches Erlebnis fand in Rabanal del Camino, einer spanischen Ortschaft in den Bergen statt, wo Christoph, ein junger Zimmermann, gegen den Widerstand seines Egos eine tiefe Spontanheilung erfuhr. Doch dazu mehr in Kapitel 10.

Und da war dann noch dieses spanische Ehepaar, das ich in meiner letzten Woche auf dem Jakobsweg kennenlernte. Die Frau war aufs Knie gefallen und die beiden fragten mich, ob ich mal danach schauen könnte. Hab ich gemacht und das Knie war wieder in Ordnung. Am nächsten Tag fiel sie wieder auf ihr Knie und ich kümmerte mich erneut darum. Das haben wir insgesamt an vier aufeinanderfolgenden Tagen gemacht, bis dann der Mann zu mir kam und sagte: »Andreas, lass gut sein. Irgendetwas muss meine Frau noch lernen, sonst kommt sie nicht vorwärts.«

Damals war ich noch nicht so tief bewandert im Zusammenhang zwischen der emotionalen Ebene und dem physischen Körper. Heute könnte ich ihr den Hinweis geben, dass die Knie mit Flexibilität in unserem Leben zu tun haben. Viermal hintereinander auf dasselbe Knie zu fallen, das muss man erst mal schaffen – und das ist genau das, was passieren kann, wenn ein blockierendes emotionales Muster, das hinter einer physischen Beschwerde steckt, noch nicht gelöst ist. Dann wirst Du immer wieder mit derselben Sache konfrontiert, als würde das Leben sagen: »Nee nee, Du bist noch nicht soweit.« Man könnte auch salopp sagen: »Die Ohrfeigen kriegst Du so lange, bis Du's begriffen hast.« Oft kann sich erst dann, wenn Du bereit bist, Dich komplett für die Thematik zu öffnen, die Deine Aufmerksamkeit braucht, wirklich etwas zum Positiven verändern.

Eine weitere, sehr prägende und bereichernde Erfahrung meiner Zeit auf dem Jakobsweg und meinem Leben insgesamt war die Begegnung mit Marco Licht. Es war der erste Abend, nachdem ich von Santiago nach Finisterre weiterlief: Ein österreichischer Gitarrenbauer hatte eine Gitarre dabei, die er einem der Anwesenden, Marco Licht, gab, weil dieser sehr gut Gitarre spielen konnte. Marco fing an zu spielen und zu singen, wir saßen alle ums Lagerfeuer herum, und plötzlich stimmte er eines meiner Lieblingslieder an: *Walking in Memphis* von Marc Cohn – und da hab ich mitgesungen. Ich hätte mich vorher nie getraut, in Anwesenheit anderer zu singen. Ich wollte immer singen, aber hab mich einfach nie getraut. An diesem Abend kam meine Stimme raus. Die Leute haben mich danach so angeguckt – wow, was für eine Stimme! In der Nacht konnte ich nicht schlafen. Es war mir unheimlich heiß, weil plötzlich so viel Energie durch mich hindurchfloss. Ich kochte förmlich innerlich. Seit diesem Abend ist es okay für mich, vor anderen zu singen. Heute singe und töne ich frei, einfach so, wie es kommt und wie ich will.

Was, wenn Marco nicht gespielt hätte und wenn es diesen Moment nicht gegeben hätte? Es gibt Augenblicke im Leben, die sind so magisch, und es gilt, sie zu spüren, wirklich da zu sein, wahrzunehmen, wo das Leben hingeht und wo es einen hinzieht. Anfangs können wir das Ausmaß solch einer Erfahrung oder Begegnung wie dieser, der Batman-Geschichte oder der Begegnung mit Ben, erst einmal nicht begreifen. Im Laufe der Zeit jedoch spürst du dann so eine Verbindung zu einer Tiefe in deinem Sein, die du bisher nicht gespürt hast. Das ist das Coole und auch Verrückte an diesen Dingen. Nach solchen Erlebnissen ist das Leben nicht mehr so, wie es vorher war.

Interessanterweise verlor ich am letzten Tag der Reise den Hut, den mir meine Mutter für die Reise geschenkt hatte.

Tradition ist, dass, wer bis Finisterre (Finis Terra, das Ende der Welt) gegangen ist, dort seine Kleidung verbrennt. Dieses Ritual symbolisiert das Ablegen des Alten und den Übergang in die nächste Dimension – Du machst Dich auf in ein neues Leben. Den alten Hut hatte ich ja schon abgelegt. Das Leben hat ihn von mir genommen. Und so verbrannte ich nur meine Socken, was für die Umwelt wohl sowieso besser war.

Neuorientierung nach dem Jakobsweg

Die Wochen, die ich auf dem Jakobsweg unterwegs war, waren eine einzige Initiation und brachten mich zu der Entscheidung, den Weg als Intuitive und Heiler fortan wirklich zu gehen. Als ich zurückkam, brauchte ich jedoch erst einmal ein halbes Jahr, weil ich gar nicht wusste, wie ich das anstellen sollte, und weil ich von der Allmacht, die möglich ist, erschüttert war und auch Angst hatte, etwas falsch zu machen oder meine Möglichkeiten zu missbrauchen. Mir war klar, sollte ich das tun, gibt's eine drauf. Warum ich das wusste, weiß ich nicht – ich nehme an, ich habe es irgendwann schon einmal erlebt, in einer anderen Inkarnation oder weiß Gott wo, wo ich vielleicht nicht ganz so integer gelebt habe.

Ich kam also nach Hause und war erst einmal innerlich wie gelähmt. Ich fühlte mich total blockiert und auch schockiert, weil ich gar nicht wusste, wie ich mit dem Erlebten umgehen sollte, insbesondere mit den Heilungen, die durch meine Assistenz und doch gleichzeitig ohne mein aktives Zutun geschehen waren, einfach so aus einem Zustand des Seins heraus. Mein Glaubenssystem war dadurch total auf den

Kopf gestellt worden. Ich hatte schon immer in mir gefühlt und gewusst, dass solche unmittelbaren Heilungen möglich sind – es jedoch direkt zu erleben, war eine ganz andere Sache, die mich in einer großen Tiefe mit meinem eigenen Sein und meinen Konditionierungen konfrontierte.

Nach etwa einem halben Jahr wagte ich mich dann vorsichtig hinaus und begann, energetisch zu arbeiten. Anfangs traf ich dabei auf sehr viel Widerstand, weil viele Menschen den Wert meiner Arbeit und auch mich in dieser Position noch nicht sehen konnten oder sich nicht auf das, was in den Sitzungen hätte geschehen können, einließen.

Ich merkte, dass ich ziemlich feststeckte, und es wurde mir immer klarer, dass ich etwas tun musste – weil sich nichts bewegen würde, wenn ich mich nicht bewegen würde. Ich musste weg, wieder losziehen. Schon länger hatte ich damit geliebäugelt, für eine Weile in die USA zu gehen.

USA – Experimentalfeld für mich und meine Arbeit

Insgesamt fünf Jahre, von 2007 bis 2012, lebte ich in den USA. Eine Zeit, die für mich heute wie vollkommen losgelöst von meinem jetzigen Leben ist. Während dieser Zeit reiste ich acht Monate im Jahr von einem spirituellen Zentrum zum anderen. Ich arbeitete mit über achtzig verschiedenen Gemeinschaften, die sich hauptsächlich mit dem Thema Sinnsuche des Lebens beschäftigten. Und so traf ich auf diesen Reisen viele Heiler, Medizin-Leute, Schamanen und Priester. Viele dieser Begegnungen waren wunderschön und tief bereichernd. Manche jedoch endeten im Schmerz, wenn ich zum Beispiel einem Medizinmann begegnete, der in seinem Herzen die Grausamkeiten und Verletzungen, die sein Volk oder sein Stamm durch den weißen Mann erlebt hatte, noch nicht verarbeitet hatte und mich dann als Projektionsfläche für seine Wut und seinen Schmerz nutzte. Ja, auch das passiert. Es gibt nicht überall Liebe – auch, wenn Du Liebe gibst, bekommst Du sie nicht unbedingt von genau demjenigen zurück.

Ich lernte, wie wunderschön und frei das Leben durch Verzicht wird. Schließlich lebte ich in meinem kleinen Mazda Minivan. Hinten ein Bett reingebaut, fuhr ich durch einundzwanzig Staaten. Toilette und Dusche nutzte ich jeweils im Fitness-Studio der Ortschaft, wo ich gerade war. Mehr brauchte ich nicht. Meine beiden ersten (englischsprachigen) Bücher entstanden in den Coffeeshops, die ich auf meiner Reise entdeckte. Bis heute bin ich ein Kaffeehausschreiber. Die Atmosphäre eines liebevoll gestalteten Cafés mit seinen Sofas, dem Geruch von frisch gemahlenem Kaffee, gutem Smooth Jazz im Hintergrund und das Murmeln der Gäste ist unübertreffbar. Gerade in Amerika sind diese Plätze haufenweise anzutreffen und genial in ihrer Energie. In Deutschland habe ich solch eine Atmosphäre noch nicht wieder gefunden.

Jeder Tag war wie ein kleines Leben, vollkommen präsent und in sich abgeschlossen. Es gab kein Gestern und kein Morgen, nichts zu bedenken oder zu beachten, es war reines Sein – eine Sequenz von Momenten, die sich in vollkommener Klarheit und Bewusstheit aneinanderreihten. Frei von Routinen, wiederkehrenden Abläufen und Alltagsdramen, war die Reise wie ein magischer Traum. Jede Woche mit einer anderen Gemeinschaft zu arbeiten, Menschen und ihre Themen kennenzulernen, brachte immer mehr Vertrautheit, Vertrauen und Sicherheit in Bezug auf meine Arbeit und mein Tun. Ich durfte dort auch lernen, dass es keine Grenzen im Bereich der Heilung gibt, wenn es um Mensch, Tier, Pflanze und Land geht. Alles ist miteinander verwoben und gleichzeitig einzigartig in seiner Dynamik und seinem Leben. Wenn Du Dich vollständig darauf einlässt, dann öffnet sich jedes Wesen und jedes Land Deinem Bewusstsein und zeigt Dir, was es braucht und/oder was es Dir geben kann. Reicher konnte ich nicht leben.

Dazu fällt mir eine kleine Anekdote ein: Eines Abends war ich zu einer Gartenparty eingeladen. Dem Gastgeber und seinen Gästen ging es finanziell anscheinend sehr gut, waren doch das Haus und die Fahrzeuge sehr luxuriös. So kam es irgendwann in einer Männergruppe, in der ich mich gerade befand, zu dem beliebten Spiel *Mein Auto, mein Haus, meine Yacht* ... Natürlich wussten die anderen, dass ich im Auto lebte, und schauten so ein wenig auf mich herab. Da zeigte ich voller Stolz auf meinem Handy ein Foto von meinem Airstream-Wohnwagen, den ich im Vorjahr für 7000 Dollar als Übergangszuhause für Florida gekauft hatte, woraufhin ich noch mitleidiger und auch abfällig betrachtet wurde – wie Trailer Trash, ein sehr unschöner Ausdruck für Menschen, die sich nicht mehr als einen Wohnwagen leisten können. Als ich das bemerkte, brach ein Grinsen in mir aus und ich sagte: »Ja, und stellt euch mal vor, mein Airstream ist vollkommen bezahlt!« – woraufhin einigen Herren das Grinsen verging, da sie anscheinend noch viele Verpflichtungen hatten. Begegnungen wie diese machten mir immer klarer, dass ich in solchen Kreisen stets die freieste Person war. In Momenten wie diesen konnte man buchstäblich die Sehnsucht nach Freiheit in den anderen spüren, da sie in ihren eigenen Wertvorstellungen gefangen waren. Bis heute habe ich eine feste Regel: Kann ich es nicht bezahlen, interessiert es mich nicht.

Die Reise und meine Begegnungen öffneten mein Herz auch mir selbst gegenüber, da ich mir immer mehr erlaubte, vollkommen authentisch und wahrhaftig zu sein. Wenn ich heute gefragt werde, was ich mitgebracht habe aus den USA, dann ist es der Zustand, vollkommen okay mit mir zu sein und mir zu erlauben, ich zu sein.

Der Tod meiner Mutter

Das Leiden und Sterben meiner Mutter, das ich direkt nach meiner Rückkehr aus den USA erlebte, war eine vollkommen andere Erfahrung. Ihr monatelanges Leiden und der Zusammenbruch ihres Körpers machten mich buchstäblich sauer.

Meine Mutter war ein Mensch, der im Leben alles gegeben hat, immer für die Familie da war, obwohl sie nie Kinder wollte, sich aufgeopfert hat und oft über ihre eigene Kraft ging. Als junger Mensch merkte ich das nicht, später wurde es umso klarer. Und so war ich richtig enttäuscht von Gott, dem Universum, Big Spirit, dass es doch nicht sein kann, dass ein Mensch so leiden muss, bevor er geht. Versteh mich richtig – nach meinen außerkörperlichen Erfahrungen habe ich kein Problem mit dem Tod, ist er doch ein Übergang für mich, der in eine multidimensionale Realität führt, aus der heraus wir dann wieder unser nächstes Leben erschaffen.

Doch Leiden, das muss nicht sein, und ein Großteil dieses Leidens entsteht durch die Gier der Menschen und Kooperationen, die noch eine Wertschöpfung aus dem Leid des Kranken herausholen – wie auch bei meiner Mutter, die sich mit ihrem Krebs für eine Chemotherapie entschied.

Eine Sache, die ich von meiner Mutter gelernt habe, ist, dass alles irgendwie immer geht und irgendwie immer weitergeht. Gleichzeitig habe ich auch die Schattenseite davon übernommen, wenig zu ruhen und dadurch immer wieder einmal in die Erschöpfung zu kommen und nicht zu merken, wann es Zeit ist, Nein zu sagen. Oft habe ich mir und meinen eigenen Emotionen nicht viel Raum gegeben, sondern viel und noch mehr gearbeitet, weil einfach so viel los und so viel zu tun war. Und so passierte es mir noch lange, dass ich zu viel auf einmal schulterte und mich übernahm.

Mein Kurswechsel ab 2016

Wegen der Menge der Anfragen und der damit einhergehenden Unmöglichkeit ihrer Bewältigung entschied ich zu meinem Geburtstag 2017, nach zwanzig Jahren Einzelarbeit, nur noch Onlinekurse und gelegentlich einmal ein Seminar zu machen.

Als Intuitive spürte ich jeden meiner Klienten und Seminarteilnehmer auf meinem Körper. Da ich ein ›Natural‹ bin, also ein Mensch, der das, was er tut, nicht gelernt hat, sondern einfach in sich trägt, fiel es mir schwer, die Informationen, die zur Heilung des Klienten beitragen, ohne dieses direkte Spüren zu verstehen, um dann die Lösung übertragen zu können. Jetzt kannst Du Dir vorstellen, was das innerhalb von zwanzig Jahren bedeutet, wenn Du mit acht bis vierzehn Personen sechs Tage die Woche gearbeitet hast. Manchmal geht das ganz leicht, weil die Person lösungsorientiert ist und keine Fremdenergien trägt. Manchmal ist es schlichtweg die Hölle, da die Person die Hölle in sich trägt und oft keinerlei Verantwortung für ihr Sein übernehmen will. Diese Information des Schmerzes kann dann auch übertragen werden. Und so brauchte ich manchmal Wochen oder Monate, um die Informationen wieder loszuwerden. Für mich war klar: Mache ich hier weiter, gibt es mich nicht mehr lange – daher die Entscheidung, zu Onlinekursen zu wechseln. Dort habe ich die Freiheit des neutraleren Spürens und fühle mich eher wie ein Dirigent, der ein Orchester leitet und die Energien im Raum wieder in Harmonie bringt. Einzelarbeit mache ich heute nur noch für die Familie und enge Freunde und das auch nur, wenn ich spüre, dass derjenige, mit dem ich arbeite, die vollkommene Verantwortung für seine Situation und sein Heil-Werden übernimmt. Sollte das nicht der Fall sein, verweigere ich die Unterstützung, bis die Person soweit ist.

Ab 2016 konzentrierte ich mich stark darauf, die Erfahrungen, die ich auf der Bühne mit Großgruppen gemacht hatte, zeitlos über Video zur Verfügung zu stellen – etwas, das ich schon 2009 machen wollte, doch damals spielte die Technik noch nicht mit. Schon 2009 hatte ich die Information geträumt, die Onlinekurse zu machen und damit vielen tausenden Menschen helfen zu können. Hierin liegen viele Vorteile für die Teilnehmer, wie freie Zeiteinteilung, nicht reisen zu müssen, keine Hotelzimmer zu brauchen, wiederholen zu können, die Kurse als energetische Hausapotheke zu nutzen, die ihnen immer zur Verfügung steht. Und vor allem allein schon dadurch, dass man präsent und offen für Veränderungen ein Video schaut, Veränderung zu erleben – das macht es leicht, da wir in unserer heutigen Gesellschaft nur noch selten freie Aufmerksamkeit haben und dadurch das Erlernen einer Selbsthilfemethode sehr viel Kraft und Fokus kostet, die heute fast keiner mehr hat.

Die vielen tausend positiven Rückmeldungen, die wir über die Jahre bekommen haben, sind die Bestätigung für mein Team und mich, dass wir und die Teilnehmer mit den Onlinekursen die richtige Entscheidung getroffen haben. Feldarbeit wirkt einfach. Je öfter wiederholt, desto stärker entsteht ab einem bestimmten Zeitpunkt ein Kollektivbewusstsein. Und hier ist die Absicht: Ein Feld des Kollektivbewusstseins zu erschaffen, das jedem Menschen für sein Heil-Sein zur Verfügung steht.

Und dann war dann da noch die Sache mit den Büchern. Immer wieder kam die Frage auf: Könntest Du das nicht alles aufschreiben und Bücher draus machen? 2021 war es dann soweit und das Schreiben begann. Während ich das hier jetzt schreibe, kannst Du Dir sicher sein, dass auch das dritte Buch, in dem Du noch viel über meine Arbeit und mich sowie über Deine Möglichkeiten mit dem Thema Energetik verstehen und lernen kannst, bereits am Entstehen ist.

Ich habe Dir nun ein wenig von mir erzählt. Sei Dir jedoch bewusst: So viel wir auch voneinander wissen und uns einander erzählen – wir Menschen bleiben füreinander immer ein Mysterium. Es ist uns nie bis ins Detail und in voller Umfänglichkeit klar, welches die Beweggründe, Emotionen, Konditionierungen und Glaubenssätze sind, die jemanden zu demjenigen machen, der er ist und die ihn so denken, fühlen, sprechen und handeln lassen, wie er es tut. Dazu kommt, dass wir selbst die Realität normalerweise immer durch den Filter unserer eigenen Emotionen, Konditionierungen und Glaubenssätze sehen und so, ohne es bewusst zu wollen, Erlebtes automatisch einordnen und deuten sowie bestimmte Verhaltensweisen und Reaktionen im anderen nonverbal triggern.

Aussteigen kannst Du aus dieser Wahrnehmungsfilterung nur dann, wenn Du, lediglich beobachtend, komplett bei Dir bleiben kannst und Deine drei Anteile von Körper, Geist und Seele im Einklang sind und jeweils genau ein Drittel von Dir ausmachen. Um dies zu erreichen, musst Du in Deiner Körperintelligenz, im Sein und damit in der Wahrnehmung und im Spüren sein, ohne zu denken und Deiner Seele den Impuls geben, sich durch Empfindungen, die Du im Alltag wahrnimmst, auch intuitive Eingaben, bemerkbar zu machen. Dadurch entwickelt sich eine starke Präsenz in Deinem Körper und Du nimmst Dein Energiefeld komplett in Besitz.

So wie mein Leben in seiner Gänze für Dich unfassbar ist, so ist Deines in seiner tiefsten Tiefe unfassbar für mich. Sich dessen bewusst zu sein, ist essenziell, um offen, neugierig und urteilsfrei miteinander umgehen zu können, denn wir kennen und verstehen einander nie zu hundert Prozent. Es ist immer wieder hilfreich, uns bewusst zu machen, wie wenig wir wirklich voneinander und über einander wissen und wie vorsichtig wir deshalb mit dem Bilden unserer Meinung über andere sein sollten.

Als jemand, der seine Intuition über mehrere Stunden hinweg täglich einsetzt, kann ich vielleicht ein wenig tiefer blicken, weil ich mein Bewusstsein etwas aktiver nutze. Über die vielen Jahre, die ich diese Arbeit mache, verfüge ich über einen Kanal, der offen ist und eine erweiterte Wahrnehmung, die viele andere nicht haben, weil sie diese Fähigkeit schlichtweg nicht nutzen bzw. nicht zu nutzen gelernt haben. Des Weiteren docke ich an andere Inkarnationen als Heiler an und kann somit auf Qualitäten, Fähigkeiten und Wesenszüge zugreifen, die mich hier in meinem jetzigen Lebensausdruck unterstützen. Auch das könnte jeder von uns, nur können es sich die meisten nicht vorstellen, dass das möglich ist oder sie trauen sich nicht zu, dass sie selbst damit in Kontakt kommen und diese Leben für sich auch im Hier und Jetzt nutzen können.

Ein Grund, warum Menschen so sehr dazu neigen, andere zu be- und verurteilen, liegt daran, dass sie ›dunkle‹ Anteile in sich selbst oder Inkarnationen, in denen sie möglicherweise anderen geschadet haben, zutiefst ablehnen. Nur wenn wir diese Urteile über uns selbst ablegen und auch unsere schwärzesten Anteile über alle Zeiten und Dimensionen hinweg in vollkommener Verantwortung annehmen, können wir in Freiheit und bedingungsloser Liebe leben. Leider lernen wir das zumeist nicht von unseren Eltern oder in Institutionen wie Schule oder Kirche und kommen daher nicht in die Fülle des Ausdrucks unserer Liebe und unseres Schöpfertums. Und klar: Menschen, die voll in ihrer Schöpferkraft stehen und bedingungslose Liebe leben, sind in unserem Kulturkreis – gesellschaftlich wie politisch gesehen – nicht unbedingt erwünscht. Sich seiner Verantwortung und damit seiner Schöpferkraft bewusst zu sein, seine Kraft und Souveränität zu leben, würde bedeuten, vollkommen frei und ohne Schuld zu leben. Und dort liegt der Kampf: Das System tut alles, damit Du durch Drama, Angst und Mangel von Deiner wahren Essenz ferngehalten wirst.

Dieses Buch ist eine Anleitung dafür, wie Du wieder zurück in Deine eigene Kraft und in Deine Bewusstheit kommst. Meine Aufgabe hierbei ist es, Dir als Assistenz zu dienen, Dich selbst wieder besser zu verstehen und zu erkennen, dass Du entscheidest, wohin Dein Weg geht und wie einfach und leicht Du leben kannst.

Impulse und Anregungen für den Umgang mit diesem Buch

Eins nach dem anderen – die Reihenfolge ist bewusst gewählt

Ich lege Dir ans Herz, die Kapitel dieses Buches der Reihe nach durchzulesen, da die Inhalte von *Zurück zum Ursprung* aufeinander aufbauen. Jaja, ich weiß, manchmal will man einfach reinlesen und ja, ich mache das auch. Und es ist auch okay so – mal eben reinzulesen. Doch wenn Du wirklich Ergebnisse willst, die tief gehen und anhaltend sind, dann bleib in der Reihenfolge.

Im ersten Buch haben wir dafür gesorgt, dass Deine Wirbelsäule und Dein Muskel-Skelett-Apparat wieder von Energie (Chi) durchströmt werden können und dass keine Blockaden den freien Chi-Fluss behindern. Jetzt beginnen wir, die Organe von alten, negativen Emotionen, Blockaden und Verhinderungen zu befreien, sodass eben diese Energie sie auch füllen und durchleuchten kann. Und so kann es sein, dass ein Organ, das vorher wenig Licht (Chi) empfangen hat, plötzlich wieder so geflutet wird, dass all seine Stoffwechselvorgänge wieder freigesetzt werden und in Schwung kommen. Meistens fühlt sich das voll positiv an, manchmal kann es jedoch auch sein, dass Du eine Art Erstverschlimmerung oder Healing Crisis erlebst. Sollte das der Fall sein, dann gönn Dir ein wenig Ruhe und Pause und schau Dir das entsprechende Kapitel nach ein paar Tagen noch mal an. Trink ausreichend Wasser. Wenn Du gut hydriert bist und für moderate Bewegung sorgst, hast Du eine gute Voraussetzung, dass alles schnell integriert wird. Vertraue darauf, dass es passiert.

Es ist so ein Ding mit der Energetik: Um sich da reinzuarbeiten, darf man sich Zeit lassen zu spüren, das Hirn und den Verstand mal ausschalten und beginnen, seinem Körper mehr und mehr zu vertrauen. Mit ein bisschen Übung weißt Du genau, wann es Zeit ist, weiterzugehen. Also *go with the flow* und erzwinge nichts. Klar hast Du das Buch gekauft, um ein Ergebnis zu erzielen. Doch lass die Erwartungen weg. Erwartungen zerstören Erfahrungen. Da Erwartungen in der Zukunft liegen, kannst Du nicht erfahren, was jetzt geschieht und Du bist wieder aus dem Zeitfeld raus, in dem tiefe Manifestationen und Veränderungen geschehen. Die Kraft liegt im Hier und Jetzt.

Im dritten und letzten Buch dieser Reihe werden wir uns dann richtig tief mit dem Thema Energetik und den entsprechenden Systemen und Körperebenen befassen, da wir bis dahin alles aufgebaut und geklärt haben werden, um richtig Energie reinzuschieben. Würden wir das jetzt schon tun, würden die noch bestehenden Blockaden zu Unwohlsein und Belastungen führen. Also: Alles in und zu seiner Zeit, frei nach dem Spruch »Gott hat die Zeit geschaffen. Von Eile hat er nichts gesagt.«

Noch mal kurz zur Reihenfolge: Sei Dir bewusst, dass wenn ein Organ Probleme hat, die Zusammenhänge vielschichtig sein können und ein Betrachten einer möglichen Interaktion des Organs mit einem anderen Organ oder Gewebe die Lösung beinhalten kann. So kann es sein, dass Du vielleicht Probleme mit Deiner Galle hast, doch diese Probleme eventuell auch mit der Schilddrüse zusammenhängen können, sodass Du, ohne das Thema der Schilddrüse verstanden oder gelöst zu haben, zu keinem Ergebnis mit Deiner Galle kommen kannst. Das ganze Bild wird Dir zeigen, woran es hing, daher ist es auch so wichtig, die Bücher komplett zu lesen.

Meistens kam auch eine Problematik nicht einfach über Nacht, außer es geht um Unfälle oder plötzliche Verletzungen. In meiner Erfahrung dauert es ein bis zwei Jahre, bis sich ein energetisches Problem, das in der Aura beginnt, auf körperlicher Ebene als letzter Ausdruck eines Konflikts zeigt.

Interessant ist die Beobachtung, dass bei *Zurück zum Ursprung* die Lösungen der Konflikte oder negativen Emotionen nicht nur auf der körperlichen und psychischen Ebene geschehen, sondern dass Konflikte und negative Emotionen auch aus den feinstofflichen Bereichen und den Spiegelneuronen gelöscht werden – und das überraschend schnell. Achtest Du nicht auf die Reihenfolge Muskel-Skelett-Apparat – Organe – Energetik, kann es passieren, dass Du einen Energiestau in Deinen Organen erzeugst und dadurch mehr Schaden als Nutzen anrichtest.

Bist Du einmal in Ruhe komplett durch das Buch durch, dann kannst Du es als Nachschlagewerk und energetische Hausapotheke verwenden, um nach Bedarf einzelne Themen auszuwählen. Tu Dir und mir auch noch den Gefallen, das Buch nur dann in die Hand zu nehmen, wenn Du gerade Zeit dafür hast und auch genau in dem Moment gerne damit arbeiten möchtest. Hier geht es um tiefe Energiearbeit, da sollten keine Störungen geschehen. Sorge also dafür, dass Du nicht abgelenkt wirst, mach Dein Handy aus und achte darauf, dass Du ungestört und zeitlich unbegrenzt bist.

Das Andocken ans Feld von *Zurück zum Ursprung*

Ich sage oft, das Feld von *Zurück zum Ursprung* ist vor 25 Jahren entstanden. Das ist einerseits richtig, da ich damals dem Ganzen einen Namen gab und gleichzeitig müssen wir das Bild doch größer machen. *Zurück zum Ursprung* gibt es schon viel länger. Wie lange, weiß ich nicht. Das Feld ist uralt.

Multidimensionalität ist ein Teil unseres Wesens und absolut natürlich im Universum. Die Informationen waren also schon immer da, seit sich Menschen und andere Wesen damit beschäftigt haben, an ihren Ursprung und an ihr Heil-Sein anzudocken. Und so wird Ähnliches heute noch viel in Naturvölkern genutzt. Ich habe es mir lediglich zur Aufgabe gemacht, das Ganze in eine moderne Form zu bringen und damit für unsere Gesellschaft und ihren Lebensstil wieder zu erwecken, ihm einen Namen gegeben und begonnen, das Feld liebevoll zu bewirtschaften, fruchtbar und verfügbar zu machen.

Das war mir übrigens nicht immer klar. Erst im Jahr 2022 habe ich die konkreten Hinweise geträumt, dass das Feld seit Ewigkeiten existiert und dass auch ich damit schon in anderen Zeiten gearbeitet habe und tief damit verbunden war. Das ist auch der Grund, warum es mir so leicht fiel, den Zugang dazu zu finden und die Klarheit über die Wirkung zu erkennen. Die Früchte dieser Arbeit und des Feldes bekommst jetzt Du und alle anderen, die sich liebevoll damit beschäftigen. Gleichzeitig verstärkt jeder den Effekt und die Kraft von *Zurück zum Ursprung*, der es nutzt.

Hier wirkt das Prinzip des hundertsten Affen. Kollektivbewusstsein bildet sich über Wiederholungen von Vielen und des Einzelnen. Wir lernen voneinander auf einer nonverbalen, reinen Bewusstseinsebene, so wie die Meerkatzen, die von Forschern dabei beobachtet wurden, wie sie unabhängig voneinander begannen, ihre Früchte und Süßkartoffeln in den Flüssen zu waschen, um diese besser verspeisen zu können. Ein Tier fing damit an und in kürzester Zeit war das Phänomen über alle Inseln zu beobachten – ein Beispiel für Schwarmbewusstsein. Schwarmbewusstsein erleben auch wir Menschen. Die Frage ist, wie man es benutzt – um etwas Liebevolles, Achtsames zu erschaffen und damit zu heilen, oder um Menschen in Angst zu halten und sie gefügig zu machen. Über Felder ist das alles möglich.

Es ist wichtig, dass Du verstehst, womit Du Dich verbindest und was Du in Dein Herz lässt. In *Zurück zum Ursprung* lernst Du auch, Dir nicht dienliche Felder, die Dich belasten und klein halten, zu verlassen. In dem Moment, in dem Du die Feldtheorie verstehst und anwendest, beginnst Du Dich in Deine absolute Freiheit hineinzubewegen.

Wenn Du mehr über diese Dinge erfahren willst, beschäftige Dich mit Rupert Sheldrakes Feldtheorien. Das Thema ist absolut faszinierend und wird von Politik und Industrie seit tausenden von Jahren benutzt. Die meisten Menschen machen sich darüber leider zu wenig Gedanken. Warum ist das so? Sie suchen nach Führung, wollen jemanden, der ihnen vorausgeht, dem sie die Verantwortung übergeben können. Das ist einfach, muss man dann doch nicht in den Spiegel schauen und sich nicht wirklich kümmern. Sie tun alles, um keinesfalls in die Pflicht der eigenen Gestaltung des Lebens zu kommen. Du brauchst nur den Fernseher anmachen und die Programme und ihre Themen betrachten, und Du weißt, dass das meiste genau für diese Menschen produziert wird. Stumpfe, gedankenlose, hypnotisierende Sendungen, die nichtssagende Dramen nutzen, um eine große Menge Menschen vor dem Fernseher zu halten, die sich dadurch von der eigenen Realität ablenken. Doch damit genug. Du bist ja jetzt hier und das zeigt, dass Du nicht zu dieser Gruppe gehören willst, dass Du mutig bist und Dein Leben bewusst gestalten möchtest, Deine Freiheit angehst und dadurch heil wirst.

Aus Band 1 weißt Du ja bereits, wie Du Dich mit dem morphischen Feld von *Zurück zum Ursprung* verbinden kannst. Hier eine kleine Auffrischung und Vertiefung:

Das Feld von *Zurück zum Ursprung* ist wie ein Raum, eine Sphäre, in die Du Dich hineinbegeben und auf die Du Dich vollkommen einlassen kannst. Mit jedem neuen, bewussten Betreten des Feldes wird es leichter, die Verbindung dazu zu halten. Die Wiederholung macht es also! Morphische Felder (Bewusstseinsfelder) entstehen aus Wiederholungen und Ritualen. Bei *Zurück zum Ursprung* geht es um Deinen Ursprung und durch das regelmäßige Verbinden mit dem Feld bist Du näher dran an Deinen Ressourcen und Kraftfeldern, Deiner Seele und Deinem Ursprung.

Das morphische Feld von *Zurück zum Ursprung* ist ein energetischer Raum voller bedingungsloser Liebe, Licht, Mitgefühl, Leichtigkeit, Freude, Freiheit und Glückseligkeit. Es ist ein vollkommen bewertungsfreier Raum der Aufrichtung und Ausrichtung, der Dir hilft, das Alte, Schwere, Belastende, Negative loszulassen und der Dir alle positiven Energien und Qualitäten zur Verfügung stellt. Er unterstützt Dich darin, in Deine Balance zu kommen, fest und stabil in Dir selbst zu sein und mit Deinen Herausforderungen leichter umgehen zu können. Er hilft Dir, die Neutralität und den Gleichmut in Dir zu finden, die eh schon in Dir wohnten und damit zu erkennen, was als Liebe durch Dich nach außen gelebt und projiziert werden kann. Durch das Betreten des Feldes von *Zurück zum Ursprung* verändert sich außerdem etwas in Deiner Körperstruktur und in Deinen Zellen – hin zu mehr Lebendigkeit.

Indem Du Dich mit diesem Buch und mit Dir selbst beschäftigst und lernst, mit Dir selbst umzugehen und Deine Realität neu zu formen, bringst Du Dein Bewusstsein und all Deine positiven Qualitäten in das Feld von *Zurück zum Ursprung* mit ein und entlässt gleichzeitig über die dort angelegte Membran die negativen Qualitäten. Dieses Feld kann Dich im Alltag tragen, wenn Du in Momenten des Stresses oder der Energielosigkeit daran andockst.

Im Feld von *Zurück zum Ursprung* wirst Du getragen. Da gibt es kein Gut oder Schlecht, kein Richtig oder Falsch, sondern lediglich das Sein. Hier erfährst Du Mitgefühl und Du wirst bemerken, wie dadurch auch Dein Selbstmitgefühl viel stabiler wird. Selbstmitgefühl, gekoppelt an bedingungslose Selbstliebe, ist die wichtigste Form von Mitgefühl, die wir entwickeln können.

All die anderen Menschen, die dieses Feld nutzen, kannst Du wie eine riesengroße Familie betrachten, die sich gegenseitig an den Händen hält und mit offenem Herzen den Raum hält.

Im Grunde reicht es völlig, die Absicht des Verbindens mit dem Feld zu haben – und schon bist Du angedockt. Wenn Du gerne Visualisierungen, kleine Rituale oder praktische Übungen benutzt, hier noch einige Tipps dazu, wie Du Dich mit dem Feld von *Zurück zum Ursprung* verbinden kannst:

- Nimm Dir vor dem Betreten des Feldes einen Augenblick Zeit und lass Deinen Alltag los. Tritt dann ganz bewusst ein, mit dem Wissen, dass Du dort wie zu Hause bist – behütet, geborgen in diesen wunderbaren Empfindungen und Energien: Liebe, Mitgefühl, Leichtigkeit, Freude, Glückseligkeit, Einfachheit.

- Betritt das Feld mit den gedachten oder gesprochenen Worten »Ich trete jetzt in meinen Ursprung ein«.

- Du kannst Dir vorstellen, dass Du Dich in das Feld hineinsinken oder hineinkippen lässt – so ähnlich, wie wenn Du auf einem Sprungbrett stehst und Dich in dem Wissen, dass das Wasser Dich trägt, fallen lässt.

- Lass Dich darauf ein, in einen Zustand der Leichtigkeit, der Entspannung, der Selbstliebe und des Selbstmitgefühls hineinzukommen.

- Mach es dir bequem und richte Deine Wirbelsäule am besten auf. Das funktioniert besonders gut, wenn Du Dich vorn auf die Stuhlkante setzt.

- Lass die Atmung tief gehen. Atme tief in deinen Bauch, Deine Flanken, Deinen Brustkorb und die Spitzen Deiner Lunge.

- Halte die Absicht, tief ins Feld von *Zurück zum Ursprung* und damit in Deinen Ursprung einzutauchen.

- Geh mit Deinem Bewusstsein direkt in das Zentrum dieses Raumes und erlaube Dir, vollständig genau dort zu sein. Nimm den Raum um Dich herum wahr. Nicht nur den äußeren, sondern auch den inneren, Deinen Körper. Sei offen und genieße, direkt dort im Mittelpunkt des Raumes/des Feldes.

- Lass Deine Zunge los.

- Halte die Absicht, alle Ängste, Sorgen und Befürchtungen loszulassen. Und dann lass auch diesen Gedanken wieder los. Sei einfach da.

- Nimm Dich selbst und Dein inneres Kind in die Arme, nimm Dich wichtig. Das ist Selbstliebe.

Lass Deine Seele im Feld von *Zurück zum Ursprung* baden. Lass sie tiefen Kontakt aufnehmen – zum Leben und zu sich selbst, zu dieser Inkarnation und auch zu allen anderen Inkarnationen und Zeiten, denn unsere Seele ist mit all unseren Inkarnationen in der Multidimensionalität verbunden. Wenn Du also jetzt etwas in dieser Inkarnation kraftvoll löst, also zum Beispiel Identitäten, Ängste und Konflikte auflöst und gleichzeitig neue positive, kraftvolle Energie schöpfst, dann wirkt das nicht nur in diesem Leben. Wenn etwas frei wird und zurück in seine Energie kommt, passiert es auch in den anderen Räumen unserer Seele – und damit auch in unseren anderen Inkarnationen. Deine Seele weiß das.

Zurück zum Ursprung ist so viel mehr als ein Buch, ein Kurs oder ein Bewusstseinsfeld. *Zurück zum Ursprung* bist Du. Erlaube Dir, Du zu sein – in all Deiner Authentizität, in allem, was Dich ausmacht. Bleib Dir selbst treu. Auch wenn Du immer wieder Unsicherheit in Dir spürst. Du bist hier, um Du zu sein und nicht, um das zu verkörpern, was von außen geformt werden möchte oder was Du glaubst, sein zu müssen, weil Du denkst, dass die Gesellschaft oder die Menschen um Dich herum das von Dir fordern.

Ein Einführungsvideo zu Thema *Andocken ans Feld* findest Du unter den Download-Links im Anhang.

Der Umgang mit den Affirmationen zu den Organ-Kapiteln

Am Ende von (fast) jedem Kapitel findest Du Affirmationen (Bekräftigungen), die Dich darin unterstützen sollen, die begonnenen Prozesse zu integrieren und leichter in Dir zu verankern. Falls Du noch nie Affirmationen genutzt hast, findest Du hier eine kleine Einführung in das Thema und einige Anregungen für den Umgang damit:

Wie Du sicher weißt, blockieren wir uns oft selbst mit negativen Denk- oder Verhaltensmustern. Bestimmt kennst Du dieses Phänomen, dass Du, wenn Du mal wieder über die Stränge geschlagen hast, Dich nachher dafür verurteilst. Zu viel gegessen, klar – genossen und kein Ende gefunden – und dann zeigt Dir der Körper die Grenze. Und schon sind sie da, das Selbsturteil und das schlechte Gewissen. Schließlich will man nicht immer Maß halten und angepasst sein und doch sind wir es, finden wir uns doch oft auch heute noch konfrontiert mit den Floskeln, Sprüchen und Redensarten, die unser Volksmund in sich trägt.

Beispiele hierfür sind »Das Leben ist kein Ponyhof«, »Hochmut kommt vor dem Fall«, »Der Apfel fällt nicht weit vom Stamm«, »Bescheidenheit ist eine Zier«, »Ein Unglück kommt selten allein«, »Des einen Glück, des anderen Leid« oder »Wer schön sein will, muss leiden«. Doch hier liegt die Krux: Wenn diese einschränkenden Weisheiten in der Familie weitergegeben wurden, haben sie sich über die Zeit tief in unserem Bewusstsein abgelegt. Und so ist es sinnvoll, einmal bewusst darauf zu achten, wann was hochkommt.

In meinem Leben gab es hierzu folgendes Beispiel: Meine Mutter sagte immer, dass es einem nicht zu gut gehen darf, denn dann könnte man wieder sehr tief fallen. Aus ihrer Sicht konnte ich das verstehen, war sie doch ein Kriegskind und wurde später als erfolgreiche Mitunternehmerin mit einem nicht von ihr verursachten Konkurs konfrontiert. Ja, das tat weh. Und doch ist es so wichtig, dass wir wieder mutig sind, aufstehen und unser eigenes Schicksal schreiben. Zu Beginn von Kapitel 19 findest Du ein wichtiges Beispiel dazu, wie wir das Leben betrachten können, um ihm eine neue Richtung zu geben.

Affirmationen helfen Dir, da sie positiv-bekräftigende Glaubenssätze sind, durch ihre Wiederholung Dein Leben selbst zu steuern. Sie erzeugen positive Bilder im Kopf und unterstützen Dich darin, Negatives leichter loszulassen. Jedes Mal, wenn Du affirmierst, beschäftigst Du Dich mit dem, was für Dich wichtig ist, nämlich mit dem Positiven. Und so prägen Affirmationen Dein Handeln, Denken und Fühlen. Mit ihnen zu arbeiten, ist eine der einfachsten Selbsthilfemethoden, die Du erlernen kannst. Das Wichtigste ist, Deine Aufmerksamkeit auf Deinen Gedanken und Gefühlen zu haben und zu spüren, wo Du Dich gerade befindest. Läuft's grad gut: weitermachen! Läuft's nicht so gut: innehalten, atmen, erinnern, was gut ist, affirmieren, loslassen. Dann der Veränderung nachspüren und wenn's gut ist: weitermachen. Das geht wirklich ganz schnell, wenn man es mal ein bisschen geübt hat, und verändert sehr tiefgehend.

Mit Affirmationen zu arbeiten, kann richtig Spaß machen. Da ist dieses Beispiel des »Friede sei mit Dir«, das Du innerlich immer wieder rezitieren kannst, wenn Dir jemand begegnet, der gerade so überhaupt nicht friedlich ist – sei es Dein Nachbar, weil Du die Kehrwoche wieder einmal nicht gemacht hast oder Dein Chef, weil er mal wieder nicht gut drauf ist. Grummelige Menschen findest Du überall. Ein stilles »Friede sei mit Dir«, das aus tiefstem Herzen kommt, sorgt dann dafür, dass Dein Bewusstsein sich auf das Finden der freudvollen Menschen ausrichtet und löst gleichzeitig die Resonanz mit den Grummeligen.

Hab keine Scheu, die im Buch enthaltenen Affirmationen so für Dich umzuformulieren, dass Du das Gefühl hast, sie passen so richtig zu Dir und Deiner momentanen Situation.

Hier sind einige Tipps, die Dir bei der Formulierung helfen:

1. Positive Formulierung: Es ist mega wichtig, Deine Affirmationen bejahend zu formulieren. Lass Negationen wie ›kein‹ oder ›nicht‹ unbedingt weg! Sei klar und sag, was Du willst (und nicht das, was Du nicht willst).

   Wenn Du sagst, was Du nicht willst, passiert folgendes: Da Dein Unterbewusstsein mit Bildern arbeitet, kannst Du Dir das so vorstellen, als wenn Du ein Bild dessen malen würdest, was Du nicht möchtest und dann ein rotes Kreuz davor setzt, als würdest Du das Ganze durchstreichen. Dein Unterbewusstsein sieht das Bild, erkennt jedoch das Kreuz davor nicht – kreiert also basierend auf genau diesem unerwünschten Bild, weil es Wörter wie ›nicht‹, ›nein‹ oder ›kein‹ nicht kennt.

2. Über positive Metaphern oder bildhafte Wörter kannst Du Deine Fantasie zusätzlich ankurbeln. Durch die Aktivierung Deiner Fantasie nutzt Du Deine sehr kraftvolle Schöpferenergie, die sich dann noch mit Deiner Weitsicht dessen, was Du erleben möchtest, paart. Dadurch entsteht ein Zustand, als wäre das Gewünschte schon eingetreten und Du baust eine Resonanz mit der dreidimensionalen Realität auf, um es so zu verwirklichen.

3. Achte darauf, dass Deine Affirmationen Deine Empfindungen und Gefühle positiv ansprechen. Wenn Du sie nicht spüren kannst, haben sie keine Kraft.

4. In der Kürze liegt die Würze: Kurze Affirmationen lassen sich leicht merken und somit einfach und ohne Anstrengung nutzen.

5. Nutze die Gegenwartsform – Dein Unterbewusstsein kennt weder Vergangenheit noch Zukunft.

6. Wenn Du am Anfang mit einer Affirmation etwas haderst, da sie Dir zu weit gegriffen oder zu fantastisch scheint, dann achte darauf, dass sie für Dich vorstellbar ist, auch wenn sie sich noch unrealistisch anfühlt. Durch regelmäßige Anwendung und dadurch erzielte Ergebnisse stellt sich im Laufe der Zeit eine noch tiefere Glaubhaftigkeit ein. Du wirst sehen: Mit den Ergebnissen, die Du erzielst, wirst Du über die Zeit experimentierfreudiger und mutiger werden, neue Glaubenssätze für Dich zu wählen und in Dir zu verankern. Damit beginnst Du ein Spiel mit Deiner Grenzenlosigkeit, die der Natur Deiner Seele entspricht und mit der Du ursprünglich geboren wurdest.

7. Am kraftvollsten beginnst Du Deine Affirmation mit den Wörtern »Ich bin«. Dadurch öffnest Du Dein Unterbewusstsein noch mehr und erzielst schnellere Ergebnisse.

Wie kannst Du nun Deine Affirmationen gewinnbringend in Deinen Alltag integrieren? Hier einige Anregungen für die Umsetzung:

- Mach einen Song daraus, den Du immer wieder im Alltag vor Dich hin singen und summen kannst. Wenn das nicht Dein Ding ist, dann sag Deine Affirmationen mindestens zwei- bis dreimal täglich auf. Das geht auch leise im Geist, wenn Du es gerade nicht mit Deiner Stimme tun kannst.

- Erinnere Dich an Deine Affirmationen mithilfe von Haftnotizzetteln, die Du an die Plätze hängst, an denen Du immer wieder vorbeikommst, zum Beispiel an Deinen Kühlschrank, Deine Haustür, Dein Kopfkissen oder auch die Toilette – weil das manchmal das stillste Örtchen ist, um zu sich zu finden.

- Schau auch gerne mal in Deinen Spiegel und blicke in Deine Augen, während Du die Affirmation sprichst. Dabei merkst Du, in welcher Verbindlichkeit Du zu Deiner Affirmation stehst.

- Wenn Du mit Affirmationen arbeitest, kann es sein, dass Du genau mit dem Thema, das Du verändern willst, konfrontiert wirst. Gerade dann ist es wichtig, dass Dir das auffällt und Du Dich in Deine Affirmation, auch gefühlsmäßig, hineinbegibst.

- Wenn Du Freude am Gestalten hast, bau Dir ein Vision Board mit Deinen Affirmationen und den daraus hervorgehenden Resultaten, die Du Dir wünschst.

- Du kannst auch Deine Affirmationen mit einem Ge-

genstand verbinden, den Du regelmäßig nutzt oder berührst. Damit rufst Du Deine gewünschte Affirmation ähnlich einer Gebetsmühle ab, die – durch Berührung gedreht – ein Gebet wiederholt und freigibt.

- Wenn Du eine Innere Stille-Praxis wie zum Beispiel das Meditieren hast, kannst Du diese nutzen und Deine Affirmation einfach dort mit ›hineinhängen‹.

Und dann geht es noch um das Thema Geduld: Davon wirst Du ein wenig brauchen – doch es gibt einen Tipp, wie es schneller geht: Lass alle Erwartungen los. Erwartungen zerstören Erfahrungen. In dem Augenblick, in dem Du sie loslässt, kannst Du durch Dein präsentes Sein die neue Information viel besser aufnehmen und tiefer verankern. Zusätzlich bewirkt die absichtslose Kraft der Präsenz, dass bereits eine Resonanz im Außen entsteht und dadurch schon Veränderungen in Deinem Leben entstehen. Ansonsten gilt: Mindestens 28 Tage, besser ein wenig mehr, und dann ›sitzt‹ Deine Affirmation in Deinem Unterbewusstsein.

Ich habe es mir übrigens, wenn es um Wunschaffirmationen geht, zur Regel gemacht, ein »So oder besser« bzw. »Dann oder früher« anzuhängen, da ich ja nicht immer weiß, ob das, was ich mir denke, das Beste ist oder es schon früher eintreffen könnte. Das macht die Sache frei und offen und so kann das ganze Universum mit seinen Helfern noch großzügiger mitwirken.

Um noch schneller in ein tiefes Bewusstsein zu kommen, kannst Du auch gerne meine App *One Minute Transformation* zu Hilfe nehmen. Du findest sie in Deinem App-Store.

DER WEG IST DAS ZIEL

Zurück zum Ursprung ist ein Lebensprozess und kein Ziel, in das man einfach hineinspringen kann. Mach Dich gefasst auf eine spirituelle Reise, die Dich mitnimmt in die Tiefe Deines Selbst. Zeit ist hier irrelevant und so wirst Du manchmal merken, dass Du durch den ein oder anderen Prozess regelrecht hindurch flutschst und bei dem ein oder anderen etwas hängst und länger brauchst. Das ist okay so. Sei gut damit und sei gut mit Dir. Jeder, der sich in diesem Prozess bewusst befindet, macht diese Erfahrung und hier gibt es kein »Ich bin besser oder schneller«.

GEMEINSAM KANN ES LEICHTER GEHEN

Wenn Du gerne Begleitung während Deiner Reise wünschst, wähle Dir einen Partner, der mit Dir gemeinsam durch das Buch geht. Solltest Du bei uns den Onlinekurs *Zurück zum Ursprung* buchen oder gebucht haben, dann bekommst Du auf Anfrage einen Partner von uns zugeteilt.

Wichtig ist im Umgang mit einem Partner, dass beide den Raum, die Individualität und die Zeit des anderen vollständig respektieren und keinen Energieraub betreiben. In vollkommener Akzeptanz des anderen und seines Seins kann man sich gegenseitig sehr bereichern.

Melde Dich auch, falls Du es noch nicht gemacht hast, gerne zum *Daily Smile* an. Die kurzen, täglichen E-Mails unterstützen Dich in einem positiven Lebensstil und helfen Dir, mit dem Feld von *Zurück zum Ursprung* in Kontakt zu bleiben. Das geht ganz einfach über meine Homepage (www.andreasgoldemann.com).

Der lebendige Spiegel

Mit diesem Buch kannst Du Großartiges erleben. Es wird Dich aber auch mit Deinen dunkelsten Ecken konfrontieren, sodass Du es möglicherweise von Zeit zu Zeit am liebsten in die Ecke werfen und mich zum Mond wünschen würdest. Das liegt daran, dass ich wie ein lebendiger Spiegel bin.

Ich bringe das Beste und das Schlechteste aus den Menschen heraus, weil ich sie, wie ein Spiegel, knallhart mit sich selbst und ihren Emotionen konfrontiere. Und so siehst Du Dich in diesem Spiegel, der Dir durch seine bloße Anwesenheit die Frage stellt: »Schau mal, das bist Du. Magst Du Dich?« Bist Du einverstanden mit dem, was Du in diesem Spiegel siehst? Kommst Du vielleicht überhaupt nicht damit zurecht und würdest am liebsten den Spiegel – und damit mich – kaputt schlagen? Es ist wichtig, dass Du dies in Zusammenhang mit Deinen Erfahrungen mit *Zurück zum Ursprung* verstehst. Die Beschäftigung mit *Zurück zum Ursprung* ist nicht immer nur nett.

Arbeite mit dem Buch wirklich nur dann, wenn Du das auch willst. Wenn Du merkst: »Wow, heute habe ich gerade gar keinen Nerv dafür«, dann ist es das Verkehrteste, die Buchreihe in die Hand zu nehmen. Wenn Du jedoch spürst: »Hey, ich find's total geil, ich mache jetzt Energiearbeit und lasse mich auf Andreas und mein Heilwerden und -sein ein. Ich beschäftige mich in diesem Moment mit *Zurück zum Ursprung*, weil es sich richtig und wichtig für mich anfühlt«, dann ist das perfekt. Mach dabei Dein Handy aus und lass Dich nicht ablenken. Gib Dir die Zeit und den Raum des ungestörten Eintauchens. Wenn Du es nur so lala oder widerwillig machst, weil Dir vielleicht jemand das Buch in die

Hand gedrückt hat oder Du das Gefühl hast, dass Du Dich jetzt damit auseinandersetzen musst, dann lass es lieber. Das funktioniert in der Regel nicht und möglicherweise ist dann sprichwörtlich die Kacke am Dampfen, und Du findest Dich in tiefen Widerständen. Diese Widerstände können körperlicher oder geistiger Natur sein und auch in Form von knallharten Konfrontationen im Alltag in Erscheinung treten.

Ich bin ein Mensch mit extrem starker Ausdruckskraft und die meiste Zeit gut bei mir. Das heißt, ich gebe Dir auf natürliche Weise und ohne etwas Besonderes zu tun, den Raum, Dich selbst zu erkennen und einfach Du zu sein. In dieser offenen und gleichzeitig schützenden Atmosphäre kannst Du etwas über Dich und das Leben lernen, weil keine Widerstände da sind und die Themen einfach so in Dich hineingehen.

Sollte sich jedoch ein Thema ergeben, das sehr stressbehaftet für Dich ist und Dich in Deinem Sein betrifft, wirst Du mit einer Deiner Wunden oder Schattenseiten konfrontiert. Da kann es sich dann schon mal kurz eng anfühlen. Je nachdem, wie die Konfrontation läuft, kann es dann sein, dass sich das Thema schnell löst oder aber Dir um die Ohren fliegt. Was dann immer wieder eintritt, ist, dass Menschen mich für das, was da passiert, verantwortlich machen, anstelle die Verantwortung für sich selbst zu übernehmen.

Sei Dir bewusst, dass Du es gewählt hast, Dich in dieses Leben, diese Zeit und Deine Begegnungen inkarniert hast. Wahre Freiheit, Du selbst zu sein und Dich vollkommen zu leben, kann nur aus dieser Verantwortung heraus entstehen. Dann wird alles leicht, Du bekommst einen automatischen Überblick und erlebst eine tiefe Präsenz in Deinem Hier-Sein. Jetzt schon einmal Danke, dass Du mich gewählt hast, Dich auf diesem Weg zu begleiten. Und: Willkommen in meinem Leben!

Downloads zum Buch

Allein das Lesen dieses Buches und das Verbunden-Sein mit dem Feld von *Zurück zum Ursprung* können bereits sehr viel an positiver Veränderung in Dir bewirken. Des Weiteren unterstützen Dich folgende Downloads, die Dir kostenlos zur Verfügung stehen:

1. Sound zur Herzensöffnung (Audio)
2. Reconnecting Mantra (Audio)
3. Vertrauen und Loslassen (Video)
4. Wie Du Dich mit dem Feld verbindest (Video)
5. Loslassen von Selbstkritik und Einladen der Selbstliebe (Video)
6. Übung: Die Treppe in Dein Herz (Audio)
7. Der Vagus-Nerv – Ausgleich von Sympathikus und Parasympathikus (Video)
8. Durch die Trauer zurück ins Leben (Video)
9. Vorher-Nachher-Betrachtung (pdf)

Den Link zu den Downloads findest Du im Anhang.

Wichtige Begriffe und Konzepte

Auch in diesem zweiten Band bekommst Du Begriffe und Konzepte an die Hand, die Dir ein tieferes Verständnis zu *Zurück zum Ursprung*, meiner Arbeit und meinem Verständnis des Lebens und des Seins, der Spiritualität, der Emotionen und der Gesundheit vermitteln sollen. Sie sind wie Mosaiksteinchen, die für sich selbst stehen und gleichzeitig Teil eines größeren Bildes sind.

Felder des Schmerzes und der Freude

Meist denken wir in Zusammenhang mit dem Begriff Bewusstseinsfeld an dasjenige, aus dem unsere offensichtlichsten Konditionierungen stammen, nämlich das Feld unserer Familie. Programmierungen finden aber auch innerhalb anderer Bewusstseinsfelder statt, zum Beispiel über unsere Rasse und das Kollektiv des Landes, in das wir hineingeboren sind.

Das kollektive Bewusstsein in Deutschland trägt als Beispiel noch immer schwer am Erbe der Nazizeit und der Geschichtsschreibung darüber. In diesem Feld gibt es aber auch Folklore, Liedgut, Gesang, Tanz, die Schönheit und das Feiern des Lebens. In Russland ist oft eine gewisse Agonie und Melancholie zu fühlen. In Italien ist es die Energie des Faschismus, aber auch die Zeit des alten Roms mit seinen Cäsaren, die auch Übergriffigkeit und Versklavung beinhaltet und somit Drama und eine gewisse Schwere in sich trägt. Gleichzeitig kontert der Italiener mit dem Dolce Vita, dem süßen Leben.

Noch weiter südlich, in den afrikanischen Ländern, wo die institutionalisierten Religionen aufhören und es in die Naturreligion geht, ist mehr Freude im kollektiven Feld, zusätzlich jedoch auch der Schmerz der Sklaverei. All dies sind Beispiele – es gibt in jedem Land dieser Erde ganz eigene kollektive Felder der Freude, der Kraft und der Lebenslust sowie des Schmerzes und des Kampfes. Bewusstseinsfelder beeinflussen uns, zumeist auf einer unbewussten Ebene. Schaffen wir hier Bewusstsein in uns, können wir Energien wie Schmerz oder Agonie ablösen oder in die entsprechende Lebenslust eintauchen.

Verbinde Dich einmal mit der Energie Deines Ursprungslandes. Welchen Kontakt hast Du mit der Qualität dieses Landes, Deines Volkes? Bist Du in Kontakt mit Mutter Erde? Es ist von großer Bedeutung, dass Du Dich für die Qualität, die aus dem Erdinneren kommt – die reine Kreativität und Lebensfreude –, öffnest. Sie ist überall und immer da, sie ist nur oftmals überdeckt vom menschlichen Kollektivbewusstsein – so wie auch bei uns Menschen tief in uns die Göttlichkeit, die Schöpfung, Leichtigkeit und Spiel vorhanden sind, über der oft eine dicke Schicht schmerzvollen Kollektivbewusstseins liegt – harte Schale, weicher Kern.

Egal, wo Du bist, Du kannst Dich immer mit Mutter Erde verbinden. Hierin liegt auch die Energie der Sexualität, die leicht und spielerisch ist und ihre ganz eigenen Rhythmen hat. Diese Energie geht von unten nach oben durch den Wirbelkanal bis in unser Gehirn, das sich dann in Verbindung mit ihr zu synchronisieren beginnt. Dadurch verändert sich auch unser Sehen – wir nehmen mehr wahr und erkennen dann auch oft einen tieferen Sinn in der jeweiligen aktuellen Situation.

Fühle die Veränderung, die stattfindet, wenn Du Dich mit der Energie der Erde verbindest. Du kannst Dich mehr sinken lassen, schwere Gedanken gehen, Du hast mehr Vertrauen und es entsteht mehr Leichtigkeit. Es kommen Freude und Lebenslust auf – all dies hat großen Einfluss auf Dein ganzes System, so zum Beispiel auch auf Deinen Blutdruck.

Du bist nicht die Stimme in Deinem Kopf

Wenn wir uns die spirituelle Szene und ihre Lehrer heute einmal anschauen, dann sticht eine Person besonders hervor. Ich glaube, auch Du hast schon von Eckhart Tolle gehört. Eckhart ist einer der wirklich großen Lehrer der heutigen Zeit. Seine für mich wichtigste Nachricht ist der Satz »Du bist nicht die Stimme in Deinem Kopf, Du bist derjenige, der die Stimme hört«.

Gerade heute ist dieser Satz so wichtig. Einmal verinnerlicht und praktiziert, gibt er Dir die größte mentale Freiheit, die es meines Erachtens für Menschen zu erlangen gibt: die Freiheit, aus störenden, wiederkehrenden Gedanken auszutreten, Ängste, Sorgen und Befürchtungen hinter Dir zu lassen und Dich wirklich auf den derzeitigen Moment des Lebens und auf Dich selbst und Deine mächtige Schöpferkraft einzulassen. Plötzlich ist Frieden, Stille und Du bist in Verbindung mit allem Leben. Du spürst Deine Individualität und gleichzeitig erkennst Du Dich als Teil des großen Ganzen. Solltest Du also Eckharts Bücher noch nicht haben, dann besorge Dir auf jeden Fall sein Werk *Jetzt – Die Kraft der Gegenwart* und *Eine neue Erd*e.

LEBE DEINE VOLLKOMMENE AUTHENTIZITÄT!

»Ich erlaube mir, meine vollkommene Authentizität zu leben.« Fühlt sich dieser Satz für Dich stimmig an oder fühlst Du Dich eher ›wackelig‹, wenn Du ihn denkst oder aussprichst?

Beginne, über Deine Nase einzuatmen, in Deinen Bauchraum, die Flanken Deines Brustkorbs, die Spitzen Deiner Lunge, und dann lass den Atem wieder ganz sanft über den Mund gehen. Geh dann in Deinen ganz eigenen Atemrhythmus hinein. Spüre, wie Du mit jedem Atemzug mehr Selbstvertrauen in Dich hineinatmest. Wie Du immer mehr Gleichwertigkeit in Dein Bewusstsein holst und wie Du beginnst zu spüren, wie es sich anfühlt, dass alle Wesen in diesem Universum gleichwertig sind. Nichts und niemand ist wichtiger als Du, nichts und niemand ist weniger wichtig als Du, alles ist auf derselben Existenzebene absolut berechtigt und gleichwertig.

Spüre die Balance, die hierdurch in Deine Hüfte und Deine Schultern hineinkommt und Dich auszubalancieren beginnt. Jeder Atemzug sorgt dafür, dass Du Dich mehr und mehr ausgleichst, Deine eigene Wichtigkeit zu Dir zurücknimmst. Über die innere Einstellung der vollkommenen Annahme

Deiner selbst und der Akzeptanz des Außen sorgst Du dafür, dass Dein Leben sich für Dich öffnet – und Dir andere Menschen in vollkommener Akzeptanz begegnen.

Wie fühlt es sich an, vollkommen frei zu sein von jeglicher Bewertung im Außen? Wie fühlt es sich an, dass Deine Wahrheit vollkommen akzeptiert ist? Spüre, wie sämtliche negativen Emotionen wie Trauer, Wut, Scham, Ängste und Verzweiflung aus Deinem Bewusstsein fließen und sich die Verhaftungen in Deinem Herzen lösen.

Nimm wahr, wie alle negativen, Dich belastenden Emotionen über Deinen Wirbelkanal zur Spitze Deines Steißbeins hinabfließen und von dort Deinen Körper verlassen. Fühle, wie sich der hintere Trichter Deines Herzchakras vollkommen klärt – von verhafteter Wut, Unglauben an Deine eigenen Fähigkeiten, somit mangelndem Selbstvertrauen und der Nichterfüllung Deiner Vorstellungen und Deines Willens. Spüre nach, wie alle Stressoren Deinen Rücken verlassen und durch den Wirbelkanal abfließen.

Lass nun für einen Moment all die Müdigkeit und Schwere zu, all die Trauer, die damit zusammenhängt. Ermögliche Deinem Körper, zu erkennen, dass hier die größten Zusammenhänge sind und dass er sich jetzt für immer und ewig von diesen Emotionen befreien kann.

Leg einmal, um Dir in diesem Prozess zu helfen, Deine beiden Hände in Deine Leiste. Lass die Grundenergie, die Lebensenergie, über Deinen Bauchraum in Deine Hände zu Deinem Herzen fließen. Hier sind spezielle Kanäle, die über Deine Handchakren den hinteren Trichter Deines Herzchakras, der mit Deinem Willen verbunden ist, von sämtlichen Stressoren freisetzen. Nimm mit jedem Atemzug mehr Lebensenergie aus dem Bauchraum über Deine Hände auf und leite sie zum hinteren Trichter Deines Herzchakras, um ihn zu klären, zu reinigen und vollkommen zu öffnen. So erhältst Du wieder das Gefühl von Unterstützung durch Deine geistigen Helfer, das Gefühl von Rückhalt. Urvertrauen kommt auf, flutet von hier aus Deinen ganzen Körper und unterstützt Dich im Loslassen all dessen, was nicht mehr wichtig ist. Spüre, wie es sich anfühlt, wenn alle Sorge, alle Trauer, aller Verrat, ebenso wie alle Selbstgerechtigkeit und Sturheit Dein Bewusstsein verlassen, all Deine Körper und alles, was Dich ausmacht, verlassen, und von Deinem Sein jetzt und hier und morgen vollkommen entkoppelt sind.

Spüre, wie es sich anfühlt, Dir selbst vollkommen zu vertrauen, Dir etwas zuzutrauen, was vorher schwierig war, und es Deinem Körper zu erlauben, das Reine vom Unreinen selbstverständlich zu klären. Überlasse ihm die Unterscheidung von gut bzw. positiv und schlecht bzw. negativ oder belastend und vertraue, dass er das, was nicht mehr zu Dir passt, einfach loslässt, sodass diese Dinge nicht mehr in Deinem Körper, Deinem Geist und Deinen Emotionen verhaften.

Gib Deinem Körper den Auftrag, Dich vollkommen selbstständig freizusetzen von belastenden Emotionen, Situationen, Konditionierungen, Programmierungen und Verhaftungen und gib den Impuls zum Entkoppeln. Wie fühlt es sich vollkommen entkoppelt an? Wie fühlt es sich an, wenn Du vollkommen frei von all diesen Faktoren bist? Fühlst Du die Leichtigkeit?

Wie fühlt es sich an, wenn Du die Unbeschwertheit Deines Ursprungs wieder in Dich hineinatmest? Wenn Dein Körper mit jedem Atemzug wieder mit der Unschuld Deiner Geburt bereichert wird und Du Dich dadurch neu erfahren und ausdrücken kannst – ganz selbstverständlich in Deinem Sein einfach Du sein darfst? Perfekt in Deiner Unperfektion, in Deiner Einzigartigkeit. Geboren einfach nur, um Du zu sein, mit allem, was Dich ausmacht. Eine Vollständigkeit des absoluten Seins.

Vertrauen und Loslassen

Um bei Dir selbst ankommen zu können, darfst Du lernen zu vertrauen und loszulassen. Du musst Dir Deiner Schöpferkraft bewusst werden und in der Lage sein, Dir und dem Leben zu vertrauen und Dein Leben selbstbestimmt zu leben. Dafür wiederum benötigst Du die Fähigkeit, Situationen der Vergangenheit oder Gegenwart freisetzen und loslassen zu können – und mit diesen Situationen auch die mit ihnen verbundenen Gedankenmuster, Glaubenssätze, Ideen und Vorstellungen. Genauso wichtig ist es, Deine Konzepte, Konstrukte und Befürchtungen in Bezug auf die Zukunft loslassen zu können, damit Du Dich neuen Wegen hingeben und diese gestalten kannst.

Vertrauen

Lass uns mit dem Thema Vertrauen und einer Bestandsaufnahme beginnen: Steh einmal auf, geh mit zwei, drei Atemzügen so richtig in Deinen Körper hinein und lass Deine Zunge los, damit sich Dein Bewusstsein mehr öffnet. Wenn

Du nicht gut stehen oder aufstehen kannst, kannst Du diesen Check auch im Sitzen machen.

- Wie geht es Dir gerade?

- Was macht Dein Leben mit Dir und was machst Du mit Deinem Leben?

- Wie viel Vertrauen hast Du ins Leben und in Dich selbst?

- Wie fühlt sich Dein Steißbein in Verbindung mit Deinem Stehen/Sitzen an?

- Kannst Du im Lot bleiben und bleibt Dein Steißbein energetisch verbunden, wenn Du Deine Hüfte leicht hin und her schiebst – oder hast Du vielleicht das Gefühl, Du schiebst Dich raus – und wenn, aus was? Tun Dir Becken, Hüfte und Leiste bei dieser Bewegung möglicherweise sogar ein wenig weh?

- Wie fühlen sich Deine Knie an, wenn Du ein wenig in die Beuge gehst?

- Wie fühlen sich Deine Knöchel und Zehen an?

- Stehst Du stabil oder hast Du eher das Gefühl von Schwäche in Deinen Strukturen, Deinen Gewebeschichten und Deinen Knochen?

- Dreh Deinen Körper einmal leicht nach links und rechts. Wie frei ist Deine Wirbelsäule? Kannst Du sie ›verwringen‹ oder hängst Du fest?

- Kippe nun Dein Becken vor und zurück. Wie viel Stabilität ist in Deiner Lendenwirbelsäule? Welche Emotionen machen sich eventuell bemerkbar?

Im Bereich des Beckens, des Steißbeins und der Lendenwirbelsäule ist das Thema Vertrauen in Deinem Körper angesiedelt. Wenn Du ins Kollektiv hineinspürst, wirst Du möglicherweise merken, dass hier Trauer und Verzweiflung drinstecken, die eine Verschiebung möglich machen, die dann oft vom Beckenbereich bis in den Kieferbereich hinaufgeht und auch in allen Teilen spürbar ist.

Leg nun einmal beide Hände an Deinen Kiefer (Zeige-, Mittel-, Ringfinger und den kleinen Finger, nicht den Daumen) und dreh Deinen Kopf ganz sanft von links nach rechts, während Du leichten Druck auf Deinen Kiefer ausübst. Wechsle anschließend in eine vertikale Bewegung und kippe Deinen Kopf nach oben und unten.

- Wie beweglich ist Deine Halswirbelsäule?

- Wie fühlt sich das an, wenn Du über Deine Fingerspitzen im Kontakt zu Deinem Kiefer bist und den Kopf sanft nach links und rechts drehst? Merkst Du vielleicht schon, wie sich die Themen Trauer und Verzweiflung in Deiner Beckengegend herauszulösen beginnen und das Steißbein freier wird?

- Wie fühlt sich Dein Zahnfleisch an? Hast Du Kraft darin? Kannst Du gut zubeißen und damit selbstbewusst aufs Leben zugehen?

- Wie geht es Deinen Augen? Wie fühlt sich das an, wenn Du den Raum und Deine Umgebung betrachtest? Hast Du Kontakt zum Raum?

- Lass einmal Deine Augenlider ganz locker, sodass sich Deine Augen fast schließen. Hast Du noch den Kontakt zum Raum? Hast Du vielleicht sogar das Gefühl, als würdest Du mehrere Schichten im Raum wahrnehmen, die über Deine dreidimensionale Wahrnehmung hinausgehen? Dass sich weitere Ebenen der Kreation und der Schöpfung gegenseitig durchdringen? Tu das dann nicht als Halluzination ab oder als verkehrte Wahrnehmung. Diese Ebenen existieren.

- Wie ist das Gefühl in Deinem Kopf? Hast Du das Gefühl, Deine linke und Deine rechte Gehirnhälfte sind miteinander verbunden und kommunizieren miteinander? Nimmst Du vielleicht die Aktivitäten einer Gehirnhälfte oder bestimmter Areale Deines Gehirns stärker wahr und andere weniger?

- Wie fühlst Du Dich in Zusammenhang mit Deinen Emotionen, in der Kommunikation und der Verbundenheit mit dem Raum, in dem Du Dich befindest? Bist Du Teil des Raums oder entsteht der Raum durch Dich? Bist Du in einer Verbindung mit dem Raum? Geht der

Raum mit Dir mit, wenn Du Dich in ihm bewegst und Deinen Kopf und Körper drehst? Oder empfindest Du Dich lediglich als jemand, der sich in diesem Raum bewegt und wie in ihn hineingesetzt ist?

Setz Dich nun gerne wieder und exploriere weiter:

- Wie steht es um Dein Vertrauen dem Leben gegenüber?
- Welche Schicksalsschläge hast Du erlebt, die an Deinem Vertrauen gerüttelt und Dich haben zweifeln lassen?
- Inwieweit ist Dir klar, dass Du derjenige bist, der diese Ereignisse erlebt und dann interpretiert und dokumentiert?
- Ist Dir bewusst, dass Du derjenige bist, der die Verantwortung dafür übernehmen muss, am besagten Zeitpunkt am entsprechenden Ort gewesen zu sein – sowie dafür, dass Du diesen Körper, Deine Eltern, Deinen Beruf, Deine Partner, Deine Freunde und die Menschen und Situationen gewählt hast, die Dir begegnen?
- Was passiert auf der Ebene Deines Kehlkopfes, wenn Du über diese Fragen nachdenkst? Wird es dort eng?

Oftmals denken wir in Bezug auf schwierige Situationen oder Ereignisse, zu denen wir unseren Teil beigetragen haben, dass sie einfach so geschehen sind, dass wir nicht anders konnten oder doch nichts Schlechtes wollten. Dadurch entsteht eine Schließung im Energiepotenzial und im Energieportal Deines Kehlkopfchakras, die bis in den Solarplexusbereich hinunter wirkt. Im Kehlkopfbereich entsteht das Gefühl von Rückzug, im Solarplexusbereich das Empfinden von miserabel.

Lass uns den Kehlkopf einmal öffnen, damit Du beginnen kannst, Dir selbst zu vertrauen. Das Misstrauen dem Leben gegenüber entsteht dadurch, dass wir Misstrauen uns selbst und unserer Schöpferkraft gegenüber haben. Doch Du brauchst Vertrauen, um loslassen zu können.

Spür mal, wie sich unter Deinem Kiefer an der Kehle der Raum öffnet und erweitert. Spüre weiter, wie sich neben Deiner Zunge links und rechts, dort, wo es hinunter in den Zungengrund Richtung Speiseröhre geht, ein richtig großer Raum öffnet, der sich anfühlt, als würde er weit über Deinen Körper hinausgehen. Nimm wahr, wie viel Gleichmut hier entsteht und beginne, Dich mehr und mehr in Dich hineinzusetzen.

Wie fühlt es sich an, wenn Du Dich jetzt in diese Qualität des Raumes nach unten sinken und Dich über Deinen ganzen Körper ausdehnen lässt? Gib dabei die Freigabe dafür, dass sich all Deine Wirbelkörper freisetzen und der Raum sich weit in Deine Wirbelsäule hinein ausdehnt. Du wirst merken, wie Du automatisch deine ganzen physischen Strukturen bis über das Kreuzbein und das Steißbein hinaus entspannst, Dich in deiner Haltung aufrichtest und in einen Zustand der Neutralität und Akzeptanz kommst. Wie fühlt sich diese für Dich an?

Spüre, wie sich Dein Steißbein stark mit der Erde und dem Raum verbindet und sich Dein Wurzelchakra öffnet und aktiviert. Beginne, Vertrauen in Dich zu haben und vertraue damit auch darauf, dass Du fühlen wirst, was Du zu tun hast. Nicht, dass Du weißt, was Du machen musst, sondern dass Du spürst, was im jeweiligen Moment wichtig ist, weil es sich richtig anfühlt.

Stell Dir nun vor, wie Du Deinen ganzen Bauchraum öffnest. Im Darm sitzt die Intuition und gleichzeitig findet dort das Verdauen der äußeren Eindrücke statt. Deswegen ist es so wichtig, dass wir einmal den ganzen energetischen Müll, der sich über die Jahre dort sammelt, herausnehmen. Ist der Bereich Deines Bauches bzw. Deines Darms energetisch und emotional sehr belastet, zieht es Dich zusammen.

Öffne Deinen Bauchraum, damit Du Deinem Bauchgefühl wieder vertrauen kannst. Gib Dir die Erlaubnis, Dich noch mehr zu öffnen und Deine alten Muster des Misstrauens in Deine eigene Empfindungsfähigkeit loszulassen. Sei es Dir wert. Niemand hat es mehr oder weniger verdient als Du. Nur Du – kein Priester, Richter, Elternteil, Arbeitgeber, Partner oder Kind – kannst in Deinem Leben diesen Schritt für Dich entscheiden.

Spür einmal, wie sich der Funke des Ich-Bin hinten in Deinem Stammhirn, dem Zentrum Deiner Wahrnehmung für Deinen Körper in der Nähe des ersten Halswirbels, entfacht – dort, wo Deine Wirbelsäule Deinen Schädel trägt und das vegetative Nervensystem über das verlängerte Rückenmark mit Deinem Körper kommuniziert. Spür Dein Ich-Bin und die Neutralität, die darin liegt. Wie fühlt sich dieses Ich-Bin an? Wie fühlt es sich an, einen Schritt in die Verantwortung zu gehen und Dich zu leben, als Schöpfer oder Schöpferin und Gestalter oder Gestalterin Deines Lebens? Bleib mit Deiner Aufmerksamkeit in Deinem Stammhirn, an diesem Punkt Deiner Schädelbasis, in diesem Ich-Bin-Gedanken, zentriert und neutral.

Geh nun in die Verbindung mit Deinem Herzen und zieh eine Linie von diesem Punkt im Stammhirn zu Deinem Herzzentrum. Nimm wahr, wie sich dadurch Dein Herzchakra und auch Dein Kehlkopfchakra öffnen. Wundere Dich nicht, wenn Du beim Halten Deiner Aufmerksamkeit auf diesen Punkt im Stammhirn in einen Moment des Vergessens, des Einschlafens, der Nicht-Existenz hineingehst – dieses Halten des Fokus ist wie das Drücken eines Reset-Knopfes.

Verlängere nun diese Linie noch weiter nach unten bis hin zu Deinen Nieren und Deinen Lenden und nimm gleichzeitig wahr, wie es sich anfühlt, wenn Du Dich vollkommen selbstverständlich in Dir aufrichtest. Spüre Dein Zahnfleisch und halte die Verbindung. Nimm Deine Augen wahr, den Raum, doch halte die Verbindung.

Spüre nun nach, ob es noch einen Punkt gibt für Dich, in dem Du Dir und dem Leben nicht vertraust. Wenn Du einen findest, lass ihn aufsteigen wie eine Seifenblase, die eine Weile durch den Raum schwebt und dann irgendwann mit einem kleinen Plopp zerplatzt. Spüre, wie leicht sich jetzt Dein Bauchraum anfühlt und wie selbstverständlich und frei Dein Hiersein jetzt ist. Wunderschön und friedlich. Gib Dir ein wenig Zeit, diesen Zustand zu genießen und zu verankern.

Loslassen

Oftmals sind wir sehr in immer wiederkehrenden Gedanken verhaftet oder haben Angst, dass etwas zu Bruch geht und Scherben entstehen, wenn wir Menschen, Dinge, Organisationen, Tätigkeiten, Situationen oder Denk- und Verhaltensmuster loslassen. Dies muss aber gar nicht so kommen, wenn Du Dich in Dein Vertrauen in Dich und die Welt aufmachst und dadurch erkennst, was Du in Deinem Leben jetzt brauchst, damit Du richtig frei bist.

Lass uns gleich einmal in den Prozess des Loslassens eintauchen. Geh wieder in das tiefe Vertrauen hinein, das Du im ersten Teil dieses Abschnitts zu Vertrauen und Loslassen gefühlt hast. Lass Dich ganz einfach darauf ein – etwas, was schon einmal da war, bleibt in Deinem Bewusstsein verfügbar und Du kannst jederzeit darauf zugreifen. Es geht also ganz leicht, wieder in dieses tiefe Vertrauen hineinzukommen. Lass Dich einen Moment lang darin treiben. Verweile. Beobachte, wie sich Deine Sinne wieder öffnen, Du in die Erdung kommst und Präsenz und innerer Frieden entstehen. Lerne, diesen Zustand des Vertrauens zu verankern. Er hilft Dir, in Situationen loszulassen, in denen Du bemerkst, dass Du Dingen, Personen, Gedanken oder Konzepten verhaftet bist. So kommst Du in das Freisetzen Deiner selbst.

Spüre nun einmal in den Widerstand hinein, der vielleicht in Deinem Verstand noch da ist. Oftmals fühlen wir uns unserem Verstand sehr verpflichtet, wägen ab, was die eine oder andere Wahl oder Entscheidung mit sich bringt, und schenken unserem Bauchgefühl kein Gehör. Wenn sich jedoch unser Bauchgefühl und damit unser Bewusstsein auf etwas zubewegt, das sich gut anfühlt, dann ist dies mit großer

Wahrscheinlichkeit die richtige Wahl. Erlaube Dir deshalb, zunächst einmal so richtig in das Empfinden hineinzugehen und nutze dann den Verstand als sekundäre Instanz, um zu prüfen und zu spüren, was sich wirklich als Realität und Wahrheit anfühlt und verfalle nicht der Idee, gleich alles zu glauben, was so durchkommt. Warum sage ich das?

Um konkret wahrnehmen zu können, braucht es Neutralität der Situation gegenüber. Ist diese eventuell durch eine Lebensbetrachtung oder -idee tendenziell belastet, dann hilft auch das Bauchgefühl nicht, da es ja bereits programmiert ist. Ein Trick, den ich mir angewöhnt habe, ist es, meinen drei Anteilen von Körper, Geist und Seele gleichwertig in der absoluten Drittelung Aufmerksamkeit zu schenken. Alle zu spüren und gleichzeitig mein Energiefeld auszufüllen, sodass nur ich darin bin und kein Fremdeinfluss. So bleibe ich bei mir – probier das mal.

Nimm dann den entsprechend vorhandenen inneren Widerstand wahr und gib Dir den Raum zu spüren, wie es sich in dieser Realität in diesem Raum in diesem gegenwärtigen Sein anfühlt. Und spür Dich dann durch weitere Realitätsebenen durch – wie fühlt es sich im nächsten Raum, also auf einer weiteren Realitätsebene, an? Kannst Du fühlen, wie sich die Qualität Deiner Betrachtungsweise und vielleicht auch Deiner Kritik verändert? Durch den Wechsel der Ebenen verändern sich Blickwinkel und Bewertung und es kommt ein tieferes Bewusstsein hinein.

Wir wollen hier jedoch nicht stoppen, sondern noch eine Ebene weiter gehen – höher oder tiefer, so wie Du es Dir am besten vorstellen kannst. Das mit den Ebenen oder Realitäten unterliegt einem Impuls, der aus Deinem Herzen heraus entsteht – der so weit reicht, wie die aktuelle Realität ist und dann, wie durch eine Art Wand oder Zeitzone in die nächste Realität hineingehen kann und dann in die wiederum nächste und immer so weiter. Und auf einmal entsteht so der Zustand der Neutralität. Kannst Du sie fühlen?

Erst in dieser Neutralität kannst Du wirklich klar beobachten, spüren und empfinden. Spüre nun auch einmal hinein, in welcher Verbindung Du nun mit dem Raum und dem Leben bist und wie Du durchlässig durch die Zeiten gehst. Spüre, wie dieser Zustand der verschiedenen Ebenen kompakter, einheitlicher und homogener wird.

Der Impuls, der Dir hilft, in dieses Loslassen hineinzugehen, ist wie eine Welle, die in Deinem Herzen entsteht. Du kannst ihn, wenn Du möchtest, durch eine Bewegung oder ein Ausatmen unterstützen und innerlich beobachten, wie diese Welle immer weiter nach außen geht, durch all die Ebenen hindurch wirkt und sie gleichzeitig miteinander verbindet. So entsteht ein tiefer Zustand der Ruhe ohne die Präsenz der Angst, was passieren könnte, wenn Du die Verhaftung an eine bestimmte Sache, Person, Situation, Idee oder an einen Glaubenssatz loslässt. Es entsteht ein Zustand der Offenheit, Achtsamkeit und Neugierde, ohne blinden Aktionismus oder eine reine Reaktion auf das Außen.

Lass uns einmal an ein paar Situationen arbeiten und mit der materiellen Ebene beginnen. Gibt es irgendetwas, an dem Du festhältst – ein Ding, das Dir Dein Leben erschwert und von dem Du eigentlich weißt, dass es ohne es leichter gehen würde? Bei vielen Menschen sind dies alte Immobilien, die sie belasten oder ein Stück geerbtes Land, von dem sie glauben, es in der Ahnenkette weitertragen zu müssen. Es könnte aber auch einfach eine kleine Sache sein, die vielleicht aus dem Haus sollte, weil sie Platz wegnimmt und nicht mehr wichtig ist, an der man aber trotzdem hängt. Was ist das bei Dir? Spür mal in Dich hinein und spüre auch die Neutralität, mit der Du betrachtest, die ganz anders ist als Deine vorherige Wahrnehmung der Situation. Du kannst das Thema jetzt in seiner Vollständigkeit betrachten und bist in der Lage, stimmige Entscheidungen zu treffen.

Wie fühlt es sich an, wenn Du wählst, etwas freizusetzen und damit loszulassen? Unterscheide hier zwischen frei und emotionslos bzw. unbeteiligt. Frei ist eine Emotion, die das Gefühl von Weite und Leichtigkeit beinhaltet.

Wie fühlt es sich an, wenn Du jetzt noch einen Schritt weiter und über das Loslassen hinausgehst – als würdest Du einen Raum verlassen, in dem alles, was Du loslassen möchtest, noch stattgefunden hat – und in eine neue Realität überwechselst, in der Du Raum gibst für das, was jetzt in Deinem Leben wichtig ist und Dich unterstützt. Geh diesen Schritt ganz geerdet. Vertraue. Gib den Emotionen der Wehmut, der Sehnsucht und des Loslassens kurz Raum, sodass sie sich aus Deinem Bewusstsein und Deinem Körper lösen können.

Spüre jetzt auch einmal in Deinen Oberkörper und nimm wahr, wie frei Deine Schultern, Deine Wirbelsäule und Deine Schulterblätter werden und Gewicht und Schwere von Dir abfallen, wenn Du Dich innerlich weiter aufrichtest und Gleichmut zurückkehrt. Wie fühlt sich dieser Gleichmut an, der all Dein Bewusstsein mit all seinen Anteilen – auch diejenigen, an die Du nicht denkst oder die Dir nicht bewusst sind –, und jeden Teil Deiner Existenz durchdringt und bereichert?

Lass uns noch einen Schritt weiter gehen und nun einmal eine Person oder eine Organisation, der Du Dich für eine gewisse Zeit zugehörig gefühlt hast, loslassen. Wähle aus Deinem gegenwärtigen Zustand der Ruhe, Mitte und Zentrierung, in Verbindung mit dem Raum und Deinem Herzensimpuls eine Person oder Organisation aus, von der Du Dich lösen möchtest. Nimm mit Deiner Aufmerksamkeit, Deinem Bewusstsein, Verbindung mit Dir und dem Raum auf und geh der Bewegung nach, die aus Deinem Herzen heraus entsteht. Spüre wieder, wie sie wie eine Welle durch die Ebenen und Räume geht, und nimm gleichzeitig wahr, wie Dir diese Welle Erdung und Kraft gibt, Präsenz erzeugt und Du mit größter Wertschätzung freigeben und loslassen kannst. Nimm die Souveränität, Aufrichtung und neutrale Betrachtung in Dir wahr. Achte dabei darauf, dass Deine Atmung im Fluss bleibt, und verknüpfe Dein Ein- und Ausatmen miteinander.

Gib Dir den Raum, über alle Zeiten hinweg und durch alle Ebenen der Existenz hindurch zu wirken. Spüre, wie es sich anfühlt, wenn sich dadurch auch sämtliche Verhaftungen aus dem inkarnativen und karmischen Bereich herauslösen und tiefe Wertschätzung und Frieden entstehen. Wie fühlt es sich an, wenn keinerlei fremdenergetischen Einflüsse, Manipulationen, Konditionierungen und Programmierungen Dich mehr halten, weil sie vollkommen entkoppelt sind und dadurch Teile Deines Bewusstseins, die dort eingebunden waren, entlastet und befreit werden?

Wie fühlt es sich an, zu wissen, dass Du vollkommen beschützt, geschützt und unterstützt bist in diesen Prozessen des Loslassens – des Dich Freisetzens, das Dich immer tiefer und tiefer zurückführt zu Deinem absoluten Schöpferbewusstsein? Hab keine Angst davor, dorthin zu gehen. In der vollkommenen Verantwortung liegen Freiheit, Süße und Leichtigkeit. Spüre, wie Du jetzt ins Lot kommst und eine stabilisierende Lichtsäule durch Deine ganze Wirbelsäule geht und diese sich automatisch nach außen ausdehnt.

Mit dieser Qualität des Seins kannst Du auch in zukünftige Situationen hineingehen und achtsam, bewusst und intuitiv richtig entscheiden – und gleichzeitig damit freigeben, dass das Bestmögliche zu Dir kommt. Spür einmal, wie sich der Boden unter Dir auch auf den anderen Ebenen immer mehr stabilisiert und Deine Präsenz immer tiefer geht. Merke Dir diesen Zustand des jederzeit vollkommenen Freiseins und verankere ihn. Heiße diese Freiheit, die Stille und den Raum, die in Dir entstanden sind, willkommen, und freue Dich auf neue Wege, Begegnungen und Ideen – Dein Leben.

Energiemanagement und Abgrenzung

Um Deine eigene Energie gut zu managen, muss Deine Aufmerksamkeit bei Dir selbst bleiben. Nehmen wir einmal an, jemand, den Du liebhast, steckt mal wieder im Drama fest – und kommt jetzt zu Dir und schildert Dir voller Schmerz und Emotion, was gerade passiert ist oder schon seit Ewigkeiten läuft. Bestimmt kennst Du solche Situationen. Bist Du danach platt und fühlst Dich, als hätte Dir jemand den Stecker herausgezogen? Warum ist das so?

Weil die andere Person durch ihr Gejammer, das Drama und das Erzählen dafür sorgt, dass Deine ganze Aufmerksamkeit bei ihr ist, während Du gleichzeitig dazu im Widerstand bist und Dir innerlich sagst: »Das will ich jetzt gerade überhaupt nicht. Mir ging es bis jetzt supergut und jetzt ist die ganze Stimmung dahin. Schon wieder werde ich als Mülleimer missbraucht!«

Zuerst einmal darfst Du verstehen, dass Du nicht missbraucht wirst, sondern Dich zur Verfügung stellst, missbraucht zu werden, weil Du Deine Aufmerksamkeit nicht bei Dir behältst und damit verfügbar bist. Energetisch sieht das so aus, dass Du in dem Augenblick, in dem Du dem anderen Dein Ohr gibst, den Großteil Deiner Aufmerksamkeit und damit Deines Energiepotenzials zur freien Nutzung übergibst.

Im Aikido lernen wir, die Aufmerksamkeit zu jedem Zeitpunkt bei uns zu halten und gleichzeitig in der offenen Betrachtung des Außen zu bleiben. Das gelingt, indem Du eine absolute Balance der inneren Wahrnehmung auf Körper, Geist und Seele legst, jeweils ein Drittel, und alle gemeinsam in Harmonie spürst. Dazu braucht es etwas Übung – manchmal auch verdammt viel Übung. Doch Übung macht ja bekanntlich den Meister. Du bist dann bei Dir – angebunden –, was in ein Gefühl der Vollständigkeit und des tiefen inneren Friedens mündet.

So ausgerichtet ist ein Missbrauch oder ein Dich unbewusstes Hineinopfern nicht mehr möglich und Du kannst endlich in echtes Mitgefühl eintauchen. Echtes Mitgefühl ist ein Zustand der Handlungsfähigkeit, der aus einer Leichtigkeit heraus entsteht, der freigibt und alle Möglichkeiten offenlässt. Bedingungslos. Gleichzeitig verliert der andere, wenn er Deine Energie über Deine gebundene Aufmerksamkeit zu ihm nicht mehr hat, das Interesse an der Begegnung, und sucht normalerweise dann nach einem anderen Energiespender.

Das kann dann auch schon mal das Ende der Begegnung oder Freundschaft sein, die dann nur auf einer Basis des einseitigen Nehmens bestanden hat. Wie schön, dann entsteht ja jetzt Platz für ausgeglichene und wertschätzende Begegnungen und Beziehungen!

Um das zu erleben, braucht es Klarheit über das, was Du fühlst und was Du für Dich selbst möchtest –, und dann vielleicht ein ebenso klares Ja oder Nein. Wenn dann doch die Frage nach dem Warum nach einem Nein kommt, kannst Du gelassen antworten: »Ein ›Nein.‹ ist ein vollständiger Satz. Welchen Teil davon hast Du nicht verstanden?« Spür einmal die Kraft, die da drin liegt, für Dich zu entscheiden, dass das hier Deine Lebenszeit ist und Du bestimmen kannst, was Du damit machst. Und so kannst Du zu Hilfe stehen, Dich öffnen oder auch mal opfern – oder einfach auch mal nicht verfügbar sein. Sehr wenige Menschen, die Deine Aufmerksamkeit und Deine Energie wollen, zeigen Respekt und fragen, ob Du Zeit für sie hättest und ihnen zuhören würdest, denn in der Regel sind sie sich nicht bewusst, dass sie stören.

Wenn Du möchtest, findest Du hierzu mein Facebook-Video *Umgang mit Mobbing und Übergriffen* in meiner Videosammlung (https://www.facebook.com/agoldemann/videos). Ich zeige Dir darin eine Fuß-, Becken- und Wirbelsäulenstellung, in die Du Dich begeben kannst und die dafür sorgt, dass niemand in Dein Energiefeld eindringen kann. Plötzlich sagt der andere dann vielleicht: »Hey, Du bist heute so anders! Du hast Dich verändert.« Und meint damit: »Hey, was ist los – Du opferst Dich mir nicht mehr!«

Ich habe in meiner Ermutigung meiner Teilnehmer, sich mehr Raum und Zeit für sich selbst zu nehmen, oft für viel

Unruhe in deren Familien und Ehen gesorgt. Und das in der Absicht, dass sich die Energien einfach einmal wieder in die korrekte Struktur des gesunden Familiensystems sortieren konnten, nachdem beispielsweise Mutter oder Vater sich als ›Opfertiere‹ ihren Kindern manchmal bis zum Sankt-Nimmerleinstag zur Verfügung gestellt hatten und irgendwann in der totalen Erschöpfung landeten. Oftmals sind es jedoch nicht nur die Kinder, die bis ins Erwachsenenalter von den Eltern, meist der Mutter, erwarten, ihnen die Wäsche zu waschen und zu bügeln, für sie zu kochen usw. Das Festhalten ist meist beidseitig: Auch die Eltern können oft ihre Kinder nicht loslassen und versuchen verzweifelt, die Kontrolle über deren Leben zu behalten. Doch erst ein Loslassen macht frei und öffnet das Leben für die Magie, die es für jeden bereithält.

Wenn es um Energie und Bewusstsein geht, stelle Dir immer wieder folgende Fragen:

- Wo sind meine Gedanken?
- Wo liegen meine Limitierungen?
- Wo hänge ich fest?

Über Deinen Körper, Deine Haltung, Deine Wirbelsäule, die Beobachtung Deiner selbst und die Aufmerksamkeit, die Du Dir selbst schenkst, wird sich die Energie entsprechend ausrichten. Dies steht Dir jederzeit zur Verfügung, Du musst es nur nutzen.

Wenn die Nerven blank liegen

Oft liegen unsere Nerven blank. Dafür gibt es viele Gründe. So reagieren beispielsweise unsere Nerven sehr stark auf Säure. Wir übersäuern sehr leicht, das heißt, unser Säure-Basenhaushalt verschiebt sich in den sauren Bereich. Das kann passieren, wenn wir uns falsch ernähren. Doch die Ernährung ist nur eine untergeordnete Ursache, die für Übersäuerung sorgen kann. Übersäuerung ist hauptsächlich ein Thema unserer Lebenslaunen und somit finden die Auslöser für Übersäuerung überwiegend im Kopf statt, wenn wir nicht präsent sind und uns selbst in Stress bringen, wir uns verhärten über unsere Emotionen, indem wir beispielsweise Wut erzeugen oder in uns hineinfressen oder trauern.

Wer aber ist Schöpfer Deiner Realität? Bist Du das oder jemand anderes? Wer lebt Dein Leben? Natürlich Du – und Deine Interpretation von Deinem Leben erzeugt Deine Einstellung zu ihm. Du kannst Erfahrungen persönlich nehmen oder auch nur betrachten. Wenn Du in der Lage bist zu beobachten, dann bist Du präsent.

Nimmst Du alles persönlich und verbindest Stress damit, dann beginnt sich Säure aufzubauen. Das geschieht folgendermaßen: Unser Chakrensystem bringt Licht in die Struktur. Alle Chakren – Du hast über 350.000 Energiechakren, die Licht in Deine Struktur hineinziehen – fahren in dem Augenblick ihre Lichteinfuhr nach unten, da Du nicht mehr präsent bist, weil Du zu tief in Deinen Emotionen und damit in anderen, vergangenen oder zukünftigen Zeitfeldern mit Deinem Bewusstsein steckst.

Wenn kein Licht mehr in Deinen Körper hineingelangt, fährt der Zellstoffwechsel herunter und Du beginnst zu übersäuern, weil Deine Zellen kein ATP (Adenosintriphosphat) mehr aus Sauerstoff bilden können. ATP ist die wichtigste chemische Energie in Deinem Körper, sozusagen das Benzin, das beispielsweise unsere Muskeln kontrahieren lässt und es uns so ermöglicht, uns zu bewegen. Es entsteht in den Energiekraftwerken unserer Zellen, den Mitochondrien, und wird aus Sauerstoff, Zucker oder Fett gebildet.

Um ATP zu erzeugen, braucht Dein Körper Licht in Form von Biophotonen. Biophotonen sind eine bestimmte, für das Auge schwer wahrnehmbare Wellenlänge von Licht. Sie sind die Grundenergie dafür, dass die Mitochondrien am Laufen gehalten werden können. Wenn der Lichtpegel in der Zelle sinkt, schaltet der Körper auf Zuckergärung um. Das bedeutet, er nimmt nicht mehr den Sauerstoff aus der Atmung, um Energie zu gewinnen, sondern benutzt den Kohlenhydratspeicher. Dadurch wird ab einem bestimmten Zeitpunkt (das geht sehr schnell) ein Überschuss an Milchsäure produziert.

Man könnte auch sagen, dass Du in dem Augenblick, in dem Du nicht mehr im gegenwärtigen Moment präsent bist, beginnst, Dir einen Muskelkater zu holen. Du übersäuerst auf einer sehr subtilen Ebene. Wenn dies zum latenten Dauerzustand wird, geht diese Übersäuerung bis ins Nervensystem hinein.

Es ist dann auch möglich, dass eine Zelle, die oft im Zucker-Modus läuft, verlernt, wieder auf Sauerstoff-Modus umzuschalten, und somit mutiert sie dann bei der nächsten Zellteilung zu einer Tumorzelle. Es ist essenziell, dass Du dies weißt, damit Du durch das Entwickeln von mehr Präsenz im Alltag gesund und kraftvoll durch Dein Leben gehen kannst.

Ganz wichtig für das optimale Funktionieren der Nerven ist auch, dass Du immer ausreichend mit Wasser, aber auch mit Elektrolyten, versorgt bist. Ohne Salze können Nervenimpulse nicht transportiert werden.

Vielleicht erinnerst Du Dich noch an den bekannten Versuch aus der Schule, bei dem ein Stromkreis aus einer Batterie, Kabeln, einem Glühlämpchen und einem Glas Wasser gebildet wird. Strom fließt erst, wenn etwas Salz ins Wasser gegeben wird. Was in diesem Versuch das Salz bewirkt, findet in unserem Körper mit Hilfe von Elektrolyten statt.

Elektrolyte helfen Dir auch, in eine tiefere Entspannung hineinzukommen. Warum ist das so? Die Kontraktion eines Muskels benötigt einen starken elektrischen, neuromuskulären Impuls. Für das Kommando zum Loslassen allerdings braucht es nur einen sehr schwachen Impuls. Hast Du wenig Elektrolyte im Körper, klappt das mit dem Anspannen in der Regel immer noch ganz gut, weil der Impuls stark genug ist. Das Loslassen funktioniert allerdings nicht mehr optimal, weil dafür zu wenig leitende Salze im Körper vorhanden sind. Deine Muskeln bleiben dann angespannt, verhärten sich und kommen so nicht mehr in eine natürliche Grundspannung. Im Extremfall kommt es zu Krämpfen. Ich empfehle Dir, immer wieder zwischendurch Elektrolyte zu Dir zu nehmen, beispielsweise einen Teelöffel Sole (gesättigte Himalayasalz-Lösung) in einem Glas Wasser oder in Form von Kokoswasser oder Apfelsaft. Es ist wichtig, an diese Kleinigkeiten des Alltags zu denken, da sie große Wirkung haben.

Apropos Trinken: Trinke genug. Wenn es darum geht, Dich gut zu hydrieren, ist Wasser die einzige sinnvolle Option. Achte nach Möglichkeit darauf, qualitativ hochwertiges Wasser zu trinken. Was ist das? Wasser, das sogenannte kleine Hexagonal-Cluster hat, damit es auch in Deine Zellen gelangen kann. Hierzu gibt es viele gute Informationen in Büchern und im Internet. Grundsätzlich gilt: ein Liter Wasser auf 25 Kilogramm Körpergewicht. Bei aktiven Sportlern ein Liter auf 20 Kilogramm. Und selbstverständlich die Mineralien und Elektrolyte nicht vergessen. Um herauszufinden, wie viel Du davon jeweils brauchst, kannst Du eine Blutanalyse machen lassen. Ich persönlich mache das ein bis zwei Mal im Jahr, was sich als sehr hilfreich herausgestellt hat. Natürlich kannst Du über Bewusstseinsarbeit sehr viel regulieren und auch ausgleichen, doch in diesem Fall bin ich einfach pragmatisch faul und nehme meine Mittelchen zur Zeitersparnis. Und hey – es tut gut!

Der Vagusnerv

Der Vagusnerv ist der längste unserer zwölf Hirnnerven und hat seinen Ursprung im Stammhirn, also in einer Region des Gehirns, die die überwiegende Mehrheit der automatisch ablaufenden Funktionen steuert. Ist dieser Nerv energetisch überlastet, kann sich unser System nicht resetten und bleibt in alten Mustern verhaftet. Der Vagusnerv ist auch der längste Nerv des parasympathischen Systems, des Teils unseres Nervensystems, das uns hilft, in die Ruhe und Entspannung zu kommen, und das dazu beiträgt, dass wir das Leben gut verdauen können.

Unser Vagusnerv geht durch unseren ganzen Körper und berührt jedes Organ. Beginnend im Stammhirn mäandert er über den Hals, die Speiseröhre, die Lunge, den Magen, die Leber, die Nieren und die Gallenblase nach unten bis zum Verdauungstrakt und zu den Geschlechtsorganen. Er greift ganz tief ins System ein. Ist er aktiv, ist Dein Körper ruhig und Du bist in Balance und Harmonie. Es findet dann ein reibungsloser Informationsaustausch all Deiner Organe statt und Du bist dann zusätzlich gut mit Deiner Intuition verbunden.

Als aktivierender Teil des vegetativen Nervensystems ist der Sympathikus für Aktion, Anspannung und auch Flucht- und Kampfreaktionen bei Stress zuständig, im Positiven wie im Negativen. Wir brauchen eine ausgewogene Menge von Anspannung – das können zum Beispiel auch freudige Aufregung und Gespanntheit sein –, um aktiv mit dem Leben umgehen zu können. Optimalerweise leben wir also in einer guten Balance von Anspannung und Entspannung (Parasympathikus). Viele Menschen jedoch befinden sich in lang anhaltenden Stress- und Aktivierungszuständen und kommen nicht mehr gut in den dem Sympathikus gegenläufigen parasympathischen Zustand der Entspannung hinein. Um hier Abhilfe zu schaffen, ist es sehr hilfreich, den Vagusnerv regelmäßig zu aktivieren. Solltest Du unter depressiven Verstimmungen leiden, kann dies besonders unterstützend für Dich sein.

Fühle einmal in folgende Fragen hinein:

- Wie verdaust Du das Leben?
- Was sorgt in Deinem Leben für Anspannung und bringt Dich aus der Balance?
- Reagierst Du stark auf negative News oder kannst Du gut bei Dir bleiben?

Erinnere Dich: Es gibt keinen aktiveren Zustand als ruhend in Dir zu sein, da dieser Dir die Möglichkeit gibt, zwischen Aktion oder Ruhe bzw. Betrachtung ohne Bewertung zu entscheiden. Du unterliegst damit nicht der emotional getriggerten Stimme in Deinem Kopf, sondern bist derjenige, der bewusst diese Stimme hört und damit auch entscheiden kann, ob er deren Idee und versuchte Einflussnahme umsetzt.

So kannst Du Deinen Vagusnerv stimulieren und mehr in die Entspannung kommen:

- Massiere von den Ohren weg den Hals nach unten zu den Schultern.

- Dehne Deine Bauchmuskulatur der Länge nach auf. Lege Dich dazu auf den Boden, stelle Deine Beine auf. Drücke den Po nach oben, während Du Dich auf den Schulterblättern hältst. Durch dieses Hochbiegen ziehst Du die Bauchmuskulatur lang, was dazu führt, dass sich auch der Vagusnerv dehnt und streckt.

- Achte auf eine den Vagusnerv aktivierende Tiefenatmung – eine gute Bauchatmung wirkt übrigens auch wie eine Massage Deiner Bauchorgane, die ansonsten miteinander verkleben, wenn Du lediglich in der Zwerchfellatmung bist (doch dazu später mehr).

- Nimm morgens eine kalte Dusche. Du ziehst Dich dadurch kurz zusammen und dehnst Dich dann nach der Kälte anschließend wieder in die Wärme hinein. Wenn Du in Deiner Bauchatmung bleibst, fühlt sich die Kälte weniger kalt an.

- Sauna
- Probiotika
- Viel Lachen, Geselligkeit, Gemeinschaftsgefühl
- Moderater Sport
- Summen und Gurgeln

Es gibt noch einiges mehr, was Du zur Aktivierung Deines Vagusnervs tun kannst. Du findest hierzu eine Vielzahl von Tipps und Übungen im Internet.

Wenn Du ein Gefühl dafür bekommen hast, wie sich ein voll aktivierter Vagusnerv anfühlt, dann speichere diese Wahrnehmung bewusst ab. Du kannst dies beispielsweise dadurch tun, dass Du im Zustand der maximalen Entspannung Dir den derzeitigen Ort, das Datum und die Uhrzeit merkst. Im Falle einer stressigen Situation kannst Du dann über die Erinnerung daran wieder in diesen relaxten Zustand eintauchen und das tiefe Gefühl der Zentrierung und Ruhe wieder spüren. So kannst Du, wenn Du dann gleichzeitig den Istzustand akzeptierst, die Situation neutral, gelassen und intuitiv erfassen und damit angemessen agieren oder reagieren. Zusätzlich erreichst Du, dass Du aufgrund einer alten Emotion, einer durch eine frühere Erfahrung getriggerten Vermutung oder durch eine durch Aussagen anderer gefärbten Vorstellung Dich in keine bewusste unausgeglichene Handlung hineinbegibst. Dadurch tust Du nicht nur Dir selbst etwas Gutes, sondern auch allen Menschen um Dich herum, die Deine Ausgeglichenheit spüren.

Deine DNS – ein zeitloses Wunder

Jede Zelle unseres Körpers ist ein eigenes Wunder. Alle Zellen bestehen aus demselben Material und doch haben sie verschiedene Aufgaben. Jede weiß genau, was sie zu tun hat – sei es eine Leberzelle, eine Schleimhautzelle oder eine Knochenzelle.

Alle Zellen unterliegen dem Geist, der Dich ausmacht. Sie sind über ihre Erbinformation, die DNS, Träger des Hologramms, das Dich ausmacht. Dieses Hologramm spiegelt sich auch in Deinem Energiefeld. Wenn Biophotonen willkürlich in Dein Bewusstseinsfeld, Dein Energiefeld, hineinfliegen, dann formieren sie sich automatisch in der Form Deiner DNS-Struktur mit allen Informationen über Deinen jeweiligen emotionalen Zustand, da Deine DNS in ihren Strukturen, ihren Verästelungen und ihrer An- oder Entspannung genau zeigt, in welcher emotionalen Verfassung Du bist. Bist Du im Stress, zieht sich Deine DNS zusammen. Bist Du entspannt, entspannt sie sich, wie eine Feder, die unter Druck gestaucht wird und sich dann wieder entlastet.

In der Energetik und in der spirituellen Arbeit weiß man, dass Deine DNS alle Informationen über Dich enthält, ein vollkommenes Hologramm ist, und das, seit Du zum ersten Mal als Bewusstsein am Anbeginn der Zeit auf Reisen gegangen bist und einen Körper bewohnt hast – bis jetzt und auch bis tief ins Morgen hinein. Sie enthält den reinen Geist und gleichzeitig die Kreativität, das, was Dich ausmacht und geprägt hat, einfach all Deine Informationen. Über die DNS können wir sozusagen Feldlesen. Da in ihr alle Informationen vorhanden sind, kann derjenige, der weiß, wie das geht, sich die entsprechenden Informationen abrufen. Über dieses Hologramm können wir dann auch in die Multidimensionalität unseres Seins eintauchen und unsere parallelen Leben betrachten. Es ist nun einmal alles jetzt. Zeit und Raum unterliegen keiner Limitation. Nur unser Gehirn braucht den Anschein einer Sequenz von Momenten, die scheinbar eine Sekunde nach der anderen ablaufen lässt, um ein Gefühl von Zeit mit der gleichzeitigen Bewegung im Raum zu erfassen. Wenn Du verstanden hast, dass alles gleichzeitig abläuft und aufgrund des Hologramms auch alles zugänglich ist, beginnst Du, Deine wahre Größe und Schöpfungskraft zu erkennen.

Konfliktarten

In vielen der Organ-Kapitel wirst Du verschiedene Arten von Konflikten erwähnt sehen, die Mitauslöser von energetischen Dysbalancen sein können. Diese Typisierung geht teilweise auf Dr. Ryke Geerd Hamer, den umstrittenen Begründer der neuen Germanischen Medizin, zurück. Ich persönlich finde sie sehr hilfreich für das Verständnis emotionaler Blockaden, denn wenn uns bestimmte Zusammenhänge bewusst werden, kann eine Veränderung des physischen und psychischen Zustands leichter stattfinden. Hier ist eine Zusammenfassung der Konfliktarten, die in diesem Buch genannt werden, auf die Du immer wieder zurückgreifen kannst.

Revierkonflikt (Lunge, Niere, Leber, Gallenblase, Blase, Herz, Blut- und Lymphsystem, Sexualorgane)

- sich nicht in die eigene Position stellen können
- Verlust des angestammten Platzes in der Familie oder die Angst davor

- Verlust des Arbeitsplatzes oder die Angst davor
- Verlust des Partners/der Partnerin, Scheidung, Trennung
- Pension/Ruhestand, keine Aufgabe mehr im Leben haben usw.

Brockenkonflikt (Lunge, Blase, Thymusdrüse, Schilddrüse)
- etwas oder eine Situation nicht schlucken können oder wollen

Flüchtlingskonflikt (Niere), ein typisches Vertrauensthema, das dadurch direkt an die Lebensenergie (Chi) geht
- Flucht aus der Heimat
- Flucht aus der Ehe
- Flucht in ein Suchtverhalten

Armutskonflikt (Niere), ebenfalls ein typisches Vertrauensthema
- nicht genug haben
- Angst vor Armut
- Fülle nicht annehmen können oder wollen
- Recht haben wollen oder darauf bestehen, dass ein schlechter Zustand immer existiert

Identitätskonflikt (Herz, Darm)
- Probleme mit der Herkunft (Familie, Land, Lobby)
- Betrachtung von Herkunft, Ehe oder Beziehung als minderwertig
- Betrachtung von Arbeit oder Lebensleistung als minderwertig
- Kritik an der eigenen Entwicklung

Ohnmachtskonflikt (Schilddrüse)

- Erfahrung der Hilflosigkeit
- mangelnde Einflussmöglichkeit auf bestimmte Situationen
- sich nicht positionieren können
- sich nicht authentisch darstellen können

Frontalangstkonflikt (Schilddrüse)

- Angst durch eine Situation, die direkt auf einen zukommt
- Flucht, Kampf, Verharren
- Ursache liegt oft in körperlichen Konfrontationen, Krankheit, Notfällen

Entstellungskonflikt (Haut)

- ästhetische Abwertung von innen oder außen
- Verletzungen, Unfälle
- minderwertige Betrachtung der eigenen Körperlichkeit
- Bulimie und Magersucht resultieren oft hieraus

Abwertungskonflikt (Haut, Gehirn, Blut- und Lymphsystem)

- sich nicht genug fühlen in Bezug auf Herkunft, Lobby, Bildung usw.
- Abwerten der persönlichen Möglichkeiten von innen oder außen
- Unfälle, Verletzungen

Integritätskonflikt (Haut)

- Ungerechtigkeit erfahren oder initiiert haben
- keine Wahrheit, Klarheit oder Wahrhaftigkeit leben
- nicht authentisch sein
- sich Herausforderungen nicht stellen können oder wollen
- Angst vor dem eigenen Versagen

Trennungskonflikt (Haut)

- Scheidung oder Trennung einer Beziehung
- Ausstoß aus der Familie, dem Freundeskreis usw.
- Tod des Partners, eines Familienmitglieds, eines Haustiers usw.
- Verlassen des Heimatlandes, der Heimat, des Zuhause

Existenzkonflikt (Darm)

- nicht genug zum Leben haben
- Flucht aus der Heimat, kein Zuhause haben
- hohe Bildung, aber niedrige Bezahlung bzw. kein Job

Ekelkonflikt (Sexualorgane)

- Ekel über die Sinne erfahren: geruchsbezogen, bildbezogen, geschmacksbezogen, gehör- und/oder gefühlsbezogen
- Ekel aufgrund ehemaliger negativer Erfahrungen: Übergriff, Vergewaltigung usw.
- moralischer Ekel oder Ekel aus Standesdünkel heraus
- Ekel vor sich selbst oder anderen

Organspenden

In diesem Zusammenhang möchte ich das Thema Organspenden erwähnen. Durch eine Organspende entsteht eine Verbindung zum Informationsspeicher des Spenders und damit können Informationen in das Feld des Empfängers gelangen, die Einfluss auf ihn nehmen – im Positiven wie im Negativen.

Es ist deshalb von großer Wichtigkeit, welches Wesen der Spender hatte und nach welchen Werten er gelebt hat. Des Weiteren kann eine eigene Organspende im nächsten Leben ein Problem darstellen, wenn die Information des fehlenden Organs in der Matrix nicht wieder als vollständig und vorhanden eingestellt wird. Erst wenn die Information dort wieder komplett ist, ist es sicher, dass in der nächsten Existenz der Körper sowohl des ehemaligen Spenders als auch des ehemaligen Empfängers vollständig sein kann.

Energetisch gesehen gibt es ein vollkommen klares Nein zu Organspenden von meiner Seite.

Kapitel 1

Das Gehirn

Angst und Konflikt

Unten oder oben – Du entscheidest

Leben, doch was ist das, leben – und wie geht das? Ich meine, leben tust Du ja eh gerade, aber lebst Du schon? Leben ist etwas, was aus dem Inneren kommt und sich im Tanz mit dem Äußeren ausdrückt. Und wenn das dann wirklich so ist, dann bist Du im Flow.

Doch jetzt mal langsam. Du bist hier, um Dich in den Ausdruck Deiner Seele zu bringen. Mal laut und herausschreiend, mal so mittelmäßig mitmachend – oder eben auch mal ganz leise, zurückgezogen, schüchtern. Die Frage ist, schnallst Du, was Du da machst, und macht es Dir Freude?

Nicht jeder mag laut und vordringend, erobernd sein. Die meisten machen viel lieber einfach so mit, mit der großen Masse, und sind sich auch nicht wirklich bewusst über das Potenzial, das in ihnen schlummert. Das ist leider das Gros der Gesellschaft – das wird ja auch gezielt so gestaltet. Religiös geläutert, staatlich versklavt und familiär gebändigt, so schön verwaltet halt, damit man reinpasst.

Damit der Mensch dann auch brav funktioniert, seine Jahre abarbeitet, um dann, kurz nachdem er seine Hauptarbeitsleistung gebracht hat, bestmöglich ohne Rentenanspruch in die Kiste zu hüpfen. Na ja – ist ja so: Innerhalb der ersten 2 Jahre nach dem Abschluss ihres Arbeitslebens sterben schließlich doppelt so viele Menschen wie vorher und danach. Das liegt jedoch nicht am System, sondern an der Zukunftsvision des Einzelnen und den Programmierungen und Konditionierungen, die wir über den Lauf des Lebens hinweg erlebt haben. Ob dann ein Weitblick für die Zukunft oder eine innere Einkerkerung stattfindet, unterliegt dem, wie wir aufgewachsen sind. Die Gesellschaftsschicht kann da natürlich eine riesengroße Rolle spielen. Und so ist es auch heute noch oft so, dass ein Arbeiterkind zum Arbeiter wird oder ein Kind Studierter später selbst als Gelehrter arbeitet. Da fällt der Apfel nicht weit vom Stamm. Ob man das dann liebt oder nicht, ist eine andere Frage. Das Gehirn hat ja mal gelernt, welche Rolle man in der Gesellschaft zu spielen hat. Und wehe, Du machst nicht mit! Dann ist der Konflikt in der eigenen Familie vorprogrammiert. Über den eigenen Schatten zu springen und sich frei auszudehnen in das, was den Einzelnen ausmacht, ist die absolute Ausnahme. Hauptsächlich Männer er- und unterliegen ihrer Fantasielosigkeit und dem mit der Pension bzw. Rente aufkommenden Revierkonflikt. Keine Aufgabe mehr zu haben, ist nun mal ohne Perspektive. Doch die Aufgabe, der Lebenssinn, entsteht im Herzen, aus der Liebe, die wir eben zum Leben und dem, wozu wir beitragen, haben.

Was liebst Du? Was machst Du so gerne, dass Du abends, wenn Du ins Bett gehst, kaum den nächsten Tag erwarten kannst? Was lässt Dich morgens lächeln, wenn Du daran denkst? Was lässt Schmetterlinge in Deinem Bauch fliegen, ein Kribbeln durch Deinen ganzen Körper fließen? Was treibt Dich an? Und bist Du Dir bewusst, dass all das Dein ganzes Leben lang bis ins hohe Alter bei Dir sein kann?

Neulich sagte ich zu meiner Liebsten: »Ich fühle mich gar nicht wie 55, im Gegenteil, ich habe das Gefühl, ich bin bei 28 bis 35 stehen geblieben, erlebe mich auch manchmal so wie ein Vierzehnjähriger. Ich will immer noch meine Ideen, meine Kunst, meinen Ausdruck leben.« Es ist einfach eine innere Haltung, die uns reifen lässt und gleichzeitig, wenn wir es erlauben, jugendlich hält. Und dann die Lust auf Abenteuer. Doch wo fängt Abenteuer an? Für mich ist es das Ausprobieren, was geht, einen neuen Traum umzusetzen. Zu schauen, wie ich etwas noch besser machen kann, und es auch gleichzeitig gut sein zu lassen, wenn der Aufwand größer wird als der Gewinn daraus (was ja jeder ökonomischen Regel entspricht). Auch das darf man lernen: Wann ist es genug, um nicht noch unnötig Energie zu verlieren? Ich neigte früher zu Aktionismus, nicht gut. Heute schau ich erst mal, dann spüre ich nach. Wenn es sich richtig gut anfühlt, geh ich dem dann auch nach. Und wenn ich mal nicht auf meine innere Stimme höre, krieg ich meistens eine drauf – und glaub mir, die sitzt.

Für mich wird das Leben immer besser, langsam, gemächlich, ohne Eile. Stetig geht es sanft bergauf. Klar nehme ich auch mal eine Spitze mit und freu mich über einen energetischen Hauptgewinn. Doch am liebsten mag ich diese sanfte Konstante mit kleinen Wellen – ich weiß, das ist paradox, gerade Konstante und Wellen –, die stetig nach oben geht. Und das ist auch meine Idee vom Leben: Es darf jeden Tag, jede Stunde, jede Minute ein wenig leichter gehen, mehr an Liebe und Qualität gewinnen, kraftvoller und souveräner werden. So, dass Du am Höhepunkt, am Gipfel aussteigen kannst. Damit Du sagen kannst – der Schluss war das Beste.

Kompliziert, nicht machbar, von wenigen gelebt, sagst Du? Dabei geht das ganz einfach, wenn Du eben die Liebe, die tief in Dir lebt, zum Ausdruck bringst. Dazu braucht es lediglich Dich und Deine Erinnerung an die Lebendigkeit, die Dir mit Deiner Geburt in die Wiege gelegt wurde. Und dann den Wunsch, Dich jeden Tag, jede Stunde, jede Minute ein wenig mehr in das Leben hinauszulehnen, es zu küssen, zu umarmen, mit ihm zu tanzen. Und so wäre eine Affirmation, die uns hilft, die Limitierungen aus unserem Gehirn und seinen Vorstellungen abzulösen und uns damit freizusetzen: Mit jedem Tag, jeder Stunde, jeder Minute gewinnt mein Leben an Liebe, Freude und Qualität. Mit jedem Moment wird es leichter, spielerischer und gehaltvoller.

Unser Gehirn – Steuerzentrale unserer Wahrnehmung

Unser Gehirn nimmt nur eine kleine Menge der Informationen, die ständig auf uns treffen (5 Prozent nach Neurowissenschaft), bewusst auf. Genau so viel, wie es noch zuordnen kann, und beginnt dann, wenn notwendig, Lösungen für unseren Alltag zu finden. Es hilft uns, abstrakt zu denken und unterschiedliche Perspektiven zu betrachten.

Mithilfe unseres Gehirns können wir uns selbst reflektieren und über uns hinausgehen. Unterliegen wir jedoch belastenden Emotionen, finden diese Funktionen und Zuordnungen nicht mehr neutral statt, und das, was wir initiieren, unser Entscheiden und wie wir agieren und reagieren, wird dann durch diese Emotionen mitbestimmt. Da diese Beeinflussung unbewusst geschieht, sind wir uns der lebensverhindernden Einflüsse einer regelmäßig gelebten, negativ verhafteten Emotion selten bewusst. Wir leben buchstäblich ein ferngesteuertes Leben.

Vielleicht denkst Du ja: »Oje, Gehirn und Emotionen, da gibt es bestimmt viel, wo der Wurm drin sein kann!« Ich kann Dich beruhigen. In dem Moment, in dem Du Dein Gehirn besser verstehst, werden die Einflüsse, denen es unterliegt, entkräftet. Unser Gehirn ist die Instanz, die Emotionen registriert. Nur bei tiefen Ängsten kann es zu einem regelrechten Schockzustand kommen, der aufgrund der Ausschüttung von Stresshormonen im Flucht- und Kampfreflex endet. In anderen Fällen reagiert unser Gehirn zwar stark auf Konflikte und die inneren Aussichten, die sich durch den Konflikt auftun, gerät damit in Stress, ist jedoch in der Lage, da es eine Realitätsmaschine ist, auch sehr schnell Lösungen zu finden. Es muss nur darauf trainiert werden. Eventueller Stress betrifft nicht nur das Gehirn, sondern den ganzen Körper, und belastet dadurch die organischen Strukturen und Abläufe, die durch eine entsprechende hormonelle Veränderung wiederum den neuronalen Bereich und auch Dein Gehirn beeinflussen.

Um Entlastung zu finden, müssen wir also dafür sorgen, dass der ganze Körper und das Bewusstsein eine Freiheit von negativen Emotionen erfahren. Daher ist es auch so wichtig, dass wir den gesamten Menschen mit seinen körperlichen, emotionalen, geistigen und energetischen Einschränkungen und Möglichkeiten betrachten. Daher auch die schrittweise Vorgehensweise in dieser Buchreihe.

Beispiele für eine emotional ausgelöste Dysbalance des Gehirns können sein: Abwertungskonflikte; das Gefühl, keine Unterstützung zu bekommen; Scheitern beim Aufbau eigener Strukturen (Familie, Arbeitsplatz, Wohnung); Flucht aus der Realität (bei Gehirn-Aussetzern); wenig inneres Licht; Angst vor dem Dunkeln; sexuelle Verspannungen; sich bedroht fühlen; keinen Ausweg aus einer bestimmten Situation sehen.

Auf der physischen Ebene kann sich eine energetisch-emotionale Unausgeglichenheit des Gehirns beispielsweise in Form von Psychosen, Gehirntumoren, Gehirnnebel, chronischer Müdigkeit, Schlaganfall, Nervenkrankheiten sowie Degenerationskrankheiten (z. B. Alzheimer und Demenz) zeigen.

Realitätsmaschine Gehirn

Das Gehirn des Menschen ist eine absolute Realitätsmaschine. In Bruchteilen von Sekunden können wir uns von einer Realität in eine andere katapultieren oder auch katapultieren lassen. Es ist also unabdingbar, dass wir uns bewusst werden, wie unser Gehirn funktioniert, was es kann und wie wir genau das nutzen können. Ansonsten kann es sein, dass Du in einer Realität hängenbleibst, die gar nicht Deine ist und die Dir absolut nicht dient, sondern demjenigen, der Dir diese Realität eingetrichtert hat. Warum diese klaren Worte?

Weil die Geschichte, von der wir glauben, dass sie wahr ist, uns durch Überlieferungen und Bücher gelehrt wurde – doch was ist, wenn diese Überlieferungen und Informationen in den Büchern nicht der Wahrheit entsprechen, sondern ganz bewusst einen Großteil davon verändern oder verschweigen? Dann lebst Du eine Realität, die auf falschen Tatsachen beruht, und kannst dadurch nur einen kleinen Teil Deines Potenzials leben. Glaube also nichts, stelle infrage und prüfe, was wirklich Wahrheit ist.

Schauen wir uns das Ganze noch einmal aus einer leicht anderen Perspektive an: Unser Gehirn kreiert unsere Wirklichkeit basierend auf unseren Glaubenssätzen, Konditionierungen, Programmierungen und Erfahrungen. Die Welt scheint so zu sein, wie wir glauben, dass sie ist – unsere eigene Idee vom Leben möchte ja bestätigt werden, wir wollen recht haben. Ob uns das dient und unser Leben erleichtert, steht gar nicht zur Frage. Hauptsache, wir haben recht. Das birgt natürlich die Gefahr, dass wir dadurch keine Veränderungen, die unser Leben erleichtern könnten, erleben können. Wie ist das zu verstehen?

Hier ein kleines Beispiel: Linda ist verliebt in Franz. Franz ist der Größte, macht alles richtig zu diesem Zeitpunkt und Linda hat die metaphorische rosa Brille auf. Nach ein paar Jahren erlebt sie mehr und mehr von Franz Schattenseiten und die Brille wird immer grauer. Dadurch, dass jetzt ein neuer Filter – in diesem Falle grau – in der Brille angelegt ist, sieht sie nur noch das, was sich im Grau zeigen kann, nämlich seine Schattenseiten. Die rosa Teile von Franz sind immer noch da, doch sie kann sie nicht mehr sehen.

Um diese wieder erkennen zu können, muss Linda ihren Filter klären: auf neutral, damit sie das ganze Spektrum von Franz Qualitäten wieder erleben kann. Ansonsten ruft sie unbewusst nur das graue Spektrum ab und erwartet, auch wiederum unbewusst, dass sich die Realität so zeigt, wie sie glaubt, dass sie ist. Da sich an diese Realität bestimmte Emotionen binden, z. B. Genervtsein, Rückzug und eventuell Angst, gibt Linda eine unbewusste Aufforderung an Franz, dass er doch bitte ihre Realität bestätigen möchte, was auch bei ihm auf einer unbewussten Ebene passiert. So entsteht ein Teufelskreis konstanter Missverständnisse in der Kommunikation und dem Auskommen zweier Menschen. Der einzige Ausweg hier ist das Klären der entsprechenden Filter, Sichtweisen und radikale Selbstvergebung, um positive Veränderungen zu bewirken.

Da Dein Gehirn der Teil ist, der die innere Stimme hört und dann die empfangene Information mit Emotionen verbindet, ist es gleichzeitig stark mit Deinem Ego-Bewusstsein verbunden. Kreisende Gedanken, Angstgefühle, Panik, Unsicherheit und ein Gefühl von Bodenlosigkeit sind nur ein paar der Muster, die sich aus dieser Verbindung von Gehirn, Gedanken und dem davon betroffenen Ego-Bewusstsein ergeben.

Wenn wir unser Gehirn jedoch neu betrachten, als Schöpfungsmaschine, die, bewusst eingesetzt, jede mögliche Realität erschaffen kann, und uns bewusst sind, wie leicht das Ganze geht, dann beginnt sich eine neue Welt zu formen – und genau damit werden wir uns jetzt beschäftigen.

TOR ZUM BEWUSSTSEINSFELD

Schauen wir uns aber zunächst einmal an, wie das Abspeichern und Abrufen von Informationen auf einer energetischen Ebene im Gehirn funktioniert. Das, was ich jetzt hier schreibe, habe ich zum Teil auch über meine Traumarbeit erfahren, es entspricht somit nicht alles dem heutigen Bild der Neurowissenschaften oder der Gehirnforschung. Es kann also sein, wenn Du andere Informationen hast, dass diese im Widerspruch zu meiner Wahrnehmung stehen. Auch hier gilt es, hinzuhören, hinzufühlen, was Wahrheit ist und wo Raum und Größe für das Menschsein entsteht. Du entscheidest.

Zwischen unseren beiden Gehirnhälften sitzt das Corpus Callosum, der sogenannte Hirnbalken, der beide Hemisphären miteinander verbindet. Beim Rechtshänder nimmt hauptsächlich die rechte Gehirnhälfte die von außen kommenden, eventuell komplett neuen Informationen in das Bewusstsein auf. Über das Corpus Callosum werden diese Informationen dann in die linke Gehirnhälfte verschoben, um sie dort zu prüfen und eventuell als bekannt oder neu zuzuordnen. Beim Linkshänder, auch dem verkappten Linkshänder, ist all dies genau andersherum.

In der Vergangenheit ist die Gehirnforschung davon ausgegangen, dass Informationen und Erinnerungen ausschließlich im Gehirn gespeichert werden. Die damalige Ansicht war, dass, wenn Gehirnzellen – beispielsweise durch zu viel Alkoholkonsum – verloren gehen, damit auch die in ihnen gespeicherten Erinnerungen abhandenkommen.

Mittlerweile spricht Vieles gegen diesen Denkansatz. Man hat in Zusammenhang mit außerkörperlichen Erfahrungen beobachtet, dass jemand, der hirntot ist, trotzdem Informationen vollständig verankern und wieder abrufen kann. Ein sehr bekanntes Beispiel hierfür ist die Sängerin und Songwriterin Pam Reynolds. Sie wurde wegen einer Gehirnblutung operiert, wofür ihre Gehirnaktivität komplett heruntergefahren werden musste. Sie lag also unter Vollnarkose hirntot im Koma. Als sie wieder zu Bewusstsein kam, konnte Pam die Operation einschließlich der Gespräche zwischen Ärzten und Schwestern bis ins kleinste Detail beschreiben. Sie schilderte, wie sie in einer außerkörperlichen Erfahrung unterhalb der Decke des Operationssaals schwebte und das Operationsgeschehen mit vollem Bewusstsein erlebte.

Dass Informationen außerhalb des Gehirns gespeichert werden können, zeigt auch das Phänomen, dass Opfer von schweren Hirnverletzungen im Zuge der Reorganisation ihres Gehirns oftmals wieder Zugang zu ihrem bisherigen

Wissen und ihrer eigenen Funktionalität (motorisches Zentrum verletzt) bekommen. Die Schlussfolgerung aus solchen Begebenheiten ist, dass unser Gehirn nicht der einzige Aufbewahrungsort für unsere Erinnerungen sein kann, sondern dass dieses Speichern auch außerhalb unseres Körpers im Bewusstseinsfeld stattfindet.

Ergänzen wir also den Speicherprozess: Die Information kommt beim Rechtshänder über die rechte Gehirnhälfte herein, wird nach links verschoben und daraufhin legt das Gehirn sie im Feld in die passende Schublade. Man könnte auch sagen, die Erinnerungen werden in der Seele gespeichert. Im Bewusstseinsfeld sind die verschiedensten Informationen abgelegt, zu denen wir über die Schaltzentrale und die jeweils entsprechenden Verbindungsgateways unseres Gehirns Zugang haben. Wenn wir unser Gehirn also als Brücke zum Bewusstseinsfeld verstehen und Kontakt zu diesem Feld aufbauen, haben wir Zugriff auf Erinnerungen und Informationen – auch auf multidimensionale und interdimensionale, auf solche, die man dem Bereich des Übernatürlichen zuordnet, wie beispielsweise Informationen aus unserem Ahnenpool sowie Informationen zu früheren bzw. parallelen Leben.

Wenn wir davon ausgehen, dass Zeit nicht existiert, findet alles – und damit alle unsere Inkarnationen – gleichzeitig statt. Zugang dazu haben wir über unsere Seele. Forschungen und Praxisbeispiele finden wir zuhauf in den früheren Remote Viewing-Programmen der russischen sowie amerikanischen Geheimdienste und z. B. des Stanford Research Institute und den Arbeiten von Robert Monroe. Wenn Dich das auf einer tieferen Ebene interessiert, findest Du eine Vielzahl von Büchern zu diesem Thema.

Das Wissen um unser Gehirn als Verbindungsbrücke ist uns in Bezug auf das Andocken ans Feld von *Zurück zum Ursprung* sehr nützlich. Wenn ich Bewusstseinsarbeit mache, habe ich Zugang auf die ›Schubladen‹ im Feld, sie öffnen sich für mich von ganz allein. Auch Du kannst auf die Informationen von *Zurück zum Ursprung* und Deine eigenen Informationen, die Dich in der Tiefe ursprünglich ausmachen, zugreifen. Lebst Du jedoch zu sehr in der Vergangenheit oder Zukunft, indem Du Dir viele Sorgen machst, Ängste und Befürchtungen hast, mit der Vergangenheit haderst oder viel Zukünftiges planst, dann sind Dir die Gateways zum Feld und Deinen eigenen Informationen und somit Deinem Potenzial die meiste Zeit verschlossen. Für ein erfolgreiches Eintauchen in das Feld und somit in die Erinnerung Deines freien Seins musst Du den analytischen Bereich verlassen und vollkommen präsent sein.

Der Grund, warum es für mich so leicht ist, in diese Felder einzutauchen und darin zu arbeiten, ist zum einen meine absichtslose Einstellung (Nicht-Wollen) und zum anderen die starke Verbindung, die sich aus dem täglichen Tun ergeben hat und die ich als Intuitive über viele Jahre aufgebaut habe. Sie ermöglicht es mir, in meinem eigenen und auch in anderen Feldern ganz leicht Veränderungen wahrzunehmen und zu bewirken. Diese sich dann ergebenden Veränderungen sind manchmal kraftfordernd, wenn es z. B. zu einer Heilungskrise oder Erstverschlimmerung kommt. Doch was muss, das muss.

Hier für Dich noch einmal eine kleine Erinnerung: Das Aufnehmen der Verbindung zum Feld von *Zurück zum Ursprung* kannst Du im Alltag üben und dadurch diese Verbindung mit jeder Wiederholung stärken. Indem Du Dich immer wieder ganz bewusst dort hineinbegibst, bekommst Du leichter und leichter Zugang zu den gewünschten Informationen und kannst Dein Bewusstsein verändern.

Übrigens speichern wir Informationen nicht nur in unserem Gehirn, sondern auch auf andere Weise, beispielsweise über unser Zellbewusstsein, unser Muskelgedächtnis und über unsere Spiegelneuronen. Letztere werden wir in Kapitel 3 beleuchten.

Zugang zum Unterbewussten finden

Leben wir im Hier und Jetzt, nehmen wir unsere einzelnen Lebensmomente bewusster wahr. Sind wir mit unseren Gedanken woanders, stellen wir im Nachhinein oft fest, dass wir uns an viele Augenblicke unseres Tages nicht erinnern können. Dies liegt daran, dass unser Gehirn Dinge, die für uns gerade keine Priorität haben, im Unterbewusstsein belässt oder ablegt und uns nicht ins momentane Bewusstsein bringt.

Wenn wir dann etwas in der Rückschau verstehen möchten, gelingt uns dies nicht, weil wir aufgrund unserer geistigen Abwesenheit zum Zeitpunkt des Geschehens keinen oder keinen detaillierten Zugang zu diesen Eindrücken oder Erlebnissen haben. Wir haben uns dann nicht mit dem Informationsfluss verwoben – etwas, was sehr häufig in unseren Träumen passiert: gerade noch geträumt und schon vergessen. Hätten wir uns hier nach dem Aufwachen ein bestimmtes Detail ganz genau gemerkt, wäre der Zugang zum gesamten Traum noch da. Warum ist das wichtig? Wenn wir unsere Träume bewusster erleben und speichern, bauen wir einen Verstärkereffekt der Brücke, die unser Gehirn mit der Erinnerung verbindet, auf, und die Möglichkeit, abstrakter zu denken und ohne Versuch und Irrtum Ergebnisse zu produzieren, wächst dann exponentiell.

Ausnahmslos alles, was wir erleben, wird direkt in unserem Bewusstseinsfeld abgespeichert. Wie bekommen wir jetzt jedoch Zugang zu den scheinbar unerreichbaren, unbewussten Informationen? Die Antwort ist: indem wir unsere Gehirnfrequenz bewusst verändern und in den Bereich der Theta- und Deltafrequenzen bringen. Diese Frequenzen entstehen auf natürliche Weise in uns, wenn wir uns in inneren Zuständen wie Ruhe und Freude befinden. Diese sind für uns heutige Menschen jedoch oft kein natürlicher Seinszustand mehr, da die meisten von uns in ihrem Alltag viele Ängste, Sorgen und Befürchtungen erleben und natürlich durch diese sehr zeitversetzt leben. Das heißt, sie befinden sich in ihren Gedanken in der Zukunft oder in der Vergangenheit. Um jedoch Theta- und Deltafrequenzen vertieft aufzubauen, brauchen wir ein gutes Gefühl des Jetzt, des Moments, das uns in einen Zustand des »Alles ist okay« bringt.

Ein Teil unseres Gehirns reagiert besonders stark auf die oben genannten Stresszustände. Dann regiert unsere Amygdala, der sogenannte Mandelkern, in unserem Gehirn. Sie gehört zum limbischen System, das für das Verarbeiten von Emotionen und die Steuerung unseres Triebverhaltens verantwortlich ist. Wird sie getriggert, sendet sie automatisch Alarmimpulse an andere Gehirnbereiche, z. B. an unser Reptiliengehirn.

Unser Reptiliengehirn ist ein sehr archaischer Gehirnbereich und unser Gefahrenradar. Es verhält sich wie eine

Alarmanlage. Geht diese Alarmanlage los, erhält der Thalamus die Information, dass Gefahr besteht und alarmiert das vegetative Nervensystem. Der Sympathikus schaltet an und aktiviert wiederum die Muskeln für eine Flucht- oder Kampfreaktion. Dann wird unser Blutfluss entsprechend zu den Armen und Beinen gesteuert und nur ein kleiner Teil fließt noch in den Organbereich. Automatisch befindest Du Dich dann in einem Mangelzustand der Versorgung mit Sauerstoff in Deinem Organbereich.

Erleben wir viel Stress, viele Ängste und viele Sorgen, vergrößert sich unsere Amygdala – sie und die Zirbeldrüse sind die einzigen unserer Gehirnbereiche, die ihre Größe verändern können. Wächst die Amygdala, verdrängt sie zum Teil andere Gehirnbereiche, die dann natürlich nicht mehr so ausgeglichen agieren können. Dies hat zur Folge, dass wir mehr und mehr Aufmerksamkeit auf unserem Stress und unseren Ängsten, Sorgen und Belastungen haben, anstatt in der Leichtigkeit zu leben.

Es ist also von großer Bedeutsamkeit, dass wir in einen Zustand der emotionalen Gelöstheit, der inneren Freiheit und des Friedens finden, damit sich unser Gehirn wieder erholt und normalisiert. Dann kann auch unser Frontalkortex wieder richtig kraftvoll werden und mit positiver Ausrichtung und Leichtigkeit in die Zukunft spüren. So können sich Kreativität, Faszination und Neugierde wieder in uns breitmachen.

Erreichen können wir dies durch eine Hemisphären-Synchronisation. Es ist übrigens eine veraltete und somit fälschliche Annahme, dass unser Gehirn direkt in zwei Gehirnhälften, die funktionell voneinander getrennt sind, unterteilt ist. Heute weiß man, dass, wenn unsere Gehirnfrequenzen im Alpha-, Theta- oder Deltabereich liegen, unser Gehirn zunehmend holografisch funktioniert. Hierbei sind dann gleichzeitig viele Areale aktiv und wir nehmen dadurch mehr auf und erleben detailreicher und intensiver. Wenn das Corpus Callosum, der Verbindungsbalken zwischen den beiden Gehirnhälften, dazu noch gut durchschaltet, dann haben wir ein regelrechtes Feuerwerk in unserem Gehirn. Man spricht dann vom Feuer der Neuronen.

Unsere Gehirnfrequenzen: Delta, Theta, Alpha, Beta, Gamma

Zum besseren Verständnis ist es wichtig zu wissen, dass sämtliche Frequenzbänder in unserem Alltag immer da sind; es ist nur die Frage, in welcher Menge und Stabilität. Eine Messung meines Gehirns hat beispielsweise ergeben, dass meine tiefen Frequenzen im Delta- und Thetabereich ex-trem stabil und ausgebaut sind. Auch wenn ich in Stress gerate und mir das bewusst ist, kann ich innerhalb von einem Atemzug wieder in die Tiefe gehen.

Dieser Zustand ist natürlich nicht automatisch dagewesen, sondern über Jahrzehnte wie ein Muskel trainiert worden, dadurch, dass ich täglich in diesen Frequenzbändern gearbeitet habe. Das ist übrigens ganz normal im Bereich der intuitiven Heilarbeit. Der Heiler nimmt die Information in Theta auf und gibt dann den Impuls der gewünschten Lösung in Delta absichtslos frei. Da Delta nicht nur in unserem Gehirn stattfindet, sondern hauptsächlich durch die Neuronen unseres Herzens in einem Zustand der Absichtslosigkeit freigesetzt wird, reicht die gute Absicht des Egos und des Verstandes nicht aus, um nachhaltig kraftvolle Heilimpulse zu setzen. Es bedarf der tiefen Liebe zu diesem Tun und dem gleichzeitigen Verständnis, dass das Ergebnis der Heilung frei entschieden vom Empfänger aufgenommen wird.

Will der Heiler heilen, tut er sich schwer und wird schnell müde. Repräsentiert er den Zustand der Bedingungslosigkeit als Quelle des Lebens, der Freiheit und der Liebe ohne Absicht, einfach so, aus der Freude des Tuns heraus, dann entsteht Heilung – oftmals in Bruchteilen von Sekunden. Warum ist das so? Weil dann die Energie bzw. die benötigte Information frei und ungelenkt ist und die Seele des Empfängers sie einfach empfangen und entsprechend heilbringend einsetzen kann. Unser Bewusstsein, unsere Lebensart und -idee halten unsere Probleme, Krankheiten und negative Emotionen an dem Platz, wo wir sie einmal abgelegt haben. Erst eine Veränderung unseres Seins und Lebensstils kann dann dafür sorgen, dass sich Lösungen ergeben.

Um diese Lösungen zu erreichen, brauchen wir ein besseres Verständnis unserer verschiedenen Gehirnfrequenzen – und die schauen wir uns jetzt einmal genauer an.

Delta (0–4 Hz) ist die tiefste und in der Amplitude langsamste Gehirnfrequenz, bei der wir in einem unbewussten Zustand sind. Von unserer Geburt bis zu unserem zweiten Lebensjahr sind wir sehr tief in Delta verankert. Der Zugang zu unserem Unterbewusstsein ist weit offen und wir nehmen völlig ungefiltert, und ohne zu bewerten oder einzuordnen, alle Informationen auf. Als erwachsene Menschen, mit den

Konfrontationen des heutigen Lebens, haben wir zumeist nur noch im Tiefschlaf oder während einer tiefen Meditation ausgeprägte Deltawellen.

Der Thetabereich (4–7 Hz) ist die Traumebene und ist gerade im Alter von zwei bis sieben Jahren die dominante Gehirnwellenfrequenz, auch im Wachbewusstsein. Das ist das Alter, in dem sich die meisten unserer unbewussten Muster in uns einprägen und verankern, weil auch im Thetabereich das Bewusstsein weit offen ist und wir, wenig gefiltert, wie ein Schwamm aufnehmen. In Verbindung mit Theta sehen wir innere Bilder, als Informationen, die von außen auf uns einwirken, genauso wie aus dem unterbewussten Bereich.

Im Vergleich zu Delta ist in Theta die Aufnahme der Informationen bereits anders, da sie abhängig von den emotionalen Erlebnissen des Einzelnen ist. Hat der Mensch z. B. schon mehrfach Angst, Schuld oder Scham erlebt, kann dann eine Zuordnung und Bewertung der inneren Bilder aufgrund der Emotionen stattfinden. Hieraus können sich dann auch Alpträume ergeben, die oftmals nur Lösungsträume wären, doch durch ihre harte Metapher bzw. Versinnbildlichung fehlt uns oft der Mut, uns in diesen Träumen der vermeintlichen Gefahr zu stellen. Beispiel: Man wird gejagt, erkennt jedoch den Traum nicht und kann sich daher dem Jäger nicht stellen, um ihn nach der Lösung zu fragen.

Der wiederum nächsthöhere Frequenzbereich ist dann der **Alphabereich** (7,8–14 Hz). Die Alphafrequenz ist im Alter von sieben bis zehn Jahren unsere dominante Gehirnfrequenz, was sich in etwa mit unserer Grundschulzeit deckt. Der Alphazustand ist ein entspannter Zustand weiten Bewusstseins, in dem wir sehr aufnahme- und lernfähig sind. Wenn Du zum Beispiel Deine Lernfähigkeit verbessern möchtest, setze Dich einfach auf den Boden, dadurch kommst Du leichter in den Alphazustand hinein. Du kannst auch Deine Zungenspitze ganz entspannt hinter den oberen Schneidezähnen ans Zahnfleisch anlegen und Deinen Kiefer dabei loslassen. Solltest Du mehr über Zungenstellungen lernen wollen, findest Du Informationen dazu im ersten Band von *Zurück zum Ursprung*. Gerade für den Alphabereich wurden sehr viele Meditationen entwickelt, um sich besser entspannen und auch gut lernen zu können.

Werden wir älter, wird der **Beta-Gehirnwellenbereich** (15–38 Hz) zu unserem dominanten Frequenzbereich. Das ist der Frequenzbereich, in dem wir intellektualisieren und Verstandenes wieder abrufen und erinnern können. Wenn wir Sorgen, Befürchtungen und Ängste haben und – getriggert durch unsere Amygdala – im Flucht- und Kampfreflex sind, befindet sich unser Gehirn im hohen Betabereich. Leider ist dieser Zustand für viele Menschen durch die konstante Reizüberflutung, die wir heute erleben, zum Normalzustand geworden. Hohe Beta-Frequenzwellen lassen uns das Leben als von uns getrennt wahrnehmen. Wir fühlen uns dann nicht mehr dem Leben verbunden.

Der Gamma-Gehirnwellenbereich (ab 38 Hz) ist das Frequenzband der Multidimensionalität, in dem wir ein tiefes Verständnis für die verschiedenen Dimensionen und Realitäten haben. Auch im Deltabereich nehmen wir eine Multidimensionalität wahr, jedoch geht es in diesem Bereich nicht um die universelle, sondern um die personale Multidimensionalität. Man könnte also sagen, dass im Gammabereich das ›Welten-Verstehen‹ und im Deltabereich das ›Ich-Verstehen‹ zuhause sind.

Allgemeines Anpassungssyndrom (AAS)

Wie soeben erwähnt, befinden sich die meisten Menschen heutzutage den größten Teil ihrer Wachzeit über im hohen Betabereich. Dr. Hans Seyle, der Vater der Stressforschung, erklärt dies mithilfe des sogenannten allgemeinen Anpassungssyndroms, das dafür sorgt, dass wir nicht bei vollem Bewusstsein bleiben können, wenn wir im Stress sind und verzweifelt versuchen, mit dem Leben Schritt zu halten.

Der frühere Höhlenmensch hatte es in gewisser Hinsicht leichter als wir. Sein Zuhause war ein Ort der Ruhe, des Entspannens und des Loslassens. So konnte er am Tag, wenn er auf die Jagd ging und achtsam sein musste, die Welle der Anspannung reiten, um dann abends und nachts in der Höhle wieder in die Ruhe zu kommen. So blieb alles in ihm ausgeglichen.

Wir Menschen, früher wie heute, mögen und brauchen Anspannung, Entspannung und die Bereiche dazwischen. Dieser Wechsel zwischen den Anspannungs- und Entspannungszuständen muss jedoch in der Balance sein, damit wir über den Tag hinweg positive Spannung, beispielsweise in Form von freudiger Erregung, halten können. Wenn wir etwas Positives erreichen und dadurch freudig aufgeregt sind, befindet sich unsere Gehirnfrequenz übrigens ebenfalls im oberen Betabereich, allerdings gekoppelt mit einem gesunden positiv-erregten Zustand. Kommen wir im Anschluss dann wieder auf natürliche Weise in die Ruhe, bauen sich wieder stärker niedrige Betawellen sowie mehr Alpha- und Thetafrequenzwellen auf. Dieser natürliche Wechsel von Anspannung und Entspannung war der Alltag für den Höhlenmenschen.

In unserer heutigen Welt ist es mittlerweile leider zumeist so, dass auch in unserer ›Höhle‹, unserem Zuhause, viel Stressiges und Negatives stattfindet – da brauchen wir nur an die Nachrichten und unsere Medien wie Fernsehen, Radio, Newsfeeds sowie Facebook und Co. denken. Viele der Nachrichten, die wir aufnehmen, sind negativ und belastend, und berichten von Problemen, für die unser Gehirn dann eine Lösung finden möchte. Wir gehen in eine tiefe Empathie mit dem Leid anderer Menschen oder auch unseres Planeten und unser Gehirn arbeitet verzweifelt an der entsprechenden Lösung, die es, an dem Platz, wo Du Dich gerade befindest, jedoch nicht einbringen bzw. finden kann – für einen Waldbrand in einem anderen Land zum Beispiel und dafür, dass dadurch viele Menschen ihr Zuhause verlieren. Und auch wenn klar ist, dass unser Gehirn diese Problematik nicht lösen kann, versucht es dies dennoch und verbraucht dadurch viel Energie, so lange, bis Entwarnung kommt, weil, um im Beispiel zu bleiben, die Feuer gelöscht und die Menschen in Sicherheit gebracht und versorgt worden sind.

Im Ruhezustand benötigt unser Gehirn 25 Prozent der Lichtenergie unseres Körpers, im Vollmodus bis zu 80 Prozent und manchmal auch mehr. Unser Gehirn ist oft in einem ständigen Lösungsmodus, kann die Lösungen aber, wie am Beispiel des Waldbrandes beschrieben, nicht erzeugen. Es arbeitet latent im Hintergrund auf Hochtouren. Das verursacht natürlich Stress, da einerseits Kapazität verbraucht wird und gleichzeitig für den Rest des Körpers zu wenig Lichtenergie zur Verfügung steht. Hinzu kommt hier noch, dass unser Alltag viel Stressiges enthält – das Autofahren ist gefährlich, im Job gibt es Intrigen und Konkurrenzkämpfe, High Performance ist gefragt, wenn man seine Arbeitsstelle behalten möchte usw. Der ›moderne‹ Mensch hat heute zumeist wenig Entspannung.

Zurück in die Ruhe

Es ist also essenziell, dass wir unser Gehirn zurück in die Ruhe und Entspannung bringen, sodass es holografisch wieder voll funktioniert und wir dadurch zurück in die Tiefe, in die Entspannung und damit auch in die Transzendenz hineinkommen. Transzendenz heißt, über etwas hinausgehen, in unserem Fall hier bedeutet es, über das eigene Problem hinausgehen zu können.

Der Konflikt, der entstanden ist, wenn es um das Gehirn geht, ist meistens der, dass man das Gefühl hat, nicht unterstützt zu werden und alles allein machen zu müssen. Das Gehirn ist ja auch allein und macht allein, deswegen passt das so gut zusammen. Es ist die ganze Zeit am Arbeiten, bekommt aber nicht die Information und die benötigte Hilfe von außen, sodass Ruhe einkehren könnte. In diesem Fall brauchen wir die Unterstützung aus unserem eigenen Bewusstsein heraus, indem wir sagen: »Hey, ich akzeptiere die Realität, wie sie ist, und ich mache mir das zu eigen, was ich ändern kann. Was ich nicht ändern kann, lasse ich stehen. Ich kümmere mich um das, was ich bewusst beeinflussen kann, und alles andere muss mich nicht interessieren.«

In dem Augenblick, in dem Du bewusst beginnst, die Informationen zu filtern und zu minimieren, die Du zu Dir nimmst, steuerst Du bereits bewusst Deine Gehirnfrequenz und betreibst eine klare Gedankenhygiene. Du sorgst so dafür, dass Du Dich gedanklich nicht vergiftest und überlastest. Weniger ist hier mehr, in erster Linie mehr Selbstliebe.

Die Zirbeldrüse

Die Zirbeldrüse gehört zu den wichtigsten Bereichen unseres Gehirns. Sie arbeitet mit Serotonin und Melatonin, um einen guten Wach-Schlaf-Rhythmus zu erzeugen, und ist der organisch-physische Teil unseres Dritten Auges, des ›allsehenden Auges‹. Wenn die Zirbeldrüse vollständig funktioniert, erkennen wir problemlos, was auf den tieferen Ebenen um uns herum geschieht, und die Hellsichtigkeit ist uns leicht zugänglich. Was die Zirbeldrüse braucht, ist Licht (Biophoton, Ki, Chi, Prana). Was sie nicht mag, sind Ängste, da diese Lichtmangel mit sich bringen. Und was sie übrigens auch gar nicht brauchen kann, sind Fluoride. Achte also zum Beispiel beim Kauf Deiner Zahnpasta darauf, dass sie keine Fluoride enthält. Wenn Du Deinen Zahnschmelz festigen möchtest, dann verwende Xylit (Birkenzucker). Auch unser Trinkwasser gehört gefiltert und verschiedene Arten von Speisesalz sind zu vermeiden. Alkohol, Koffein, Nikotin und raffinierter Zucker wirken auch zerstörerisch auf die Zirbeldrüse. All diese ›weichen Drogen‹ sorgen letztlich dafür, dass unser Drittes Auge und unsere hellseherischen Fähigkeiten, die unsere Intuition ausmachen, verkümmern.

Übung: Synchronisierung des Gehirns
Ich lade Dich ein, nun folgende Übung zur Synchronarbeit, also zur holografischen Arbeit, zu machen, um Dein Gehirn und damit auch Deine Zirbeldrüse zu aktivieren.

Begib Dich in einen Zustand der Leere, der Gedankenlosigkeit und kopple in Deiner Vorstellung Dein Gehirn mit Deinem Herzen, sodass eine direkte Verbindung Deines Verstandes mit Deinem Herzen entsteht. Halte die Absicht, dass sich immer mehr Licht im Zentrum Deines Gehirns aufbaut, und geh tiefer und tiefer in ein Gefühl des Friedens hinein. Lass das Licht jede Zelle Deines Gehirns fluten und lass Deinen Kopfraum dadurch immer lichter, freier und lebendiger werden. Genieße die Stille und beobachte in ihr das Leben mit Leichtigkeit, Neugier und Faszination.

Aktiviere diesen Zustand immer wieder einmal über den Tag hinweg, das braucht nicht lang. Zwei, drei Minuten, regelmäßig gemacht, bildet sich über die Zeit ein starkes Feld dieses Seins und irgendwann ist es Teil Deines Alltags. Viel mehr braucht es nicht dazu.

Übung: Öffnen der Gehirnstrukturen mithilfe der Elemente

Über die Arbeit mit den altkeltischen Elementen Feuer, Wasser, Erde, Wind und Äther (Biophotonen-Licht) können wir Konditionierungen und Programmierungen loslassen und unser Gehirn von Belastungen befreien. Durch den Ausgleich der Elemente, die mit bestimmten Organen verbunden sind, sorgen wir im Bereich der Sinnesorgane und ihrer Verbindung zum Gehirn dafür, dass sich die Organstrukturen weit öffnen und die Stressbelastung stark nachlässt.

Beginnen wir mit dem Element Feuer. Das Element Feuer ist stark mit unseren Augen und Ohren verbunden. Oft haben wir durch energetische Überlastung keine Energie mehr in den Augen. Um hier zu helfen, brauchen wir das Feuerelement für die Energie, aber auch das Wasserelement für die Entspannung und Reinigung.

Schau Dich einmal in Deiner Umgebung um und spüre, wie sich Dein Gehirn dabei anfühlt. Unsere Augen hängen stark mit der Synchronisation unseres Gehirns zusammen. Sind unsere beiden Gehirnhälften nicht gut miteinander in Kommunikation, fühlen wir uns nicht in unserer Mitte und sind ›außer uns‹. Wir tendieren dann dazu, stark zu fokussieren, um irgendwo noch einen Zustand der Klarheit aufzubauen. Es scheint, dass wir über den Fokus, den wir halten, konzentriert sind und somit in der Kontrolle, doch das Gegenteil ist der Fall.

Kontrolle geht leicht, ist selbstverständlich, doch wenn ich sie versuche zu halten, handle ich aus einem Zustand der Not bis hin zur Verzweiflung, der uns extrem ermüdet. Jetzt sind zwei Faktoren aktiv: die Anstrengung, die Kontrolle zu halten und gleichzeitig auf einer tieferen Ebene zu spüren, dass wir sprichwörtlich außer uns sind. Aus diesem Zustand heraus entsteht keine Leichtigkeit, kein Überblick, kein Flow. Warum ist das so?

Viele Emotionen sind direkt unseren Sinnesorganen zugeordnet. Bei den Augen geht es zum Beispiel um folgende Fragen: Was willst Du nicht sehen? Wo schaust Du in Deinem Alltag nicht hin? Handelt es sich hier um etwas, was die Welt Dir im Außen spiegelt, ist es Deine Interpretation dessen, was im Außen passiert – oder sind es Dinge oder Situationen, die Du selbst erschaffen hast?

Für Deine anderen Sinne gilt Ähnliches: Was willst Du nicht hören oder was bist Du so leid, dass Du es nicht mehr hören kannst? Wovon hast Du die Nase voll? Was stinkt Dir? Wen kannst Du nicht mehr riechen? Was schmeckt Dir nicht? Du siehst, der Volksmund zeigt Dir die Themen genau und hier gilt es hinzusehen, hinzuhören, hinzuriechen und hinzuschmecken. Und selbstverständlich auch hinzufühlen – als letzten Sinn.

Nimm nun einmal Kontakt mit der Sonne, dem Urfeuer, auf und öffne Dich ihrer Energie. Oft sind wir Menschen uns der Energien der Erde und des Wassers bewusst und uns klar darüber, dass wir ohne sie nicht existieren können, vergessen dabei aber häufig die Sonne, ohne die ein Leben auf unserem Planeten auch nicht möglich wäre. Wenn Du gut mit der Energie der Sonne und damit des Feuers verbunden bist, kannst Du Dich anstrengungsfrei bewegen und Erschöpfungszustände lassen nach. Die Energie der Sonne ist übrigens Tag und Nacht für Dich da. Im Universum steht Dir alles zu jeder Zeit zur Verfügung. Verspürst Du angesichts dieser

Aussage einen gewissen inneren Widerstand, kann es sein, dass hier ein Glaubenssatz wie »Das habe ich nicht verdient« oder »Das brauche ich nicht« in Dir aktiv ist.

Das Element Wind steht mit unserem Geschmackssinn in Zusammenhang. Spüre einmal Deinem Atem über die Atemwege, die Bronchien bis in die Lungen nach. Nimm auch wahr, wie Deine Haut atmet. Wir atmen ja nicht nur über unsere Lunge, sondern auch über die Poren unserer Haut.

Gleichst Du das Windelement in Dir aus, reagiert Deine Haut und bekommt eine andere Sensitivität. Du hast dann vielleicht das Gefühl, dass mehr Luft in Deinen Körper kommt. Auch Deine Geschmackswahrnehmung kann sich verändern und so könnte es sein, dass Du beispielsweise Wasser plötzlich als süßlicher empfindest.

Wenn Du von Deiner Molekularstruktur her zu offen bist, bist Du nicht stabil genug, um mit dem Element Wind gut umgehen zu können. Fühlst Du Dich beispielsweise bei Gewitter oder Sturm instabil und fängst schnell an zu frieren, ist es sinnvoll, Dich in solchen Situationen zu verdichten. Verbinde Dich dann mit Deinem inneren Frieden und setze den Gegenimpuls: »Ich möchte mich verdichten, möchte stabiler und fester sein, dann kann ich dem Leben gut begegnen.«

Unser Geruchs- und auch unser Geschmackssinn sind mit dem Element Erde verbunden. Wir leben auf diesem wunderbaren Planeten, verwenden jedoch oft keine Zeit dafür, uns intensiv mit der Erde und der Natur zu beschäftigen. Viele Menschen verspüren nur selten tiefe Dankbarkeit für die Möglichkeiten, mit denen sie uns beschenkt.

Lenke einmal Deine Aufmerksamkeit auf Deine Nase. Rieche an etwas, das sich in Deiner Reichweite befindet. Nimmst

Du Dir in Deinem Leben bewusst die Zeit zu riechen und zu schmecken? Lässt Du Dich auf Gerüche und Geschmäcker ein? Wen oder was kannst Du nicht riechen, magst Du nicht schmecken? Wie geht es Dir mit der Erdigkeit und Kraft von Mutter Erde? Teilweise erleben wir inneren Widerstand, wenn wir uns mit Mutter Erde beschäftigen und unsere Liebe zu ihr fühlen wollen. Oft liegt das dann an unseren gesellschaftlichen Programmen, die mit Besitztum und Ausbeutung der Erde zu tun haben. Nimm diesen Widerstand wahr, akzeptiere ihn und lass ihn dann gehen.

Mit dem Element Wasser sind wieder die Augen und die Ohren verbunden, aber auch die Nase, der Mund und unser komplettes Nervensystem mit sämtlichen Neuronen.

Nimm einfach mit Deinem Körper Kontakt auf und hab die Absicht, Deine Zellen zu spüren. Wie fühlen sie sich an? Sind sie hydriert, haben sie also ausreichend Wasser? Können die Cluster, die Wasserteilchen, ungehindert die Zellmembran passieren? Wie bewegt sich das Wasser in Deinem Körper und um Dein Gehirn herum?

Das Wasser in unserem Körper transportiert Nährstoffe und Schlacken. In diesem Zusammenhang ist es essenziell, dass Deine Sakralpumpe und Dein Lymphsystem reibungslos funktionieren, sodass sich das Wasser gut bewegen kann und Dein Gehirn optimal damit umgeben und geflutet wird. Deine Sakralpumpe ist eine Pumpfunktion, die dafür sorgt, dass der Liquor (Gehirn- und Nervenwasser), der Dein Gehirn und Dein verlängertes Rückenmark umgibt, im Fluss ist. Wenn er steht, dann sind Zufluss und Abtransport von Nährstoffen und Schlacken nicht optimal gewährleistet und Du erlebst Mangel- und Vergiftungszustände. In Zeiten von Stress arbeitet Deine Sakralpumpe nicht optimal und eine ausreichende Versorgung Deines Gehirns und des Rückenmarks ist dann nicht möglich. Kommst Du in eine tiefe Ruhe und in einen normalen Atemrhythmus, dann kommt die Pumpe auch wieder in ihren natürlichen Rhythmus zurück.

Als Letztes schauen wir auf das Element Äther (Biophotonen-Licht, Chi, Qi, Tachyonen, Prana, reines, flüssiges, göttliches Licht), das Licht des Lebens. Gepaart mit Deinem seelischen Bewusstsein ist es das ausgleichende Element, das dafür sorgt, dass alle anderen Elemente in Balance und Harmonie und damit auch in die Kraft kommen.

Lade einmal durch Dein drittes Auge dieses göttliche Biophotonen-Licht in Dein Gehirn ein. Gib danach den Impuls, dass sich Dein Gehirn mit Deinem Herzen und Deinem Sexualchakra verbindet. Hierdurch beginnt sich die Energie in Deinem Körper auszugleichen und es entsteht eine Balance in Deinem Körper, Kopf und Energiefeld. Dein Gehirn findet zurück ins Equilibrium, es kommt wieder tiefer in den Alpha-/Thetabereich hinein und die Hemisphären beginnen wieder gut zusammenzuarbeiten. Auch Deine Sinneswahrnehmungen erleben eine andere Qualität der tieferen Wahrnehmung. Nimm Dir Zeit für diese Lebendigkeit, diese gelebte Sinnlichkeit!

Wir arbeiten an dieser Stelle mit den Elementen und nicht über den Zusammenhang zwischen Emotionen und Gehirn. Das liegt, wie eingangs schon erwähnt, daran, dass die Emotionen zwar im Gehirn zugeordnet werden, jedoch im Gewebe verankert sind. Indem wir über die Arbeit mit den Elementen die Struktur des Gehirns und damit seine Portale und Gateways zu Fantasie, Kreativität, Imagination und Inspiration öffnen, geht Deine weitere Transformation leichter und Du bist gut auf die folgenden Organ-Kapitel vorbereitet.

Vorsicht vor Schwermetallen und Giftstoffen!

Für ein gut funktionierendes Gehirn ist es wichtig, Schwermetalle und andere Giftstoffe auszuleiten. Hierfür gibt es viele Möglichkeiten, doch keinen Königsweg, weil wir alle, auch in unserem Stoffwechsel, verschieden sind.

Koriander-Urtinkur, Chlorella, Spirulina, Zeolith und mehr – halte hierzu am besten Rücksprache mit dem Heilpraktiker oder Arzt Deines Vertrauens. Achte auch darauf, dass Du Dich in Deinem Alltag möglichst wenig Schwermetallen und Giftstoffen aussetzt, indem Du beispielsweise natürliche Körperpflegemittel verwendest, die Deinen Körper nicht belasten. Lass, falls vorhanden, Amalgamfüllungen aus Deinen Zähnen entfernen. Giftstoffe im Körper sorgen übrigens dafür, dass wir immer mehr an Gewicht zunehmen, weil sie durch Fett gepuffert werden, damit sie dem Körper nicht schaden.

Achte darauf, kein Wasser aus Plastikflaschen zu trinken, da Plastik oft Weichmacher enthält, die Hormonveränderungen in Deinem Körper auslösen können. Kaufe Wasser in Glasflaschen oder benutze ein Filtersystem für Dein Leitungswasser. Es gibt auch Wasser in sehr großen Plastikbehältern, die man in einen Spender hineinstellt. Diese Behälter enthalten in der Regel keine Weichmacher und sind so besser für die persönliche Wasserversorgung geeignet.

Affirmationen

Das Licht Gottes erreicht mich,
strahlt in mir und durch mich.

Es ist mir ein Leichtes, über mich hinauszugehen.
Ich bin mehr als nur ein Körper.

Mit jedem Tag, jeder Stunde, jeder Minute
gewinnt mein Leben an Liebe, Freude und Qualität.
Mit jedem Moment wird mein Leben leichter,
spielerischer und gehaltvoller.

Kapitel 2

Die Sinnes-organe

Schatz, fällt Dir was auf?

Und da sitzt sie ihm beim Abendessen gegenüber: »Und, Schatz – fällt Dir etwas auf?« Okay, Männer, jetzt wird's gefährlich. Spätestens jetzt alle Gedanken fallen lassen, sämtliche Aufmerksamkeit auf den Raum und die Frau und mal schauen, was anders ist. Ist es die Frisur? Die Augenbrauen, die Fingernägel oder der neue Vorhang? Gar nicht so leicht, prägt sich doch ein Raum oder eine Person in uns ein.

Da sitzt man sich täglich gegenüber in einer oft empfundenen Monotonie und hat sich nicht viel zu sagen. Das Einzige, was in uns läuft, ist der Eindruck dessen, was immer war. Wenn wir ein Bild über viele Tage, Monate und Jahre immer wieder sehen, zeigt sich das Offensichtlichste nicht: die Veränderung. Darum ist es so wichtig, dass wir in einen Zustand der vollkommenen Aufmerksamkeit für die Menschen um uns herum und unsere Umgebung kommen.

Nicht viele Menschen betreten einen Raum und nehmen ihn wirklich in sich auf. Ihre Gedanken an die nächste Aufgabe oder das Gestern oder vorher Geschehene lässt sie nicht wirklich wahrnehmen, wo sie gerade sind und welche Möglichkeiten sich daraus ergeben. Gerade der Sehsinn betrügt uns gerne und spielt bereits bekannte Bilder ab.

Um dem vorzubeugen, findest Du in diesem Kapitel die Möglichkeit, Deine Sinnesorgane und Deine Aufmerksamkeit so richtig zu schärfen, um es gar nicht erst zu einer Aufforderung zur Wahrnehmung der Veränderung kommen zu lassen, sondern bereits beim Betreten des Hauses und Betrachten der Liebsten ein Kompliment auf den Lippen zu haben! Doch es geht noch viel weiter.

Die Augen

Unsere Augen sind die Fenster der Seele. Kannst Du die Welt, die Du wahrnimmst, ansehen? Gibt sie Dir Freude? Ist es Dir möglich, die Vergangenheit ohne Schwermut oder Wehmut und Deine Zukunft ohne Angst zu betrachten?

Bist Du vielleicht kurz- oder weitsichtig? Kurzsichtigkeit steht für Introversion, dafür, dass jemand sehr nach innen gerichtet ist. Wenn ein Mensch sehr extrovertiert, also stark nach außen orientiert ist, tendiert er eher zur Weitsichtigkeit.

Hornhautverkrümmungen haben oft mit karmischer Belastung zu tun, im linken Auge mit dem Missbrauch der eigenen geistigen Fähigkeiten (Schöpferkraft) und im rechten Auge mit dem Missbrauch der eigenen intellektuellen Fähigkeiten. Durch karmische Themen kann sich so die Oberfläche unserer Hornhaut verändern, was für eine Veränderung unseres Blicks auf die Realität sorgt, da wir in einer Haltung der Kritik sind. Wir wissen unbewusst, dass wir früher einmal unsere eigenen intellektuellen oder geistigen Fähigkeiten missbraucht haben, sind damit aber, ebenfalls unbewusst, nicht einverstanden – was dann für die Veränderung der Hornhaut sorgt.

Spüre einmal in Dich hinein:

- Was willst Du nicht sehen?
- Schaust Du weg, wenn Umstände für Dich nicht in Ordnung sind? Gehst Du dann vielleicht sogar ganz aus dem Raum?
- Wie interpretierst Du die Realität und dokumentierst sie über die entsprechende Bewertung Deiner Vergangenheit?

Wie Du interpretierst und dokumentierst, ist ein wichtiger Punkt, weil es das ist, was du im Nachhinein wieder betrachtest, und Dich dadurch selbst wieder in der Verbindung zu ähnlichen Lebensmomenten voller Freuden oder Krisen bewertest. Letztlich dokumentierst Du über Deine Erinnerungen all Deine Lebensmomente. Gleichzeitig unterliegen sie Deiner Bewertung bzw. Interpretation, die wiederum aus Deinen Programmierungen, Konditionierungen, Glaubenssätzen und eingespeicherten Emotionen entstanden ist. Veränderst Du diese Parameter, schreibst Du Deine Geschichte neu. Das Geniale ist, dass Du das jederzeit tun kannst und damit vollkommenen Einfluss auf Deinen Körper, Deinen Ausdruck und Dein Leben hast.

Unsere beiden Augen nehmen zwei verschiedene Realitäten wahr, die sich in unserem Blickfeld überschneiden. Der Blick des einen Auges ist mehr nach innen gerichtet, der des anderen mehr nach außen. Dazu kommt das innere dritte Auge, das sich wie ein Regenschirm nach oben richtet und auch nach vorne und hinten sehen kann, jedoch nicht nach unten. Wenn alle drei Augen miteinander interagieren, dann ist Dein Sehen ›rund‹ und fühlt sich allumfassend an.

Übung: Öffnung des Sichtspektrums

Schau einmal auf einen etwa drei bis vier Meter entfernten Punkt an der Wand, der ungefähr so groß wie Dein kleiner Fingernagel ist. Wie gut kannst Du Deinen Fokus darauf halten?

Konzentriere Dich nun auf den Bereich etwa zwei bis drei Zentimeter rechts von der Halswirbelsäule in Deinem Nacken, wo Du den Muskelstrang von oben nach unten verlaufen fühlst. Verbinde diese Stelle in Gedanken mit Deinen Augen, während Du weiter auf Deinen Punkt an der Wand schaust. Lass Deine Zunge los und erweitere Deinen Rachenraum, dort, wo das Zäpfchen hängt, indem Du Deine Zunge nach hinten unten schiebst. Du wirst merken, dass Dein Blick dadurch holografischer wird, Dein Sichtspektrum sich weiter öffnet und sich ein Gefühl einstellt, mehr in den Raum eingetreten zu sein. Gleichzeitig expandiert der Raum um Dich herum.

Erweitere Deinen Fokus nun um den entsprechenden Bereich auf der linken Nackenseite. Hierdurch findet eine Synchronisation statt: Du öffnest das Corpus Callosum für einen weiteren und gleichzeitig zusätzlichen Blickwinkel, für mehr Wahrnehmung gegenüber Deinem Leben. Es ist, als würdest Du Dich in Deinem Kopf ausdehnen. Dadurch geht Deine Wahrnehmung in alle Richtungen und die Anstrengung, die vorher noch in Deinem Blick war, verschwindet. Durch diese Entspannung der Augenmuskulatur macht nebenbei auch Deine Atmung auf.

Die Ohren

Gehen wir zu den Ohren und unserer Fähigkeit hinzuhören. Was willst Du hören und was nicht? Wenn wir nicht hinhören wollen, erfüllen uns unsere Ohren diesen Wunsch und sorgen dafür, dass wir weniger wahrnehmen. Wird dieser Zustand über einen längeren Zeitraum gehalten, dann fährt unsere Hörkapazität buchstäblich nach unten und es braucht wieder ein wirkliches Hören-Wollen. Um unseren Gehörsinn wieder vollständig aufzubauen, ist auch darauf zu achten, dass wir uns mit Naturgeräuschen, die dem natürlichen Frequenzspektrum entsprechen, umgeben.

Auch beim Musikhören sollten wir auf Tonträger mit dem größtmöglichen Spektrum zurückgreifen. Am besten wieder richtige Schallplatten hören. Eine mp3-Datei ist vorne und hinten in ihrem Klangspektrum beschnitten und sorgt so dafür, dass unser Gehirn und unsere Ohren nur noch die Frequenzen aufnehmen, die sich in diesem eingeschränkten Spektrum befinden. Und so stellt sich nach einer bestimmten Zeit die Aufnahme des vollen, natürlichen Spektrums ein.

Erst wenn wir natürliche Töne in vollem Umfang hören, beginnt unser Gehirn, diese nach einer bestimmten Zeit wieder in sich aufzunehmen. Optimalerweise ist ein Musikinstrument auf eine Grundfrequenz von 432 Hz gestimmt, da diese der Grundschwingung des Kosmos und damit unserer Natur entspricht. Musik, die digital erzeugt wird, spielt sich heute in anderen Hertz-Frequenzen ab, die unserem Bewusstsein und unserem Körper nicht immer gut tun.

Übung: Synchronisieren der Höreindrücke

Mach einmal Geräusche neben Deinem einen und dann neben Deinem anderen Ohr, beispielsweise durch Fingerschnippen. Hör genau hin: Sind die Höreindrücke gleich?

So kannst Du Deine Höreindrücke synchronisieren: Konzentriere Dich auf Deine linke Schädelseite etwa 5 Zentimeter oberhalb Deines linken Ohres und ziehe eine energetische Verbindung zu Deinem rechten Ohrläppchen und wiederhole dann das Ganze mit der rechten Schädelseite und dem linken Ohrläppchen. Hierdurch richtet sich Dein innerer Ton aus und befindet sich damit in der Mitte Deines Schädels.

Was hat es damit auf sich? Wir alle haben einen inneren Ton. Viele Menschen halten ihn fälschlicherweise für einen Tinnitus. Dieser innere Ton liegt im Optimalfall auf einem gedachten Faden zwischen den Ohren wie ein dort aufgehängter Kegel genau in der Mitte und piepst wie ein alter Röhrenfernseher. Sitzt dieser Kegel schön zentriert in der Mitte, funktionieren unsere beiden Ohren sehr synchron, wir nehmen Geräusche in Stereo und gleichzeitig mittig in unserem Kopf wahr und sind damit in der Ruhe. Je höher der Ton ist, desto höher ist unser Energielevel und umgekehrt. Eine Änderung in Deinem Energielevel kannst Du somit durch die Veränderung Deines inneren Tones sofort erkennen.

Dieser Ton repräsentiert nicht nur diese Mitte zwischen Deinen Ohren, sondern auch Deine Zellschwingung, also die Frequenz, mit der Deine Zellen jetzt gerade schwingen. Wenn Du Dich in diesen Ton hineinsinken lässt, kannst Du spüren, wie das Piepsen durch Deinen ganzen Körper geht und sich in jeder Zelle fortsetzt. Tibetische Mönche, die über diesen Ton in den Gamma-Gehirnwellenbereich hinein meditieren, sagen, dass wir nicht krank werden können, wenn wir uns jeden Tag eine halbe Stunde in unserem inneren Ton aufhalten, weil wir alle unsere Zellen immer wieder dazu anregen, in die optimale Schwingungsfrequenz hineinzugehen.

Du hast ihn noch nicht gehört, Deinen inneren Ton? Dann achte einmal darauf, direkt nach dem Aufwachen, wenn die äußere und die innere Welt und damit die Gedanken noch still sind, und lausche in Deinen Kopf hinein. Ich bin sicher, dann hörst Du ihn.

Die Nase und der Geruchssinn

Unsere Nase, in der ein Teil unseres Geruchssinns beheimatet ist, steht für Selbsterkenntnis und ist somit ein sehr wichtiges Wahrnehmungsorgan. Wir haben ca. 350 Riechkolben in unserer Nase, jeder einzelne davon ist auf einen anderen Geruch spezialisiert. Über das Riechen nehmen wir Kontakt mit dem Leben auf, oftmals viel früher als mit den Augen. Wir ›schnüffeln‹ uns durchs Leben und ›wittern‹, was es uns zu sagen hat. Funktioniert unser Geruchssinn beispielsweise aufgrund eines Unfalls nicht, ist auch unser Geschmackssinn eingeschränkt. Forme einmal Deine Hände zu einer kleinen Höhle und schnüffle hinein. Wie intensiv riecht das, was Du vorher angefasst hast?

Geh nun einmal in die innere Exploration:

- Was kannst Du oder möchtest Du nicht riechen?
- Wovon hast Du die Nase voll?

Wir können manche Menschen gut riechen, manche gar nicht. Wenn wir sagen, dass wir ›die Nase voll‹ haben, dann meinen wir dies meist in Bezug auf andere Personen, sind maßlos überarbeitet, fühlen uns eingeschränkt oder kommen in einem bestimmten Teil unseres Lebens nicht weiter.

Stell Dir eine Person vor, mit der Du aktuell Schwierigkeiten hast und die Du schlecht riechen kannst. Forsche nun in Dir nach: Welche Glaubenssätze hast Du in Bezug auf diesen Menschen oder diese Situation?

Falls Du Dich entscheiden solltest, das Gespräch zu suchen, habe ich zwei Tipps für Dich: Sprecht auf neutralem Boden, insbesondere, wenn es sich um ein Familienmitglied handelt. Ein gemeinsamer Spaziergang ist hierbei eine gute Möglichkeit, um weniger im Geiste verhaftet und mehr im Fluss zu sein. Erkläre dann im Gespräch Dein Anliegen situations- und nicht personenbezogen und sei möglichst klar in Deinen Aussagen. Wenn Du das getan hast, check einmal, ob sich Dein Riechen der Person verändert hat.

Vielleicht hast Du es auch schon einmal erlebt, dass Du die Emotionen eines Menschen sofort gerochen hast? Emotionen wirken direkt auf unseren Hormonhaushalt ein. Hormone wiederum verändern unseren Körpergeruch und kommunizieren so sehr schnell mit unserem Geruchssinn. Da dieser unseren Intellekt umgeht und direkt mit unserem Instinkt im Stammhirn ›spricht‹, wissen wir in Bruchteilen von Sekunden, wie es um den anderen steht. Wenn wir uns auf unsere Intuition und unseren Instinkt verlassen, fahren wir in der Regel richtig. Viele Menschen haben es jedoch verlernt, bewusst ›hinzuriechen‹.

Negative Emotionen anderen Menschen gegenüber, insbesondere Gereiztheit, können unsere Nasen- und Stirnhöhlen aus dem Gleichgewicht bringen. Sind sie blockiert, hat dies oft mit Konflikten zu tun, die Du mit Personen in Deinem Umfeld erlebst. Ist Deine Wahrnehmung ›wolkig‹ und nicht durchdringend, ist Deine Stirnhöhle zu.

Unsere Nase steht auch in Zusammenhang mit unserem Sexualtemperament, unserem Selbstwertgefühl und dem Zustand unseres Herzens. Nasenbluten bedeutet im übertragenen Sinne das Weinen der Seele.

Es ist wichtig, dass Deine Nase innen gut befeuchtet ist. Sie sollte natürlich nicht laufen, jedoch ausreichend feucht sein, weil dadurch die Atemluft angefeuchtet wird und so Deine Stimmbänder und Lungen etwas Feuchtigkeit abbekommen und nicht kratzig werden. Gleichzeitig unterstützt diese Feuchtigkeit Deinen Körper darin, Viren und Bakterien herauszufiltern.

Der Geschmackssinn

Unser Geschmackssinn hängt direkt mit dem Geruchssinn zusammen. Gemeinsam ergeben sie ein direktes Wahrnehmen der Umgebung. Salz, Würze oder Schweiß in der Luft riechen wir nicht nur, sondern schmecken wir auch. Mit Gerüchen und Geschmack verbinden wir tiefste Emotionen der Freude, Hingabe, wie auch der Abscheu und des Ekels, je nach dem, was wir erlebt und eingespeichert haben. Also gilt es auch hier hineinzufühlen, was Du nicht schmecken kannst oder willst und was Dir wirklich Appetit macht.

Unser fünftes Sinnesorgan, unsere Haut, betrachten wir in Kapitel 14.

AFFIRMATIONEN

Ich öffne mich für das Leben.
Ich nehme das Leben vollständig in mich auf.

Ich genieße das Wunder des Lebens,
das sich mir über meine Sinne schenkt.

Fasziniert erlebe ich meine Sinne und
die Eindrücke, die ich daraus gewinne.

NACHHER-CHECK

Nimm Dir noch einmal die Zeit, in Deine einzelnen Sinne hineinzuspüren.

- Hat sich Deine Wahrnehmung verändert?
- Gibt es Unterschiede in Bezug auf die Informationen, die Du aufnimmst und Deine Interpretation dieser Informationen?

Kapitel 3

Die Spiegelneuronen

Sinnliche Erinnerungen und Schmerzmuster

Was Spiegelneuronen mit Cashmere zu tun haben

Und dann gab es da noch die Michaela. Die war immer zu Gast, als ich noch in der Disco gekellnert habe – das war so mein Nebenjob zum Zivi. Oh, die war lecker! Als Mädel und vor allem, wie sie gerochen hat. So ein dunkler Typ. Südländisch. Voll. Ich war so scharf auf die. Und gerochen hat sie so gut!

Ich bin kein Parfum-Typ, mag das Zeug normalerweise gar nicht. Doch bei ihr hat's mich fast weggebeamt. Sie trug immer dieses Cashmere als Parfum, diesen schweren Winterduft, der nach Sandelholz roch. Gemischt mit ihrer Haut die perfekte Kombination, gemeingefährlich, schlichtweg unanständig verführerisch. Wenn ich heute an Michaela denke, dann hab ich diesen Geruch sofort wieder in meiner Nase und schwelge in Erinnerungen. Erhört hat sie mich nie und doch haben wir viel geflirtet. Der Spaß und Schalk, der damals darin lag, erfreut mein Herz noch heute. Es ist, wie wenn die gute alte Zeit wieder in mir Einzug hält.

Warum kann ich das Cashmere förmlich riechen, wenn ich an Michaela denke? Dafür sind die Spiegelneuronen in meinem Gehirn zuständig. Spiegelneuronen sind Erinnerungs-Nervenzellen, die Sinneseindrücke in Verbindung mit emotionaler Bedeutsamkeit in tiefer Präsenz abspeichern. In *Zurück zum Ursprung* arbeiten wir sehr viel mit den Spiegelneuronen.

Sinnliche Erinnerungen und Schmerzmuster

Unsere Spiegelneuronen sind eng mit dem limbischen System verbunden. Sie speichern und erinnern, im Positiven wie im Negativen, vorwiegend Momente, die auf der sinnlich-körperlichen Ebene verknüpft sind. Dies sind unter anderem Gerüche, Geschmackseindrücke, Berührungen sowie Bewegungs- und Schmerzmuster. Noch stärker prägen sich die Erinnerungen in die Spiegelneuronen ein, wenn dann auch noch auf einer emotionalen Ebene Informationen dazukommen.

Erinnerungen an diese Eindrücke kommen wieder in uns hoch, wenn der entsprechende Auslöser, beispielsweise ein Duft, vorhanden ist, oder eine Emotion wieder erinnert wird. Du kennst das vielleicht, dass Du, wenn Du an bestimmte Früchte oder Gerichte denkst, buchstäblich ihren Geruch in der Nase hast. Stell Dir den tollen Geruch einer gesunden, nicht genveränderten, fröhlichen, toll gewachsenen Erdbeere vor. Du weißt genau, wie eine Erdbeere riecht, Du hast den Geruch förmlich in der Nase, obwohl gerade gar keine Erdbeere in Deiner Nähe ist. Oder, vielleicht hast Du ja, so wie ich, auch eine ganz bestimmte Erinnerung mit dem Duft eines Parfums verknüpft? Das ist das, was Spiegelneuronen abspeichern.

Weniger angenehm ist die Arbeit der Spiegelneuronen in folgendem Beispiel: Jemand hat einen Verkehrsunfall in der Nähe eines Feldes, auf dem der Bauer kurz zuvor Gülle ausgebracht hat. Wenn derjenige später an den Unfall denkt, dann riecht er wahrscheinlich wieder die Gülle, die auf dem Feld war und spürt möglicherweise erneut den Schmerz, denn in diesem Fall haben die Spiegelneuronen eventuell auch noch das Schmerzmuster mit abgespeichert. Und hier wird es tricky: Erlebt ein Mensch eine Verletzung und hat einen Schmerz, der länger als 24 Stunden anhält, fängt dieser Schmerz an, sich so richtig einzuprägen. Nach 48 bis 72 Stunden ist er bereits sehr gut verankert und wurde als festgelegtes Muster von den Spiegelneuronen übernommen, ein wenig so, als würden sie sagen: »Okay, du hast dir den Ellenbogen verletzt. Der hat jetzt mal zwei, drei Tage wehgetan. Das ist jetzt Teil deiner Realität. Und das speichere ich jetzt ab.« So wird der Schmerz ein Teil der Realität, die die Person jeden Tag erleben kann, oft über Jahre hinweg.

Wenn Du Schmerz erlebt hast, ist es wichtig, nicht nur Deine körperliche Struktur wiederherzustellen, sondern auch Deine Spiegelneuronen von ihrer Aufgabe, das Schmerzmuster zu halten, freizusprechen. Andernfalls können die Schmerzen wieder zurückkehren, weil unser Bewusstsein über die Spiegelneuronen die Schmerzen als Bestandteil der alten Realität vermisst.

Übung: Die Spiegelneuronen freisprechen

Die Spiegelneuronen wieder freizugeben, ist so ähnlich wie die Defragmentierung eines Computers, bei der Daten entfernt werden, die nicht mehr benötigt werden. Sind die Informationen weg, kann sich der Mensch nicht mehr an den Schmerz erinnern. Gleichzeitig entsteht Platz und es können neue Informationen (neutrale, positive und negative) in die entsprechenden Speicher gelegt werden.

Die Spiegelneuronen freizusprechen, ist ›eigentlich‹ ganz einfach. Es bedarf lediglich einer sehr klaren Entscheidung.

Warum ›eigentlich‹? Weil es dazu Dein absolutes Vertrauen zu Dir selbst und in diesen Prozess braucht. Nur durch Klarheit, Wahrheit und Absicht stellst Du sicher, dass Du alte Erinnerungen herauslöschst.

Du kannst das selbst tun, indem Du Deinem Bewusstsein sagst, dass es in Ordnung ist, das Schmerzmuster loszulassen, nachdem Du es zuerst einmal als Ist-Zustand akzeptiert hast, Dich nicht mehr dagegen gewehrt hast, in der vollkommenen Annahme des Schmerzes und Deines erlebten Leides und der damit einhergehenden Hilflosigkeit bist. Es braucht diese Hingabe und das vollkommene Loslösen aus dem ›armen Ich‹ oder der Wut, die mit dem Erlebten einhergehen: Surrender. Übergib die damit einhergehende Identität Gott und Du wirst merken, wie sich Dein Lichtkörper und Dein Energiekörper sowie Dein physischer Körper und Dein Bewusstsein schon viel leichter anfühlen. Und dann ist es an der Zeit, das Vakuum, das durch das Loslassen des Schmerzes entstanden ist, bewusst mit etwas Positivem wie Liebe, Freude, Leichtigkeit und Flexibilität zu füllen. So kannst Du eine neue Dimension der Freiheit erleben.

Wenn Du Dich auf diesen Prozess des Freisprechens vollkommen in Dich vertrauend einlässt, geht das so tief, dass Du Dich im Anschluss an den ehemaligen negativen Zustand nicht mehr erinnern kannst. Es ist, als hätte er niemals existiert. Stattdessen halten neue Bewusstseinszustände wie Liebe, Freude, Kraft und Kreativität Einzug, Du richtest Dich so wieder auf und kannst Dein Leben vollkommen neu erleben.

Wieder jung durch Spiegelneuronen

Mit Spiegelneuronen wird übrigens auch ganz bewusst in einigen Altersheimen in England gearbeitet. In diesen Altersheimen sind die Räume so gestaltet, dass sie sich wie in den goldenen Zeiten der Bewohner präsentieren. Die Tapeten, die Teppiche, die Ausstattung, Zeitschriften und Musik und Fernsehsendungen sind zum Beispiel aus der Zeit der Siebziger. All dies erinnert die Bewohner dort an ihre Prime Time – die Zeit, in der sie sich in einer jugendlichen Verfassung und Stimmung befunden haben. Die Ergebnisse sind unglaublich. Bereits nach nur ein paar Wochen zeigen Altersmessungen einen deutlichen Rückgang im körperlichen und geistigen Alter. Bewusst damit gearbeitet, geht der Körper in einen ursprünglicheren, kraftvolleren Zustand.

Wenn Du also bereits älter bist, dann hol die alten Schlager wieder raus, zu denen Du stundenlang voller Freude getanzt hast. Zieh Dir die alten Klamotten wieder an und reaktiviere Deine Jugend. Mehr Informationen hierzu findest Du auch in dem Buch *Die Entschlüsselung des Alterns – Der Telomer-Effekt* von Prof. Dr. Elizabeth Blackburn und Prof. Dr. Elissa Epel.

Kapitel 4

Die Thymusdrüse

Verbindung zur universellen Liebe und zu uns selbst

Lebe Dich – Jetzt ist die Zeit!

Da steht er nun, dieser Mensch, der von sich glaubt zu wissen, was das Beste für mich ist, was ich gefälligst zu tun und zu lernen habe, damit ich mal in seine Fußstapfen trete oder ihn übertreffe. Der durch seine Indoktrination der eigenen Werte und Vorstellungen um sein Überleben und auch sein Andenken kämpft. Will er doch erinnert werden, verehrt und gehuldigt. Sah er Seines doch als Bestes, Großes, als Tradition und Übergabe an den Nächsten. Will sich wiedergelebt fühlen, im Stolz des Vorreiters.

Wer ist dieser Mensch, von dem ich da spreche – es ist der vielen Vater oder Mutter, der bzw. die verzweifelt versucht, dem Sohn, der Tochter die Werte, Ideen und Lebenswege zu vermitteln. Dabei ist es oft ein Mensch, der sich selbst nicht gelebt hat, sondern sein eigenes Leben und die eigenen Ziele und Herzenswünsche um der Tradition willen an den Nagel gehängt hat und sich nun aufs Äußerste bemüht, sein Gegenüber nicht erkennt und auch nicht wirklich sehen will. Ständig sich selbst der Nächste, denn er denkt ja – er weiß es.

Ich will doch nur Dein Bestes und dass es Dir gut geht. Doch was ist gut gehen? Es kann sein, dass gut gehen der Antritt einer Nachfolge des Geschäfts ist, es kann aber auch sein, dass gut gehen etwas vollkommen anderes ist. Anstatt ein Herr oder eine Frau Doktor, die Liebe zum Gärtnern so groß ist, dass Mann oder Frau lieber in der Erde wühlt und das Leben eben so bereichert und unterstützt. Ein Studium beendet wird, um lieber in einem Café zu arbeiten, Kuchen zu backen und mit echten Menschen zusammenzutreffen anstatt im Corporate-Bereich Karriere zu machen und damit ein Leben lang um den eigenen Arbeitsplatz und positive Aufmerksamkeit des nächsten Vorgesetzten zu kämpfen.

Wer bist Du, was macht Dich aus, was wolltest Du schon immer werden und hat es sich verwirklicht? Ich wollte immer Entwicklungshelfer werden, sah mich als Kind schon Brunnen bohren, die Ernte säen und mit einbringen und auch den Kranken helfen. Wenig wusste ich, dass mich mein Leben nach vielen Ausflügen in andere Bereiche später wieder genau auf diesen Weg zu mir führen würde. Meine ganzen Erfahrungen aufzuschreiben, würde noch viele Bücher füllen, und diese Zeit ist jetzt gerade nicht, doch eins sei gesagt. Ich wurde und habe mich selbst so oft vor den Kopf gestoßen, solange dieser nur Erfolg und Ansehen wollte, und ich nicht auf mein Herz hörte, bis ich es endlich begriff und die richtige Abzweigung meines Lebens wählte. Frei nach: Ich kam an eine Gabelung des Weges und ging den Weg der weniger beschritten war – und siehe da – es war gut so.

37 Jahre hat es gedauert, bis ich und meine Liebe zum Heilen von meinem Vater, meiner Familie und auch vielen anderen erkannt wurde. Ich selbst hatte sie auch für 18 Jahre vergessen, doch wurde ich vom Leben eben immer wieder weich gewaschen, bis ich schließlich endlich bei mir ankam.

An einem ganz besonderen Abend hatte ich in das Haus der Wirtschaft in Stuttgart eingeladen, um führenden Mitarbeitern von Mercedes, Porsche, Siemens, Sony und anderen Unternehmen zu erläutern, wie wichtig multidimensionale Wahrnehmung und Traumarbeit sind, um neue Entwicklungen ohne Versuch und Irrtum zu beschleunigen und gleich von Anfang an gute Ergebnisse zu erzielen. Mein Vater, der im Jahr zuvor einen schweren Herzinfarkt erlitten hatte, fragte mich am selben Tag, ob ich mit ihm ins Kino gehen möchte, da er sich allein fühlte. Ich sagte: »Nein, sorry Dad, ich habe einen Vortrag und erwarte Gäste.« Zu meiner Überraschung lud sich mein Vater auch ein und erlebte einen akribisch vorbereiteten Abend zum Thema Multidimensionalität des Seins. Während der Fragerunde verabschiedete er sich, um mich am darauffolgenden Tag anzurufen und mir mitzuteilen. »Wow, Sohn, was Du gestern in Deinem Vortrag abgegeben hast, war unglaublich! Ich wusste gar nicht, wie viel Passion und Liebe Du für Deine Arbeit hast und ich verstehe erst jetzt, wie wichtig Dir das alles ist. Respekt.«

Nachdem er aufgelegt hatte, brauchte ich erst mal Zeit, um diesen Moment zu begreifen. Das Integrieren hat dann noch Wochen, wenn nicht Monate gedauert. Hatte ich das gerade richtig mitbekommen? Mein Vater, der immer wollte, dass ich seine Handelsagentur übernehme, hatte endlich verstanden, dass es mir in meinem Leben um etwas anderes ging, und er fand es gut. Ich meine, versetz Dich mal in meine Situation: Ich war der Auserwählte, derjenige, der die Firma übernehmen sollte, aber nicht wollte. Ständig lag man mir in den Ohren und es führte auch oft zu Zwist. Und plötzlich wurde ich gesehen, wahrgenommen und erkannt.

Heute weiß ich, dass zu diesem Zeitpunkt keine Anfrage meinerseits um eine Bestätigung für mein Okay- und Gut-Sein mehr bestand. Und wenn Du an eben diesem Punkt angelangt bist, dass Du Dein eigener oberster Richter bist und Dir die Bewertung durch niemand mehr wichtig ist, dann bekommst Du Deine Annahme von außen sowieso. Und doch war dieses Telefonat ein echtes Geschenk, für das ich heute noch sehr dankbar bin, brachte es doch meinen Vater und mich näher zueinander.

Dies ist eine meiner Geschichten, doch wie steht es um Dich und Deine Talente, Deine Begabungen, Deinen Herzenswunsch? Ist es vielleicht gerade so, wie ich es unten beschreibe? Du weißt, Du hast es endlich gefunden in Dir oder wiederentdeckt, den heiligen Gral Deiner Existenz. Endlich bist Du wieder dort angekommen und bist Dir ganz sicher: Diesmal stimmt es.

Was ich meine? Na, die Liebe Deines Lebens im TUN. Die Tätigkeit, der Du nachgehen willst, die Idee, die Du verwirklichen möchtest. Das Ding, das Deinem Herzen entspringt, wegen dem Du ursprünglich in diesen Körper und diese Zeit inkarniert bist. Das, wovon Du weißt, es ist Deines – für jetzt und für immerdar, dieses ganze Leben lang.

Du wusstest schon als kleines Kind, was Du werden wolltest und hast es vielleicht auch schon gespielt, gelebt und warst direkt darin versunken. Jede Faser Deines Körpers, all Dein Bewusstsein war darauf ausgerichtet und es war einfach klar – das will ich machen, das will ich sein.

Und vielleicht lebst Du ja jetzt auch diesen Traum, hast ihn mitgenommen aus Deiner Kindheit und freust Dich jeden Tag, morgens aufzustehen und das Leben durch Dich zu beschenken. Dann bist Du eine ganz besondere Ausnahme in unserer heutigen Zeit. Denn die meisten Menschen, ja, die hatten auch einmal eine genaue Vorstellung, was sie werden oder sein wollten. Doch heute leben sie ein Leben des alltäglichen Trotts, eine Wiederholung eines Tages, der einmal gelebt, ganz okay hätte sein können, doch schon nach dem zweiten, dritten Mal nur noch so strotzt vor Ernüchterung, Langeweile, Verzweiflung und Aufgabe des eigenen Ichs.

Was ist passiert? Eine Adaption und Minderung des Geistes, in eine Gesellschaft hinein, die nur eines von Dir will: Deine Lebenszeit und Arbeitskraft. Sozial angepasst in eine Form gedrückt, funktionierst Du so tagein tagaus, mit dem Ausblick, nach 45–50 Jahren endlich wieder damit aufhören zu dürfen, um dann eventuell den verdienten Ruhestand zu erleben.

Zwischendurch hast Du vielleicht auch mal aufbegehrt. Hattest eine Idee, etwas Großartiges kam Dir in Deine Gedanken und Du hast ihn wieder einmal gespürt – diesen Sinn Deines Lebens, das, was Dich ausmacht, diese Liebe, diese Sehnsucht machte sich in Dir auf. Und wenn Du dann Deinem Herzen gefolgt bist und Dich aus der Umarmung der Sklaverei gelöst hast, dann bist Du die nächste Ausnahme, etwas ganz Besonderes, denn Du hast es durchgezogen.

Und wahrscheinlich hast Du sie dann erlebt, die Widerstände der Gesellschaft, der Familie, der Freunde und Bekannten. Du hast sie überlebt – die Mittelmäßigkeit, um die die meisten kämpfen und die sie verzweifelt aufrechterhalten, damit sie ihren werten Hintern nicht aus ihrer Trägheit erheben müssen, um nicht täglich ernüchtert vor dem Spiegel zu stehen und voller Pein den Menschen anzusehen, den sie bewusst oder unbewusst zutiefst verachten, denjenigen, der eben nichts aus seinem Leben gemacht hat. Also wurde gekämpft, gegen Deine Verwirklichung, Deine Idee, Dein Sein. Und Du hörtest Aussagen wie: Was, das willst Du machen? Das geht doch eh nicht. Wer glaubst denn Du zu sein, dass Du das werden willst? In unserer Familie wurde noch nie jemand … Wie, Du willst aus der Tradition heraus und nicht das Geschäft übernehmen? Und so weiter und so fort. Kommt noch dazu, dass viele Menschen gerne in ihrem Weltbild bestätigt werden und ja auch recht haben wollen. Sollte es also derjenige, der etwas Besonderes plant, nicht schaffen, haben sie es doch schon immer gewusst, dass ein Ausbrechen ja eh nicht geht.

Veränderung ist gefährlich, sie bedroht das Weltbild, die Lebensidee und so ziehen die meisten die vertraute Misere der unbekannten Freiheit vor, denn sie scheint ja sicher zu sein.

Wenn Du also tapfer und gleichzeitig schlau warst und eine bahnbrechende Idee in Dir aufkam oder Du Dich für einen besonderen Lebensweg entschieden hast, dann bist Du mit dieser Idee zu einem Menschen gegangen, der selbst etwas erschaffen hat, der Bescheid wusste, wie man erfolgreich etwas angeht, der Dich und Dein Sein und Deine Talente respektiert und geschätzt hat. Der Dich gefördert hat. Um deinetwillen und nicht, um sich selbst durch Dich zu bereichern.

Warum schreibe ich all dies? Um Dir zu sagen, es ist nie zu spät. Es ist immer Zeit, sich selbst zu entdecken, sich tief auf sich und seine Intuition und den eigenen Ruf einzulassen. Dein Ding zu machen. Das, was Du schon immer tun wolltest. Und diese Zeit ist jetzt.

Mach Dein Leben voll – voll mit Liebe, Inspiration und Mitgefühl, sodass Du, wenn Deine Zeit gekommen ist, zu gehen, sagen kannst: JA – ich habe gelebt. Das war'ne geile Show – gerne wieder.

All dies hat größten Einfluss auf unsere Thymusdrüse, steht sie doch für die Verbindung zu uns selbst und zur universellen Liebe und gleichzeitig für die energetische und spirituelle Steuerung unserer Lebensenergie. Sie ist das Organ, das am meisten verkümmert, wenn wir uns nicht selbst leben und unsere Seele nicht den Ausdruck ihres wahrhaftigen Seins leben kann.

Die Thymusdrüse, Freundin des Herzens

Die Thymusdrüse befindet sich etwas unterhalb unserer Schilddrüse auf Höhe des Beginns unserer Schlüsselbeine. Damit sitzt sie ganz nahe bei unserem Herzen, mit dem sie intensiv in Kontakt steht. Auch mit dem Herzchakra, dem Sitz der universellen Liebe, hat sie eine direkte Verbindung. Wenn wir über die Thymusdrüse sprechen, gehen wir tief ins Thema Energetik und Spiritualität hinein. Das Wort ›Thymus‹ kommt übrigens aus dem Griechischen und bedeutet ›Seele‹ – und so wird die Thymusdrüse in manchen spirituellen Disziplinen oft als Sitz der Seele bezeichnet. Für mich, in meiner Wahrnehmung, ist das Herz der Sitz oder das Zuhause unserer Seele, doch dazu mehr dann beim Kapital über das Herz.

In unserer Kindheit und Jugend ist die Thymusdrüse für unser Wachstum und unsere Immunabwehr mitverantwortlich. Besonders aktiv ist sie in der Pubertät, der Zeit des Erwachens unserer Geschlechtlichkeit. Später, mit zunehmendem Alter, atrophiert sie bei den meisten Menschen, d. h. sie schrumpft zurück und wird wieder ähnlich einem Fettgewebe. Wenn sie bis dahin nicht in ausreichendem Umfang T-Lymphozyten produziert hat, ist unser Immunsystem nicht vollständig funktionsfähig. Das Schrumpfen der Thymusdrüse erfolgt hauptsächlich aufgrund von Selbstkritik,

Selbstzweifeln, Dauerstress, anhaltenden Lebenskrisen und einem Rückzug aus dem Leben. Auf der physischen Ebene kann sich eine Imbalance in Form von Infektanfälligkeit, einer Immunschwäche oder Wachstumsproblemen zeigen.

Auf der emotionalen Ebene können bei einer energetisch unausgeglichenen Thymusdrüse folgende Muster und Konflikte auftreten: Nicht vergeben wollen; Brockenkonflikt; Recht und Ordnung aufrechterhalten wollen, aber nicht können; Verwirrung durch Unordnung; Ablehnung des eigenen Reifeprozesses; emotionaler Dauerstress; wenig emotionale Resilienz, was sich bis auf die physische Ebene über Erschöpfungszustände auswirkt; Verteidigung gegen innere Bedrohungen wie ein Infragestellen des eigenen Selbstbildes; Selbstkritik; Selbstzweifel; Angst.

Es muss jedoch nicht dazu kommen, dass unsere Thymusdrüse schrumpft und ihren Dienst einstellt. Wir können und sollten auch im Erwachsenenalter eine gut funktionierende Thymusdrüse haben, was wir erreichen können, indem wir die sie belastenden Emotionen aus unserem System lösen und so die Qualität der bedingungslosen Liebe wieder in unser Leben einladen. Konkrete Hinweise dazu, wie Du das machen kannst, findest Du weiter unten in diesem Kapitel.

Spüre zunächst einmal in folgende Fragen hinein:

- Wie gehst Du in Deinem Mann- oder Frausein auf Dich selbst zu?
- Empfindest Du Hingabe zu Dir selbst? Fühlst Du Freude, wenn Du Dich betrachtest?
- Wie viel Sensitivität hast Du, um in Dich hineinzuhören und wahrzunehmen, wie es Dir geht?

- Wie stark bist Du von Ängsten blockiert? Hast Du Angst vor Herzschmerz? Kannst Du schwer vergeben?
- In welchen Situationen tust Du Dich schwer, wenn Du etwas für Dich selbst und Deine eigene Entwicklung tun musst?
- Wurden Deine Entwicklung und Dein Lernen einmal durch Bewertung von außen gestört? Hat jemand gesagt, dass das, was Du gemacht hast, nicht gut ist? Dass Dein Lernen nicht ausreichend war?
- Wie steht es um Dein inneres Ordnungssystem in Bezug darauf, wie Du Recht und Unrecht voneinander unterscheidest?
- Welche Brocken hast Du in Deinem Leben zu schlucken?
- Fühlst Du Dich ungerecht oder unfair behandelt oder hast in der Vergangenheit selbiges erlebt? Nimmt Dir so manches die Luft? Deine Speiseröhre und Luftröhre befinden sich ja im selben Bereich wie die Thymusdrüse und hier kann eine Interaktion stattfinden.

Die Thymusdrüse und unser inneres Wachstum

Unsere Thymusdrüse hat eine große spirituelle Bedeutung. Sie steuert, wie schon erwähnt, unsere Lebensenergie und sorgt dafür, dass wir über den Lauf unseres Lebens einen Reife-, Bildungs- und Lernprozess durchlaufen können. Ein reiches Leben beinhaltet nun mal, dass wir uns in einem kontinuierlichen Prozess des Aufnehmens, der Neugierde, des

Spiels, des Lernens, der Ernsthaftigkeit und der Leichtigkeit befinden – und gleichzeitig die bewusste Entscheidung treffen können, uns mit unserem inneren Wachstum zu beschäftigen.

Letztendlich kommen wir in einem bestimmten Alter an die Themen Spiritualität, Lebenssinn, Lebensbeitrag usw. Und dann entstehen Fragen, mit denen wir uns als Erwachsene oft beschäftigen dürfen: »Wie setze ich mich mit meinen Glaubenssystemen auseinander?«, »Wie viel Mitgefühl entwickle ich für die Welt, die Umwelt und für mich selbst?«, »Wie hole ich die materielle Welt, mit der ich dreidimensional verbunden bin, in mich hinein?« Eine Antwort hierfür wäre: indem Du Deine Augen und Dein Herz als Tore nach innen wahrnimmst und öffnest und alles in Dich hineinströmen lässt.

Übung: Die Augen und das Herz – Tore nach innen

Nimm einmal wahr, wie Du Deine Umgebung und den Raum, in dem Du Dich gerade befindest, betrachtest. Vielleicht hast Du ja sogar ein Fenster vor Dir und kannst nach draußen schauen. Auch Deine Augen sind Fenster und Du kannst entscheiden, ob Du von innen nach außen schaust – oder aber, ob Du Deine Augen und gleichzeitig Dein Herz ganz weit wie Tore öffnest und dem Leben und dem Raum die Möglichkeit gibst, Dich zu erfüllen und innerlich zu bereichern. Du wirst merken, wie jede Bewegung und Handlung, die Du aus dieser umgekehrten Blickrichtung heraus ausführst, einen anderen Ausdruck und eine andere Wahrnehmung bekommen, weil Du Dich anders steuerst und anders einlässt. Hierdurch entsteht tiefes Mitgefühl, für Dich selbst, für Deine Umgebung und für das Leben. Genau hier spürst Du diese Brücke zwischen Vernunft und Herz. Die Thymusdrüse ist mit der wichtigste Vermittler zwischen dem Ego und der Seele. Sie gleicht aus.

HEILENDES MITGEFÜHL MIT UNS SELBST

Wenn wir uns ungerecht behandelt fühlen, entsteht oft eine tiefe Traurigkeit, und wir gehen gerne in den Rückzug, weil uns die Bewertung von außen so sehr bewegt und beschäftigt. Wir fühlen uns mit unserer Überzeugung, alles richtig gemacht zu haben, allein oder auch zurückgelassen.

Ausgelöst durch große Konflikte, schmerzhafte Zurückweisung, Verrat oder den Verlust eines geliebten Menschen bauen wir zu unserem Selbstschutz oft eine Mauer um unser Herz, unseren Sitz der universellen Liebe und dem Zuhause unserer Seele. Dies führt dann dazu, dass keine Öffnung mehr in unserem Herzen da ist und wir uns in einem selbstgeschaffenen Gefängnis befinden. Du kannst aus diesem Gefängnis wieder austreten, indem Du beginnst, Dich selbst ins Herz zu schließen, Dich bedingungslos anzunehmen und Dir das Mitgefühl zu geben, das Du brauchst. Du bist nicht erst dann gut, wenn Du die Bedingungen, Vorstellungen oder Erwartungen anderer erfüllst. Du bist perfekt und vollkommen – jetzt, und zwar genau so, wie Du bist.

Spüre, wie bei diesem Gedanken Gleichmut und ein Gefühl von Glück bei Dir Einzug halten und ein Empfinden von Freiheit entsteht – in Bezug auf Dich selbst wie auch in Bezug auf das Außen.

Deine Thymusdrüse ist elementar für Dein Wohlbefinden und Deine Selbstliebe. Wenn Du mit Emotionen wie Zurückweisung, Verrat und Trauer arbeitest, hilft Dir ihre Aktivierung dabei, besser mit diesen Themen umzugehen.

Übung: Aktivieren der Thymusdrüse durch Beklopfen
Du kannst Deine Thymusdrüse durch tiefe spirituelle Prozesse und tiefes Mitgefühl wieder funktionsfähig machen. Sie kehrt automatisch zu ihrer vollen Kraft zurück, wenn Du in die Transformation und Heilung Deiner emotionalen Traumata hineingehst und dabei Deine Ängste, Deine Wut und Deinen Rückzug loslässt. Hierdurch kommst Du wieder in die Bewegung, die das Leben und das, was Du voller Liebe und Freude beitragen kannst, ausmacht. All dies aktiviert Deine Thymusdrüse, erweitert Dich stark nach außen und hilft Deinem parasympathischen Nervensystem, in die Ruhe zu kommen. Die Ruhe im Nervensystem wiederum ermöglicht ein tieferes körperliches und spirituell-energetisches Wachstum.

Das physische Stimulieren der Thymusdrüse unterstützt Dich im Loslassen von emotionalem Schmerz. Beklopfe hierfür sanft mit der Faust, der Handfläche oder den Fingerspitzen Dein Brustbein unterhalb Deiner Schlüsselbeine. Dies entspannt Deine Thymusdrüse und vertieft den Kontakt zu Dir selbst, wodurch es zu einer Öffnung gegenüber Deiner Umwelt und mehr Stabilität in Deinem Alltag kommt. Das Klopfen hilft beim Gehenlassen von Ängsten, Herzschmerz, Trauer und anderen emotionalen Verletzungen. Im Zuge dessen entsteht Lockerheit, das Nervensystem beruhigt sich, Gleichmut kommt auf und die Muskulatur entspannt. So kommst Du in die Offenheit und Weichheit hinein, die Du brauchst, um das Leben zu begrüßen. Gleichzeitig fühlst Du Dich genährt und Deine Fähigkeit, Liebe zu empfangen und Zuversicht zu haben, wächst.

Besonders gut wirkt das Klopfen in Kombination mit dem Summen oder Singen eines Tons, weil sich dadurch der Bereich Deiner Herzgegend noch mehr öffnet und auch das Kehlkopfchakra aktiviert wird. Summe oder singe hierfür tiefe Töne, da sie deutlich spürbare Vibrationen erzeugen. Probiere einfach mal damit rum und irgendwann hast Du den Ton, der in seiner Vibration Deinen ganzen Brustkorb erfüllt.

Älter werden neu beleuchtet

Eine gesunde, aktive Thymusdrüse kommuniziert mit dem Erbgut in allen Deinen Zellen, ihre Strahlkraft geht weit über Deinen Körper hinaus. Lass einmal diese Vorstellung von Atrophie, Rückzug und Zerfall los, die nicht nur mit der Thymusdrüse, sondern allgemein mit den negativen Erwartungen in Bezug auf das Altern zu tun hat. Wir setzen das Älterwerden oft mit einem Kränklich-Fühlen oder mit Zerfall gleich. Es ist jedoch unser Glaubenssystem, das uns schneller oder langsamer altern lässt und bestimmt, wie wir mit Stress umgehen.

Alles, was mit Deinem Stress zu tun hat, hat auch mit Deiner Thymusdrüse zu tun. Kämpfst Du gegen das Außen, dann hast Du wenig Kraft für eventuelle innere Konflikte, z. B. ein Ringen mit Selbstkritik und Selbstzweifeln, und bleibst dann in diesen Zuständen hängen. Dieser Stresszustand belastet Deine Telomerkappen. Du kannst Dir Deine DNS wie einen Schnürsenkel vorstellen. Die beim Schuhband mit Plastik umwickelten Enden sind in diesem Vergleich die Telomerkappen. Je länger diese sind, umso öfter kann sich eine Zelle korrekt teilen, regenerieren und wieder neu bilden. Stress verkürzt die Telomerkappen und irgendwann ist dann die vollkommene Neubildung einer gesunden Zelle nicht mehr gewährleistet. Letztlich verkümmert so der Körper – und dies gilt natürlich auch für Deine Thymusdrüse.

Dabei darfst Du Dich getrost vom traditionellen Verständnis des Alterns lösen. Wir Menschen könnten locker 150 Jahre alt werden. Jedes Tier ist etwa nach einem Siebtel seiner Lebenszeit erwachsen und ausgewachsen. Beim Menschen wäre dieses Siebtel in etwa das Alter von 21 bis 22 Jahren und wenn wir dies hochrechnen, erhalten wir eine natürliche Lebenserwartung von etwa 150 Jahren. Im Gegensatz dazu glauben wir jedoch zumeist, dass uns ab dem Alter von fünfzig Jahren langsam die Lebenskraft verlässt. Dabei sind wir mit Fünfzig gerade mal durch ein Drittel unserer möglichen Lebenszeit hindurch und noch in einem richtig jugendlichen Alter!

Lass dieses Damoklesschwert des Alterns und Sterbens los und aktiviere die Lebenslust, die Lebensfreude, den Genuss, das Teilhaben, die Neugierde und die Faszination am Leben! Tritt ganz bewusst aus dem kollektiven Feld der üblichen düsteren Vorstellungen vom Altern heraus. Auch falls Du das, karmisch gesehen (durch viele kurze ehemalige oder parallele Leben), eventuell unterbewusst abgespeichert hast.

Löse Dich auch von der Vorstellung, über Deine Genetik festgelegt zu sein. Dass etwas in der Familie liegt oder man in Eurer Familie nur eine gewisse Lebenserwartung hat, heißt nicht, dass das Dein Schicksal sein muss. Entscheide Du, was Du erfahren und in welcher Vitalität und Kraft Du leben möchtest. Das ist ein klares JA zum Leben und ein gelebter innerer und kraftvoller Widerstand gegenüber den Paradigmen, die von irgendjemandem irgendwann einmal festgelegt worden sind und gesellschaftlich wirken. Du entscheidest.

Thymusdrüse und Glücksempfinden

Die Thymusdrüse steht auch in Zusammenhang mit unserem Kausalkörper, unserem feinstofflichen Körper der Glückseligkeit. Was ist jedoch Glück?

Meiner Erfahrung nach ist es eine Ansammlung von Zufällen. Zufälle wiederum sind eine Anhäufung von Absichten. Dies bedeutet, dass hinter unserem Glück eine Absichtslinie steht, die, wenn wir bereit sind, reflektiert zu leben, in Kraft tritt. So können wir Glück erfahren. Unser Kausalkörper ist dann sehr aktiv, wenn wir uns den Raum dafür geben.

Die Frage in Bezug auf Thymusdrüse und Kausalkörper ist: Wann haben wir die Resonanzen zum Verkümmern aufgebaut? Meist findet dies bereits in unserer Kindheit statt. Überprüfe dies für Dich selbst und beginne, das zu lösen, indem Du Deine Glaubenssätze, Programmierungen und Konditionierungen überprüfst und schaust, ob sie Dir, Deinem Leben und der Liebe darin dienlich sind.

Affirmationen

In vollkommenem Vertrauen öffne ich
mein Herz und weiß, dass alles gut wird.

Ich bewege mich im Licht.
Ich bin das Licht.

Bedingungslos und frei liebe ich mich
und meine Mitmenschen.
Ich gebe von ganzem Herzen.

Nachher-Check

- Wie empfindest Du Dich nun in Deinem Mann- oder Frau-Sein?
- Wie gut kannst Du jetzt wahrnehmen, wie es Dir geht?
- Fühlst Du Dich innerlich freier und weniger von Ängsten blockiert?
- Fällt es Dir leichter, etwas für Dich und Deine eigene Entwicklung zu tun?
- Fällt es Dir leichter, Recht und Unrecht voneinander zu unterscheiden?
- Bist Du bereit, dem Leben und der jeweiligen Zeit den Raum zu geben, Dich zu erfüllen und Dich dadurch weiterzuentwickeln?

Kapitel 5

Die Schilddrüse

Authentizität und Anerkennung durch das Umfeld

Deine Freiheit braucht Dich

Oh ja – ich kann auch Drama. Am meisten, wenn ich nicht zu essen bekomme, was ich essen kann und mag. Lange Rede kurzer Sinn: Ich esse keine Weizenprodukte (zum Teil wegen des Glutens) und keine Kuhmilchprodukte. Beim Weizen brennt mein ganzes Gewebe und das Muh sorgt für Bauchweh. Und damit bin ich nicht allein, sind doch weltweit davon sehr viele Menschen betroffen. Das ist nichts Neues, im Gegenteil, es ist schon lange bekannt. Tut die Restaurantwelt etwas dafür? Eher sehr selten.

Und so war es mal wieder soweit, meine Liebste und ich gehen Essen, zum Italiener, und klar, wieder einmal kein einziges Gericht auf der Karte, das, außer Salat, keine der oben genannten Zutaten enthielt. Salat am Abend bläht, die Nacht wird dann sehr unruhig, mal abgesehen vom nächsten Morgen, an dem Du mit einem Kater aufstehst, der Fermentation wegen, die dann Alkohol in Deinem Verdauungstrakt produziert. Da geht mir doch der Hut hoch.

Okay, das war das vierte Mal auf dieser Zypern-Reise, dass ich wieder einmal nichts Bekömmliches zu essen bekommen sollte, doch diesmal machte ich nicht mit. Wenn ich das schon bezahlen soll, will ich es auch genießen können und das ohne Nachwirkungen. Das ließ ich die Chefin des Lokals dann auch wissen, legte die Karte beiseite und ging. Drei Straßen weiter haben wir dann ganz frei und ohne Bedenken das Essen bei einem Asiaten genießen können.

Warum die Story? Aus zwei Gründen: Zuerst einmal sollten alle, die gesundheitliche Themen in diesem Bereich haben, es mitteilen und mit dafür sorgen, dass die ganze Industrie sich verändert. Ich meine, geh mal zum Bäcker! 40 Weizenprodukte, 1 Dinkelbrot und 2 Dinkelbrötchen – von glutenfrei mal ganz zu schweigen. Es braucht also ein Aufstehen, denn der Verbraucher sollte den Markt bestimmen.

Doch jetzt zum zweiten, viel wichtigeren Grund: Du hast es nicht nötig, Dich in etwas hinein zu opfern, was absolut vermeidbar ist. Machen wir das? Ja, viel zu oft. Das findet ständig in allen möglichen Bereichen des Lebens statt. In der Familie, wenn es zu physischen wie energetischen Übergriffen kommt. Bei der Arbeit, täglichen Transaktionen (wenn beispielsweise, obwohl man vorher etwas anderes vereinbart hat, Rechnungen plötzlich teurer werden), wenn der Staat wieder einmal etwas über den Bürger entscheidet und anordnet, auch wenn es keinen Sinn macht, und und und.

Jetzt denkst Du vielleicht, da kann ich doch nichts dagegen ausrichten, da habe ich keine Wirkung, und wenn ich was sage, verändert sich nichts. Das stimmt so nicht, denn steter Tropfen höhlt den Stein, Beharrlichkeit zahlt sich aus und das mal ganz bestimmt.

Jedes weitere Opfern macht Dich klein, löscht Dein Licht, sorgt für ein Gefühl von Minderwertigkeit und Unterdrückung. Dieses Gefühl kommt jedoch nicht von außen, auch wenn es so scheint, es kommt von ganz tief drinnen, aus Dir selbst, weil Du Dich mit Deinem Schicksal und der damit eventuell resultierenden Misere abgefunden hast.

Im Leben geht es immer wieder um das Heraustreten aus diesem unbewusst selbstauferlegten Schicksal. Es geht um Dein Erwachen in Dir und die bewusste Anwendung der Verantwortung, die Du in Deinem Leben für dessen Verlauf hast. Kümmerst Du Dich nicht darum, steigst Du aus Deiner Souveränität, die Dir mit Deiner Geburt gegeben wurde, aus.

Die Folgen sind, energetisch gesehen, starke Einwirkungen auf Deine Schilddrüse, Deinen Kehlkopf und Deine Stimmbänder, da Du Dich ja dann nicht authentisch lebst und wahrhaftig zum Ausdruck bringst.

Die Schilddrüse, unser Organ der Authentizität

Unsere Schilddrüse steuert sehr viele Prozesse in unserem Körper. Eine ihrer wichtigsten Aufgaben ist es, Hormone auszuschütten, die für die Stabilität unserer Gemütslage zuständig sind. Unter anderem, weil uns in unserer Kindheit nicht gezeigt wurde, wie wir uns selbst in Krisenzeiten und bei Authentizitätsproblemen zentrieren können, sind Probleme mit der Schilddrüse heute eine Volkskrankheit.

Folgende körperliche Themen können bei einer Imbalance der Schilddrüse auftreten: Hashimoto-Thyreoiditis, Schilddrüsenüberfunktion, Schilddrüsenunterfunktion, Müdigkeit, Antriebslosigkeit, geistige Langsamkeit, Konzentrationsstörungen.

Die Schilddrüse ist unser Organ der Authentizität. Sind wir authentisch, können wir uns frei leben und darstellen. Emotionen der Selbstkritik, des Nicht-genug-Seins und der Minderwertigkeit lassen unsere Schilddrüse verkümmern, während Wahnvorstellungen, Narzissmus und Selbstgefälligkeit ein Wuchern der Schilddrüse verursachen. Des Weiteren zeigt sich eine Unausgeglichenheit der Schilddrüse auf der psycho-emotionalen Ebene oftmals in nachstehender Form: Angst und Glaube, bestimmte Dinge nicht sagen oder tun zu dürfen; Brockenkonflikt, Ohnmachtskonflikt und Frontalangstkonflikt; der Glaube zu langsam zu sein; das Empfinden, Gutes nicht zu bekommen und Schlechtes nicht loszuwerden, weil man zu langsam ist; das Gefühl, zu viel in zu wenig Zeit zu tun zu haben; sich unter Druck setzen oder unter Druck gesetzt werden; übermäßige Darstellung des Ich; emotionale Labilität, Apathie, depressive Verstimmungen, Wahnvorstellungen, Suizidgedanken, Überdreht-Sein, manisch-depressive Störung.

In diesem Kapitel bringen wir die Schilddrüse zurück ins Gleichgewicht, indem wir die mit ihr in Verbindung stehenden negativen Emotionen ablösen. Berühre einmal die Struktur Deiner Schilddrüse und spüre in Dich hinein:

- Wie klar bist Du in Deiner Energie im Bereich Deiner Schilddrüse?

- Wie geht es Dir mit dem Thema Aufmerksamkeit? Wie viel Aufmerksamkeit und Bestätigung brauchst Du vom Außen und wie viel gibst Du Dir selbst von innen?

- Wie sehr lässt Du Dich zu?

- Wie viel Authentizität gestattest Du Dir?

- Wie frei bewegst Du Dich in Deinem Alltag und kannst sagen: »Ich bin okay wie ich bin und meine Stimme und Darstellung tragen mich«?

- Bist Du jemand, der sich eher zurückzieht und sich lieber nicht so sehr zeigt?

- Bist Du eher vorsichtig, wenn Du Deine Meinung sagen willst oder musst? Trägst Du Deine innere Wahrheit nicht oder nur zögerlich nach außen, weil Du Widerstand in der Gesellschaft oder der Gruppe von Menschen, in der Du Dich bewegst, befürchtest?

- Machst Du Dich selbst eher klein?

- Bist Du aufbrausend, versuchst Dich zu verteidigen und zeigst dadurch, dass Du unsicher bist?

- Erlebst Du anhaltende Müdigkeit oder Antriebslosigkeit? Hast Du Angst, bestimmte Dinge nicht tun, sagen oder leisten zu können? Geht Deine Antriebslosigkeit vielleicht sogar bis in Suizidgedanken hinein?

- Bist Du immer wieder vergesslich?

- Hast Du das Gefühl, Deine geistigen Prozesse sind nicht mehr so schnell wie früher?

- Bist Du emotional stabil oder eher labil?

- Wie lange kannst Du Deine Aufmerksamkeit halten und Dich gut konzentrieren?

- Neigst Du zu Stimmungsschwankungen – bist im einen Moment super drauf und im nächsten Augenblick merkst Du, wie Deine Energie und auch die Laune sinken? Wehrst Du Dich vielleicht dagegen, kannst es aber nicht verhindern?

- Hast Du Dir Beziehungen gewählt, in denen Du so, wie Du bist, willkommen bist?

- Was macht es mit Dir, Dich mit all diesen Fragen auseinanderzusetzen?

Steh einmal auf, bewege Dich durch den Raum und erfahre Dich in der Bewegung.

- Wie frei bist Du in der Bewegung Deiner Hüfte?

- Wie gut funktionieren Deine Beinbeuger? Die Beinbeuger sind die Muskeln, die das Bein anheben. Wie viel Kraft haben sie?

- Wie viel Kraft hast Du in der Bewegung des jeweils hinteren Beines, wenn Du nach vorn läufst? Also bei diesem Vorschieben?

- Prüfe auch einmal den Bereich von Stirnhöhle, Augen und oberer Gesichtshälfte bis etwa zur Nasenspitze. Wie fühlt sich dieser Bereich gerade an? Sind Dein Becken, Deine Schilddrüse und Dein oberer Gesichtsbereich miteinander verbunden?

- Wie frei fühlst Du Dich außerdem in der Gestik Deiner Arme und Hände? Bist Du jemand, der mit seinen Gesten Raum einnimmt – wie man es oft von den Südländern kennt – oder bist Du eher zurückhaltend und hast eine wenig aussagekräftige Körpersprache?

- Wenn Du all dies testest, wie fühlst Du Dich dabei in Deinem Gemüt, in Deiner Emotionalität?

AUTHENTIZITÄT IST GUT SEIN MIT DIR SELBST

Die Schilddrüse als unser Organ der Authentizität reagiert darauf, wie wir uns nach außen darstellen, wie wir uns mit unserer Stimme und unseren Worten Ausdruck verleihen. Ist sie aus der Balance, verstecken wir uns oft in uns selbst und erlauben uns aufgrund von Unsicherheit oder falscher Bescheidenheit nicht, in unseren authentischen Ausdruck zu gehen. Wir suchen Sicherheit hinter einer Maske und geben uns gekünstelt, verstellen uns, drücken uns nicht klar aus. Oder aber wir gehen ins andere Extrem und fordern Aufmerksamkeit, Beachtung und die Bestätigung für unser Richtig-Sein von unserer Umwelt, dem Außen, ein.

Doch was macht Authentizität in erster Linie aus? Authentizität bedeutet, gut mit Dir selbst zu sein, in Dir zu ruhen. Zu wissen, dass Du okay bist, wie Du bist. Dieses Wissen beruht auf einem Zustand der Akzeptanz und Annahme Deiner selbst und einem Klar-Sein und Wahrhaftig-Sein in Deinem Ausdruck.

Wenn es um Wahrhaftigkeit geht, hat unsere Gesellschaft leider einen Mangel. Viele Menschen reden viel und was gesagt wird, kommt aus dem Verstand, ist mental, intellektuell und oft auf ein Ergebnis bezogen berechnet. Das merkst Du, wenn jemand etwas sagt, Du jedoch das Gefühl hast, hier stimmt etwas nicht. Warum ist das so? Weil die Energie nicht dem Gesagten folgt und dann weißt Du, dieser Mensch ist nicht authentisch und damit nicht ehrlich sich selbst und der Welt gegenüber. Eine Aussage zu treffen und auch dafür zu stehen, ist heute keine Selbstverständlichkeit mehr. Findest Du heute einen Menschen, der vollkommen klar seine Wahrheit sagt und lebt, so ist das, obwohl es vollkommen selbstverständlich sein sollte, eines der größten Geschenke, die das Leben Dir machen kann.

Die Anfangsproblematik dieses Dilemmas liegt in der Verpflichtung, höflich, lieb und zuvorkommend zu sein, um in der Gesellschaft nicht aufzufallen. Diese Thematik entstammt dem Standeswesen. Das Volk hat untertänig zu sein, auch wenn es dazu zutiefst im Widerstand ist. Benimmt es sich nicht entsprechend, hat es mit Sanktionen zu rechnen. Ergo lebt sich das Volk nicht, im Gegenteil, es lebt und erlebt Unfähigkeit, Verärgerung, Wut und Trauer. Dass sich dadurch Entladungen wie Machtspiele der Unterdrückung und Gewaltausbrüche in den Familien ergeben, ist kein Wunder. Darum ist es so hilfreich, sich mit gewaltfreier Kommunikation zu beschäftigen, um derartigen Auswüchsen vorzubeugen.

VERANTWORTUNG ÜBERNEHMEN UND SITUATIONSBEZOGEN KOMMUNIZIEREN

In der gewaltfreien Kommunikation werden Probleme situationsbezogen und nicht personenbezogen diskutiert und besprochen. Eine situationsbezogene Kommunikation findet ohne Problemprojektion auf eine andere Person statt. Dies bedeutet, dass Du beschreibend zum Ausdruck bringst, was eine Situation mit Dir macht, ohne Dein Gegenüber anzuklagen. Der andere kann sich so in Deine Lage versetzen und verstehen, was Dir Schwierigkeiten bereitet. Das würde zum Beispiel bedeuten, dass Du nicht mehr »Dauernd machst Du das mit mir« sagst, wenn Dich jemand mit Worten verletzt, sondern Du die Situation in den Vordergrund stellst und sagen würdest: »Schau mal, die Situation, die wir jetzt gerade erleben, macht … mit mir. Ich fühle mich dann … und aufgrund dessen erleben wir …« Es ist einfach wichtig, dass Du erkennst, dass Du selbst derjenige bist, der die Situation interpretiert und auch dokumentiert. Dadurch entsteht Deine Wahl, Dich verletzen zu lassen oder in Deiner Ruhe zu bleiben, womit die Aggression beim Aggressor bleibt und Dich dadurch nicht verletzen kann. Und auch die Verantwortung für die Interpretation der Situation bleibt dann bei Dir.

Sobald Du jedoch die Verantwortung für Dein Problem auf eine andere Person projizierst, nimmt der andere Deine Erfahrung persönlich und dann beginnt eine Eskalationsspirale. Wenn Du auf konstruktive Weise loswerden kannst, was Dich belastet, freut sich Deine Schilddrüse und Du kannst Dich mit dem, was Dich ausmacht, öffnen. Sollte keine Wertschätzung vom Gegenüber für Deine Darstellung der Situation da sein, dann darfst Du Dir Gedanken machen, mit wem Du in Zukunft kommunizierst oder Dein Leben teilst. Denke daran, dass Du gleichwertig bist.

Mach Dich nicht klein – steh in Deiner Kraft!

Wenn Du Dich klein machst, krümmt sich Deine obere Wirbelsäule, es ist, wie wenn Du ein wenig den Kopf einziehst. Dieses Krümmen der Hals- und zum Teil auch der Brustwirbelsäule hat einen energetischen Effekt auf die Schilddrüse. Das Dich selbst klein machen und die Ohnmacht, die durch die mangelnde Selbstannahme und Selbstdarstellung entsteht, machen das Energiezentrum des Selbstausdrucks, das Kehlkopfchakra, zu und es fließt kein oder nur noch wenig Licht in Deine Schilddrüse.

Spüre einmal in Deinen Hals, während Du den Kiefer bewegst. Verspürst Du vielleicht einen Frosch oder einen Kloß im Hals? Und wie ist das in Deinem Alltag? Hast Du das Gefühl, im Leben reaktionsfreudig und schlagfertig zu sein – in Deiner Bewegung, aber auch, wenn es ums Handeln geht?

Vielleicht merkst Du, wie es in Brust, Kehlkopf und Hals warm oder sogar heiß wird, während Du Dich mit diesen Fragen beschäftigst. Dies ist ein Zeichen dafür, dass wieder mehr Energie in diesen Bereich hineinfließt. Wichtig in diesem Zusammenhang ist, dass Deine Halswirbelsäule gerade im unteren Bereich (C7 bis C5) entspannt und gut ausgerichtet ist, da hier sonst das Chi, das über die Wirbelsäule nach oben fließt, nicht frei im Fluss ist und dadurch auch Deine Schilddrüse zu wenig Chi (Biophotonen-Licht) bekommt. Da ab dem siebten Halswirbel nach oben die Energie von einer niedrigen, körperlichen, in eine höhere, geistige Frequenz wechselt, ist es wichtig, dass dieser Wechsel frei und ungehindert stattfinden kann, da sich sonst dort ein Energieknoten bildet und sich möglicherweise in Form eines Kropfes zeigt.

Oftmals schreit Dein ganzes Du nach Selbstdarstellung und einem Dich-frei-Brüllen, einem freiem Authentisch-Sein, das Du jedoch selbst durch Deine Innenbetrachtung und die Bewertung verhinderst. Wenn Du Dir erlaubst, in Deinem Sein ehrlich, konkret und klar, also einfach Du selbst zu sein, stehst Du in Deiner Kraft und kannst Dich gut nach außen darstellen. Deine Schilddrüse funktioniert dann normalerweise richtig gut und Dein siebter Halswirbel entspannt sich zusätzlich dazu.

Spüre weiter in Dich hinein:

- Wie viel Gutes erlebst Du im Leben? Bist Du in der Lage, daran teilzuhaben und es aufzunehmen oder hast Du danach das Gefühl, etwas versäumt zu haben?

- Kannst Du Belastendes loslassen und sagen: »Hey, danke, das brauche ich jetzt nicht mehr«?

- Kannst Du Dich auf den Rhythmus von Aufnehmen und Abgeben einlassen?

- Spürst Du immer wieder Zeitdruck, durch Dich selbst oder durch das Außen? Empfindest Du Stress, der vom Außen kommt?

- Hast Du das Gefühl, in einem Lebensabschnitt noch nicht getan zu haben, was es zu tun gab?

- Hast Du das Empfinden, noch nicht da zu sein, wo Du sein willst?

All diese Themen wirken sich direkt auf die Schilddrüse aus. Eine der größten Formen der Freiheit ist es, dass wir unsere Zeit frei einteilen können. Gelingt Dir das, bist Du frei in Deiner Bewegung. Gelingt es Dir nicht, kommt Widerstand auf und Du blockst und bockst, weil Du Dir diese Freiheit nicht nimmst und somit aus Deiner Souveränität herausgehst.

Übung: Souveränität leben

Lass uns die Souveränität in Deinem Leben aktivieren und das metaphorische Gummiband, das Dich davon abhält, in die Bewegung hineinzukommen, einfach kappen. Entscheide Dich für Deine Souveränität, für Dein Ich-Bin, Dein Schöpfer-Sein in Deiner Realität. Es ist lediglich eine Entscheidung.

Öffne Dich dafür, dass Dir das Leben und Deine Intuition die Impulse geben, die Dich in Deinem Verhalten leiten. Du weißt dann, was es im jeweiligen Moment braucht, was Du annehmen oder ablehnen kannst, wo Du Dich einbringen oder zurücknehmen möchtest – ganz natürlich, ohne alte Muster.

Spüre einmal hinein, wie viel Kraft sich jetzt in Deinem Beinbeuger entwickelt. Jetzt nehmen wir noch das dritte Auge dazu, sodass Du betrachten kannst, was Du erschaffen hast und auch die tieferen Ebenen des Seins dazu verstehst. Das dritte Auge und das Kehlkopfchakra liegen ja sehr nah beieinander, sie sind Nachbarn und es flitzt immer ein wenig Energie zwischen den beiden hin und her.

Lass die Traurigkeit los, die sich aus der Angst ergeben hat. Spüre das Ich-Bin, das Erwachen, das in Dir stattfindet. Gib ihm den Raum, Dich vollkommen auszufüllen. Es ist so viel Kraft und Schönheit in Dir – und so viel Liebe.

Spiritualität ist, in meinen Augen, die Akzeptanz des Geistes als Realität: »Ich habe Geist. Ich akzeptiere diesen Geist als Realität und bin mir bewusst, welche Schöpferkraft diesem Geist innewohnt und welche Resonanzen ich eingehe, wenn ich etwas fühle oder denke.«

Der spirituelle Mensch ist sich klar darüber, dass er Verantwortung für seine Schöpfung trägt und braucht keine Bestätigung im Außen. Es ist Deine Aufgabe, immer mehr Du selbst zu sein, Dich zu lieben und zu verstehen, Deine Dich vielleicht schon seit Jahrzehnten belastenden Emotionen loszulassen und Dich in Deiner Großartigkeit zu erkennen. Es geht darum, Dich selbst und Dein Potenzial zu kennen und zu leben. Tust Du dies, bist Du zufrieden und glücklich.

Das Kehlkopfchakra als Kanal in andere Dimensionen

Noch ein kleiner Hinweis zum Kehlkopfchakra: Dein Kehlkopfchakra kann einen Kanal bilden, der ganz tief in andere Dimensionen hineinreicht. Bei außerkörperlichen Erfahrungen und luziden Träumen kannst Du das Kehlkopfchakra nutzen, um Dich mit anderen Realitäten zu verbinden. Es ist ein Tor zur Schöpfung, denn in der Multidimensionalität, zu der es uns Zugang gibt, können wir Traumartefakte (Impulse) hinterlassen, die uns helfen, unsere Wünsche in unser Leben hineinzuträumen. Der Traum wird dann Wahrheit. Doch wähle weise, was Du erschaffst.

Affirmationen

Ich bin schnell genug,
das Tempo bestimme ich.

Ich bin gleichwertig.
Ich kann alles sagen und alles sein.

Ich zeige mich und begegne
dem Leben liebevoll und kraftvoll.
Ich bin gut und wertvoll.

Nachher-Check

- Wie klar bist Du nun in Deiner Energie im Bereich Deiner Schilddrüse?
- Wie sehr lässt Du Dich zu und wie viel Authentizität gestattest Du Dir?
- Hast Du mehr Energie und Konzentrationsvermögen, bist klarer in Deinem Fokus?
- Bist Du emotional stabiler?
- Spürst Du mehr inneren Antrieb und Lebensbejahung?
- Steh noch einmal auf und teste, wie viel Freiheit Du in der Bewegung Deiner Hüfte hast und wie viel Kraft in Deinen Beinbeugern.
- Wie frei fühlst Du Dich nun in der Gestik Deiner Arme und Hände?
- Wie geht es Dir jetzt damit, Deine innere Wahrheit nach außen zu tragen?

Kapitel 6

Das Herz

Wut, Angst, Freude und Liebe

Warum tust Du das?

Ich hab noch immer Tränen in den Augen, wenn ich an eine Geschichte denke, die mir 2010 passiert ist. Zu dieser Zeit war ich noch in Amerika unterwegs und habe im Winter, wenn ich in Florida war, immer relativ exzessiv trainiert. Also, ich bin jemand, der im Sport immer an die Grenzen geht, was halt so geht. Ich habe gemerkt, wie mich das Ganze zum Teil belastet hat, aber eben auch, wie mein Körper sich aufgebaut hat. Um meinen Körper optimal zu kräftigen, habe ich ein sogenanntes Pacetraining gemacht. Das ist ein spezielles Training, was in den maximalen Herzrhythmus, Herzschlagbereich hineingeht, also den maximalen Puls.

Und irgendwann sitze ich in der Unity Church. Das ist eine Kirche, in der ich zwischendurch unterrichtet habe, eine spirituelle Glaubensgemeinschaft, und spüre, während die anderen Mitglieder im Chor gesungen haben – in Amerika gibt es ja in den Kirchen viel Musik, es wird sehr, sehr viel und leidenschaftlich miteinander gesungen – wie es auf einmal in mir eng wurde und ich plötzlich die Stimme meines Herzens hörte: »Warum tust du das? Warum nimmst du keine Rücksicht auf mich? Sei bitte achtsamer mit mir. Wir brauchen uns noch.«

Ich hatte mich so unter Druck gesetzt. Druck im Bereich der Arbeit, weil ich ja viel erleben, viel geben wollte und dann gleichzeitig Druck in der Freizeit, um meinen Körper zu stählen und aufzubauen und leistungsfähig zu machen. Und so saß ich dann bitterlich weinend in der Kirche und spürte zum ersten Mal, dass ich so nicht weitermachen konnte.

Das Herz – Sitz Deiner Seele

Jetzt mal Klartext: Dein Herz ist der Sitz Deiner Seele, ihr Zuhause, die Verbindung zum Leben und zu Gott/Göttin, dem Universum, der Schöpfung – welchen Namen auch immer Du dieser alles erschaffenden Kraft gibst. Deine Seele weiß um die Liebe und das Leben und sie weiß um ihren Ursprung, dem All-Eins-Sein und um das Vergeben und Loslassen, um die Ausdehnung und das in sich Ruhen.

Dein Herz begleitet Dich als Dein bester Freund in Deinem Körper. Gerade beim Herz ist es so wichtig, dass es ihm gut geht und dass es nicht durch negative Emotionen belastet wird, damit es frei und kraftvoll schlagen kann. Emotionen wie Wut, Angst und Trauer nehmen großen Einfluss auf Dein Herz, damit beschäftigt sich heute auch die Psycho-Kardiologie.

Stecken wir im negativen Stress fest, steigen die Entzündungswerte im Blut, was sich negativ auf unser Herz und den Rest unseres Körpers auswirkt. Ein energetisches Ungleichgewicht im Herz kann sich auf der körperlichen Ebene außerdem in Form von Herzrhythmusstörungen, Klappenfehlern, hohem oder niedrigem Blutdruck, Infarkt, Herzschwäche, Palpitationen, Endokarditis, Perikarditis, Herzschwäche und funktionellen Herzbeschwerden zeigen. Probleme mit der rechten Herzhälfte stehen für Misstrauen dem Leben gegenüber und dafür, dass wir uns selbst nicht vertrauen. Sollte die linke Herzhälfte Schwierigkeiten erfahren, hat das meist mit Wut zu tun.

Im emotionalen Bereich können bei einer energetischen Unausgeglichenheit des Herzens folgende emotionalen Muster und Konflikte auftreten: Wut, Angst, Trauer, Unglaube,

Revierkonflikt beim Mann im Außen (Jobverlust, Scheidung, Fremdgehen), bei der Frau im Innen (Rolle der Mutter, Tochter, Ehefrau, Kind usw. sowie die Frage, wo man hingehört), seinen Platz einnehmen, Überforderung, sich ungeliebt fühlen, Schreck, Vorwürfe sehr persönlich nehmen. Tragen wir einen Schock oder Schreck zu lange in uns, beeinträchtigt dies das Herz. Irgendwann entsteht dann eine unbewusste und Disharmonie im Körper erzeugende Angst, die zusätzlich auch noch in die Nieren wandert. Negative Emotionen sind zum Großteil aus dem Ego geboren und so können diejenigen, die mit dem Herzen in Verbindung stehen, dieses sehr belasten.

Übrigens kann übersteigerte, überschwängliche und aufgesetzte Freude, wenn sie über einen längeren Zeitraum anhält, ebenfalls unserem Herzen zu viel werden und zu Herzrhythmusstörungen, Herzflattern und Herzstolpern führen. Freudiger Stress ist selbstverständlich gesünder als durch negative Emotionen und Erfahrungen ausgelöster Stress, kann sich aber, wenn die Freude zu exaltiert und damit über eine längere Zeit sehr stark ist, auf Dauer belastend auf unser System auswirken. Unser Herz steht mit dem Feuer-Element in Verbindung und zu viel aufgeregte Freude bedeutet dann zu viel Feuer. In diesem Moment entsteht ein starkes Ungleichgewicht der Elemente im Körper und das ganze System ist aus der Balance.

Auf echte, geerdete Freude reagiert unser Herz jedoch sehr positiv. Diese Freude erstreckt sich bis ins siebte Glied einer Kette von Familienmitgliedern, Freunden, Kollegen usw. weiter, auch wenn diese Personen nicht unbedingt körperlich in unserer Nähe sind. Wir fühlen es, wenn ein Teil unseres

›Tribes‹, in den wir hineingeboren wurden oder den wir selbst kreiert haben, glücklich ist. Dies ist eine tiefe Empfindung in unserem Herzen. Leider jedoch ist die Stimme in unserem Kopf oft viel lauter und wir nehmen das vorhandene Glück dann nicht so wahr.

Herz-Meridian und Weisheitszähne

Kleiner Nebenhinweis: Unser Herz-Meridian geht durch unsere Weisheitszähne, so wie die anderen Meridiane durch die anderen Zähne fließen. Wenn ein Zahn gezogen wird, verbindet sich der Meridian, der dadurch verletzt wurde, nicht immer wieder in einen funktionellen Zustand. Das ist dann, wie wenn man ein Kabel durchtrennt und nicht mehr verbindet.

Gerade für unser Herz und die Energetik unseres Körpers ist es jedoch so wichtig, dass der Herz-Meridian vollkommen durchschaltet. Solltest Du das auch erlebt haben, da ja die Weisheitszähne die meistgezogenen Zähne weltweit sind, kannst Du jetzt, in diesem Moment, die Video-Online-Meridiansession meiner *Zurück zum Ursprung* Zahnedition kostenfrei anfordern und damit all Deine Zahnmeridiane wieder durchschalten und somit Deinem Herzen und allen anderen Organen etwas Gutes tun. Du findest die Session über meine Website bei der Zahnedition.

Körperhaltung und Offenheit

An der Haltung eines Menschen können wir erkennen, wie offen er oder sie ist. Man sieht es der jeweiligen Person direkt an und man merkt es auch selbst in den Körperstrukturen, zum Beispiel bei Trauer nahe der Lunge, wenn sich die Zwischenrippenmuskulatur nicht mehr öffnet.

Unsere Brust, die Vorderseite unseres Körpers, repräsentiert das Bild, das wir in die Welt hineintragen, aber auch dasjenige, das wir wahrnehmen und mit dem wir uns mit der Welt verbinden. Über unsere Vorderseite präsentieren wir unser wahres Gesicht. Eine Maske oder ein Verbergen ist nicht wirklich möglich und fällt dem bewussten Beobachter auch schnell auf. Denn in unserer Vorderseite speichern wir unsere Emotionen wie Begehren, Trauer, Freude, Kummer und Liebe, wie auch Offenheit und Rückzug und zeigen, in welchem Gemütszustand wir sind.

Über unsere Vorderseite zeigen wir auch, wie wir mit unseren Beziehungen umgehen und wie tief wir in bestimmte Beziehungen hineingehen können. Wie liebesfähig wir sind, uns selbst und anderen gegenüber. Auch Atmung und Blutkreislauf sind hier über Hautbild und Körperhaltung gut repräsentiert.

Die beiden Trichter des Herzchakras

Das Herzchakra hat, wie alle Hauptchakren, zwei Trichter, durch die es Lichtenergie in sich hineinzieht. Der eine befindet sich auf der Körpervorderseite und steht für unsere Offenheit gegenüber dem Leben. Der Trichter auf der Körperrückseite ist stark mit unserem Willen, der Verbundenheit im Leben und dem Thema Unterstützung verbunden. Unterstützung fühlen wir von hinten, wenn uns im wahrsten Sinne des Wortes der Rücken freigehalten wird.

Es ist wichtig, beim Herzen dem hinteren Trichter Aufmerksamkeit zu schenken, denn in ihm sitzen oft unterdrückte Wut und das Gefühl, nicht geliebt und unterstützt zu werden. Diese Emotionen sorgen dann dafür, dass nicht genügend Licht durch den hinteren Trichter in die Struktur kommt. Um uns zu schützen, umgeben wir uns gern mit Herzwänden – auf der Körpervorderseite, damit nichts und niemand auf uns zugehen kann, und auf der Körperrückseite, um das Gefühl mangelnder Unterstützung zu kompensieren.

Indem Du Deine unterdrückte Wut frei lebst, hältst Du Dir selbst den Rücken frei und schonst Dein Herz – vor allem die linke Herzhälfte. Doch wie lebt man Wut, wenn sie doch in unserer Gesellschaft nicht akzeptiert ist? Hier eine kleine Übung, wie Du ganz schnell konstruktiv mit Deiner Wut umgehen kannst. Warum ist das wichtig?

Wut ist reines Feuer und somit absolut hochwertige Energie. Wenn Du in einem Wutanfall herumtobst und herumschreist, vielleicht auch auf andere projizierst, geht Dir diese hochwertige Energie verloren und Du bekommst sie nie wieder zurück. Das ist schlichtweg unökonomisch und belastet Dich. Lass uns also dafür sorgen, dass Du die Wut los bist, die Energie jedoch bei Dir bleibt bzw. zu Dir zurückkehrt. Hierzu eine Übung, die Du möglicherweise aus Band 1 schon kennst. Lass Dich in Zusammenhang mit dem Thema Herz bitte noch einmal neu darauf ein.

Übung: Neutralisieren von Wut

Deine Hauptchakren sind Deiner Pranaröhre entlang wie an einer Perlenkette aufgereiht. Deine Pranaröhre selbst ist wie eine Leuchtstoffröhre, die vor Deiner Wirbelsäule in Deinem Körper liegt. Sie beginnt eine Handlänge unterhalb Deiner Füße in stehender Position und endet eine Handlänge oberhalb Deines Kopfes. Das letzte Chakra oberhalb Deines Kopfes, das noch in der Pranaröhre liegt, ist das göttliche Chakra.

Wenn das göttliche Chakra angeatmet und aktiviert wird, dann schließt sich Dein sogenanntes Torusfeld, ein Energiefeld, das, ähnlich einem Apfel, oben und unten eine kleine Delle hat, in die die Energie (Ki, Chi, Prana) einfließt. Wenn Du eine bestimmte Qualität von belastender Energie aus Dir herausgeben möchtest, dann musst Du das innerhalb dieses Torusfeldes tun, damit diese Energie dann, geklärt durch das Torusfeld, wieder zu Dir zurückkehren und sich in Dich integrieren kann.

Indem Du jetzt zum Beispiel Deine Wut, ohne sie auf irgendetwas zu projizieren, über das Kronenchakra (liegt innerhalb des Torusfeldes) nach außen gibst und sie gleichzeitig wieder neutral in Dich hineinfließen lässt, sammelt sie sich als geklärte, neutrale Energie direkt in Dir. Gib also, wenn Du merkst, dass Du wütend bist, den Impuls, dass Deine Wut im Wirbelkanal aufsteigt und sich dann aus dem Kronenchakra heraus wieder als neutrale Energie in Dein Energiefeld integriert. So verlierst Du keine wertvolle Energie und laugst nicht so schnell aus und bist die zerstö-

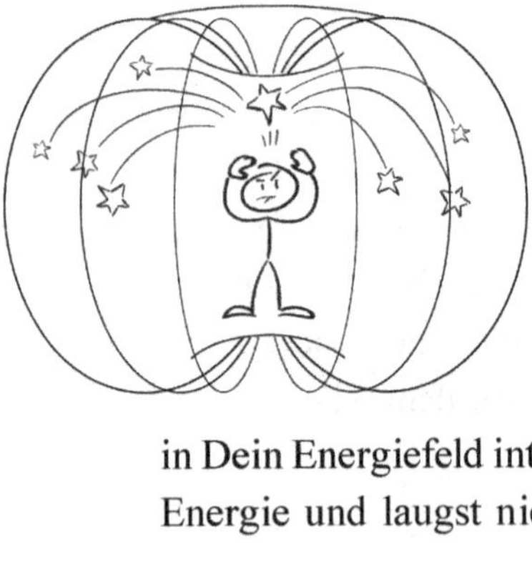

rerische Qualität der Wut ganz einfach los. Achte also beim Neutralisieren Deiner Wut darauf, dass sie sich nicht aus dem göttlichen Chakra heraus ergießt und damit innerhalb Deines Torusfeldes und Dir somit erhalten bleibt. Entlässt Du versehentlich die Energie über das göttliche Chakra, das eine Handlänge über dem Kronenchakra liegt und der obere Eintrittspunkt des Torusfeldes ist, musst Du aktiv richtig viel tun, um dieselbe Menge Energie wieder zu Dir zurückzugewinnen.

Also mach das Ganze nur über das Kronenchakra und auch niemals über das Herz, auch wenn sich das Herz belastet fühlen sollte. Das Kronenchakra ist ein Chakra des Bewusstseins, der Schöpfung, und wenn Du hier negative Energie in neutrale Energie verwandelst, so ist das ein bewusster Schöpfungsakt, der zur Schönheit, zur Liebe und damit zu allem Leben in Harmonie beiträgt.

Tiefer Frieden ist möglich

Lass uns weiterschauen, wie wir für tiefen Frieden in Deinem Herzen sorgen können. Nimm einmal tief Kontakt mit Dir auf und fühle in Dich hinein:

- Wie fühlt sich Dein Herz an?
- Wie offen fühlst Du Dich in Deinem Herzen dem Leben gegenüber?
- Kannst Du Dich mit all Deinem Sein, mit allem, was Dich ausmacht, öffnen und in die Verbindung mit Deinem Ursprung gehen?

- In welchen Bereichen stehst Du stark unter Druck?
- Erlebst Du Konflikte, die Dein Herz belasten (Revierkonflikt, z. B. Fremdgehen des Partners, Scheidung, Verlust des Arbeitsplatzes usw.)?
- Hast Du etwas oder jemanden verloren, das oder der im Außen oder in Deinem Inneren direkt mit Dir zu tun hat und Dir das Gefühl gibt, dieser Verlust hat Dein Herz gebrochen? Dies könnte ein geliebter Mensch, ein Job oder ein Zuhause sein (außen) oder auch Dein Vertrauen zu Dir selbst (innen).
- Hast Du ein Gefühl oder ein Wissen, wo Du hingehörst bzw. ein Zugehörigkeitsgefühl?
- Fühlst Du Dich überfordert oder überforderst Du Dich selbst?
- Bist Du mit Vorwürfen konfrontiert worden, die Dich verletzt haben, beispielsweise dass Du kalt wärst und kein offenes Herz hättest, und nimmst diese Vorwürfe sehr persönlich?
- Fühlst Du dich ungeliebt?
- Nimmst Du Deinen Platz im Leben ein?

Nach dieser Bestandsaufnahme wollen wir uns einer Möglichkeit zuwenden, unser Herz in die Balance zu bringen, und zwar der Prana-Atmung zum kleinen Herzchakra.

Wenn wir in unserem Herzen nicht ausgeglichen sind, ist es schwer zu lieben. Es ist zudem schwierig, über das große Herzchakra Energie zu übertragen und bedingungslos zu lieben, wenn wir keine Vorstellung davon haben, was bedingungslose Liebe überhaupt ist. Es gibt jedoch einen Weg, wie man die nicht bewertende Liebe sehr leicht kennenlernen und leben kann: über die regelmäßige Arbeit mit dem kleinen Herzchakra.

Etwa zwei Zentimeter unterhalb unseres Herzens ist das kleine Herzchakra. In unserer christlichen Kultur wird es auch Christusherz-Chakra genannt, in der buddhistischen das ›Herz des Buddha‹. Es steht in direkter Verbindung mit dem Gitternetz unserer Mutter Erde, die uns bedingungslos liebt. Arbeiten wir intensiv mit dem kleinen Herzchakra, merken wir, wie uns das Herz aufgeht und wir komplett frei werden von jeglichem Urteil, jeglicher Bewertung, von jeglicher Notwendigkeit, jeglichem Haben-Müssen und Haben-Wollen sowie jeglichem Bedarf an Aufmerksamkeit von außen und innen. Wir fühlen einfach tiefen Frieden in uns.

Deine Pranaröhre ist oben und unten offen und der jeweilige Eintrittspunkt des Energieflusses in Dein Torusfeld und gleichzeitig der Hauptzufluss zu Deinen Hauptchakren. Wenn wir nun eine bewusste Prana-Atmung machen, in der wir Chakren und Dein Torusfeld aktivieren wollen, dann ziehen wir reines, weißes, göttliches Licht durch beide Öffnungen der Pranaröhre direkt in die Chakren hinein. Wichtig: Beim Einatmen wie auch beim Ausatmen fließt Energie von beiden Enden in die Pranaröhre hinein. Das heißt, beim Ein- und Ausatmen ergibt sich ein niemals enden wollender Energiefluss, der zu den Chakren fließt. Das ist wichtig im Kopf zu behalten, denn wenn Du Prana ausatmest, verlierst Du Energie.

Alles Leben emittiert Prana. Jede organische Struktur, die eine DNS hat, erzeugt automatisch Prana und es steht eine unendliche Quelle reiner Lebensenergie zur Verfügung. Du selbst erzeugst in der Doppelhelix Deiner DNS auch Prana, doch leider ist es nicht genug, um Deine Stoffwechselabläufe und Dein Bewusstsein bestmöglich aufrechtzuerhalten. Damit das geschieht, hast Du ein zweites Energiesystem, Dein Chakrensystem, das mit über 350.000 Chakren dafür sorgt, dass Dein Körper und eben auch Dein Geist optimal versorgt sind. Dein Chakrensystem selbst funktioniert am besten, wenn Du vollkommen präsent in Deinem Körper anwesend bist und den Moment und Dich selbst spürst. Die folgende Atemübung sorgt dafür, wieder in eine tiefe Präsenz zu gelangen und aktiviert damit Dein Energiesystem. Im dritten Band der Reihe werden wir uns intensiv mit dem Energiesystem beschäftigen. Doch so viel schon jetzt hier.

Übung: Prana-Atmung – Mithilfe des kleinen Herzchakras zur bedingungslosen Liebe

Fokussiere jetzt einmal Deine ganze Aufmerksamkeit auf Deinen Atem. Atme durch die Nase ein, während Deine Zungenspitze sanft und entspannt hinter den oberen Schneidezähnen am Zahnfleisch anliegt. Lass die Luft dabei über Deine Nase, Deinen Rachen, Deinen Bauchraum, die Flanken Deines Brustkorbes in die Spitzen Deiner Lungen fließen. Atme dann über Nase oder Mund wieder aus. Atme einige Minuten auf diese Weise.

Beginne nun, das Prana, diese Urenergie, dieses weiße, flüssige, göttliche Licht, an Deine Atmung zu koppeln und atme durch beide Öffnungen der Pranaröhre das Prana zu Deinem kleinen Herzchakra, das zwei bis drei Zentimeter unterhalb Deines Herzchakras liegt. All die anderen Chakren, die auf dem Weg des Lichts bis dorthin passiert werden, bekommen auch einen Teil der Energie.

Atme das Prana jedoch in erster Linie zum kleinen Herzchakra und lass immer mehr dieses göttlichen Lichts dorthin fließen. Vielleicht spürst Du, wie Dein ganzes System durch diese Art zu atmen angeregt wird. Immer mehr und mehr Prana fließt durch beide Öffnungen Deiner Pranaröhre wie ein niemals enden wollender Energiestrom zu Deinem kleinen Herzchakra.

Wiederhole die Prana-Atmung noch einige Atemzüge lang und komm dann mit einem Lächeln auf Deinen Lippen wieder in Deinen Raum zurück.

Spüre nun einmal in Dein Herz hinein. Merkst Du einen Unterschied? Vielleicht stellst Du fest, dass Du nicht mehr in der Bewertung bist und vollkommene Liebe spürst. Integriere diese kleine Übung in Deinen Alltag. Wenn Du ein bestimmtes Chakra anatmest, in diesem Fall Dein kleines Herzchakra, fließt die Energie etwa 48 Stunden lang intensiver zu diesem Chakra.

Die fünfte Herzkammer und der Center Point

Wir alle haben ein Herzfeuer – es ist der Funke, der unser Herz antreibt. 1920 hat Dr. Otoman Zar-Adusht Ha'nish die fünfte Herzkammer entdeckt. Diese winzig kleine Herzkammer liegt hinter der vierten Herzkammer und enthält einen Punkt, in dem sich die ganze elektrische Energie in unserem Herzen bündelt und der den Impuls für den Herzschlag gibt. Dieser Punkt ist der sogenannte Center Point. Die fünfte Herzkammer enthält auch ein Hologramm des gesamten Kosmos und des Ursprungs allen Lebens. Wenn Du sie betrittst und Dich dort in der Leere befindest, wird Dir klar, dass Du Dich in einem absoluten Schöpfungsraum befindest. Dem Raum, von dem aus Du die entsprechenden Impulse für Dein Leben (im Einklang mit dem Kosmos) geben und dadurch heilen kannst.

Im Center Point überlappen auch all Deine Körper und verbinden sich dort zu einer Einheit. Wenn Du in Deiner fünften Herzkammer wirklich in der Ruhe bist, dann fühlst Du Dich ganz, vollständig und ausgeglichen. Es ist alles da und es stört Dich nichts mehr. Viele Menschen haben Probleme mit ihrem Herzen. Wenn wir uns überfordern, überlasten und nicht für uns sorgen, dann will die Seele irgendwann raus aus dem Körper, weil das Ego so stark kämpft, wenn der Körper einfach nicht mehr kann. In der folgenden Übung tauchen wir tief ein in die fünfte Herzkammer, diesen Teil unseres Herzens, der uns in diese Einheit von Seele und Leben bringt.

Wenn wir beispielsweise außerkörperliche Erfahrungen suchen, dann gehen wir mit dem Bewusstsein nach außen und können auch ganz viele Tiefenerfahrungen in der Multidimensionalität unseres Seins erfahren. Wir können reisen, uns etwas anschauen, doch alles, was wir erfahren, wenn wir eine außerkörperliche Erfahrung machen, findet außerhalb unseres Körpers statt. Die tiefe Erfahrung jedoch, sich mit dem Kosmos zu verbinden und gleichzeitig in einem totalen Frieden und in völliger Einheit zu sein, findet im Herzen statt. Und so habe ich für mich irgendwann aufgehört, außerkörperliche Erfahrungen zu suchen, weil ich gemerkt habe, die Lösungen liegen nicht im Außen, sie liegen in mir, in meinem Herzen.

Übung: Die Treppe in Dein Herz

Schließe die Augen. Hab die Absicht, dass Dein Bewusstsein aus Deinem Kopf, wie auf einer Wendeltreppe, ein Stockwerk nach dem anderen nach unten geht und direkt in Dein Herz hineinkommt. Trau Dich. Das geht ganz einfach. Beginne mit dem ersten Schritt, lass den zweiten folgen und komm dann in Deinen ganz eigenen Rhythmus.

Auf Deiner Reise die Treppe hinab kommst Du an Deinem Kehlkopf vorbei und Du spürst, wie es dort ganz warm, weit und offen wird. Als nächstes kommst Du an Deiner Schilddrüse vorbei. Sie wird ganz warm, weich und lebendig und dehnt sich aus. Automatisch beginnst Du, Dich leichter aufzurichten und Deine Schultern gehen mehr nach hinten und unten. Du läufst weiter auf der Treppe und kommst an Deiner Thymusdrüse vorbei. Du spürst, wie Dein oberer Brustkorb sich weitet und die Thymusdrüse eine erste Verbindung zu Deinem Herzen aufnimmt.

Und plötzlich befindest Du Dich dann direkt in Deinem Herzen, in der Stille Deines Herzens, die sich in alle Richtungen ausdehnt. Lass Dich noch tiefer auf Dein Herz ein. Lass alle Identitäten, Ideen des Lebens, Vorstellungen und Projektionen einfach los. Begib Dich in die Schwerelosigkeit Deines Bewusstseins direkt dort im Zentrum Deines Herzens, dorthin, wo Deine Seele verankert ist und der göttliche Funke in Dir entsteht. Lass Dich ganz tief auf die Grenzenlosigkeit Deines Herzens ein. Spüre, wie die Kraft des Funkens in alle Richtungen fließt und strahlt, jede Zelle erfüllt, jedes Atom belebt.

Hier in Deinem Herzen kannst Du Identitäten, also Ideen, die Du von Dir selber hattest, die Dich begrenzen, die Schmerz beinhalten, aufgeben. Sie sind wie Räume, die Du geschaffen hast. Wenn Du hier in Deinem Herzen bist, geht der Impuls des Loslassens durch all Deine Leben, all Deine Existenzen hindurch. Das heißt, der Raum oder die Räume, die voller Schmerz kreiert wurden, können hier in Deinem Herzen – und damit zeitgleich in jeder anderen Deiner Existenzen – kollabieren. So entsteht eine interdimensionale Heilung, die transzendental weit über dieses Leben hinausgeht.

Was möchtest Du jetzt aufgeben oder abgeben? Wofür ist es Zeit, um loszulassen? Geh noch tiefer in Dein Herz hinein. Sei mutig. Hier ist Deine Verbindung zu Deinem Ursprung, zu Deiner Essenz, zu Deinem Spirit. Und jetzt, da Du Dich so tief spürst, gib einmal einen Heilimpuls von Deinem Herzen aus in Deine Beziehungen. Mögen sie voller Freude, Liebe und Verständnis sein. Bereichernd und voller Mitgefühl.

Spüre das Getragen-Sein. Die Stille. Das Vakuum und gleichzeitig das absolute Gefüllt-Sein. Die Liebe in Deinem Herzen – Du bist diese Liebe. Lass sie in alles, was Dein Leben ausmacht, hineinfließen. Sei noch ein wenig länger die Liebe und komm dann langsam wieder in Dein Tagesbewusstsein zurück.

Affirmationen

Ich bleibe gelassen, atme tief und lächle.

Ich nutze meine neue Chance.
Von jetzt an gestalte ich mein Leben neu.

Mein Leben ist sicher und sorgt für mich.

Nachher-Check

- Wie fühlt sich Dein Herz nun an?
- Wie offen fühlst Du Dich dem Leben gegenüber?
- Kannst Du Dich mit all Deinem Sein, mit allem, was Dich ausmacht, öffnen und in die Verbindung mit Deinem Ursprung gehen?
- Wie geht es Dir jetzt mit dem Thema Überforderung? Ist sie noch wichtig? Belastet sie Dich noch?
- Nimmst Du Vorwürfe weniger persönlich?
- Spürst Du, wie das Empfinden, ungeliebt zu sein, nachlässt oder vielleicht ganz verschwunden ist?
- Nimmst Du Deinen Platz im Leben selbstverständlicher, selbstbewusster, natürlicher ein?

Kapitel 7

Die Lunge

Angst und Trauer

Atemlos

Kinder können grausam sein, wenn sie die Werte, Vorstellungen und Gesinnungen, mit denen sie aufwachsen, unverblümt nach außen geben und ohne Rücksicht als einen eventuellen Vorteil ausspielen. Und so war auch ich grausam, doch hier sollte der Schuss nach hinten losgehen.

Ich, gerade mal 10 Jahre alt, hatte ihn über, meinen Mitschüler, der ständig nervte, die Klasse ablenkte und irgendwie schwierig war. Was ihm fehlte, weiß ich heute nicht mehr, doch was ich eines Tages zu ihm sagte, schon: »Du bist so blöd, weil Deine Eltern geschieden sind, lass mich endlich in Ruhe«. Damit hatte er sein Label von mir abbekommen, ich hatte ihn gebrandmarkt. Da für mich das Heilsein der Familie wichtig war und zu einem gesunden Menschen beitrug, war sein Verrücktsein für mich das Ergebnis der Trennung seiner Eltern.

Eine Scheidung wurde in unserer Großfamilie als nicht akzeptabel abgetan. Ich ahnte nicht, dass dieses Damoklesschwert bereits auch über mir schwebte. Immer öfter hatte mein Vater sich bei uns entschuldigt, dass er auf Geschäftsreise gehen musste, und war tagelang fort. Dass irgendetwas nicht stimmte, spürte ich, doch zuordnen konnte ich es nicht, bis er mich eines Tages in sein Büro holte und mir eröffnete: »Mama und ich, wir lassen uns scheiden.« Bum, da war der Elefant im Raum, das Schlimmste, was ich mir hatte ausmalen können: der Tod der Familie. Mehr Boden konnte nicht unter mir weggezogen werden.

Ich fiel sprichwörtlich ins Bodenlose, sprach tagelang nicht mehr, verkroch mich, weinte, wusste nicht mehr ein noch aus. Und ich bekam plötzliche Asthmaanfälle aus Angst vor dem

Morgen. Die Situation nahm mir buchstäblich den Atem. Etwas, was mich noch jahrelang begleiten sollte. Bis ich den Auslöser dafür verstand und begann, meine Ängste aufzulösen bzw. durch sie hindurchzugehen.

Die Angst vor dem Morgen sowie der Schmerz durch den Verlust der intakten Familie und von meinem Zuhause durch unseren Wegzug lösten eine tiefe Trauer in mir aus. All diese Themen sind Lungenthemen und so war ich, wenn man es heute psychosomatisch betrachtet, ein Musterbeispiel wie aus dem Schulbuch, hatten sich doch alle Symptome, die im Bereich der Lunge in Verbindung mit diesen Emotionen zusammenhängen, bei mir gezeigt.

Ohne Lunge kein Leben

Unsere Lunge macht unser Leben überhaupt erst möglich. Sie lässt uns atmen bzw., spirituell betrachtet, atmet es (Gott, die Schöpfung) Dich. Bist Du Dir dessen gewahr, dass Deine Atmung, vom Stammhirn und vom vegetativen Nervensystem gesteuert, wie ein Reflex vollkommen automatisch abläuft und Du gar nichts bewusst tun musst, damit Sauerstoff in Deinen Körper kommt? Die Qualität und Tiefe Deiner Atmung sind dabei abhängig vom Erregungsgrad Deines Nervensystems, den Emotionen, die Dein Leben gerade bestimmen, sowie davon, wie Du den Atem anforderst und wie trainiert Du bist. Atem ist Leben und damit Energie. In diesem Kapitel schauen wir uns die Lunge, die Aufnahme des Sauerstoffs und das spirituelle Prinzip von Aufnehmen und Loslassen genauer an.

Ist unsere Lunge aus der Balance, können sich auf der körperlichen Ebene folgende Erscheinungen zeigen: Lungenkrankheiten, Trockenheit in der Lunge, Reizhusten, trockene, juckende Haut, brüchige Nägel und Haare, Nachtschweiß, Gewichtsverlust, Neigung zu Verstopfung, Lust auf Süßes, Infektanfälligkeit, schwaches Immunsystem.

Im emotionalen Bereich haben wir es bei einer energetischen Imbalance der Lunge oft mit den Themen Trauer, Abschiednehmen, Zukunftssorgen, Erschrecken, Loslassen, Verlassenwerden, Revierangst, Zeit-Angst, Erstickungsangst, Ringen um Luft, Sprachlosigkeit, Kontrollverlust, dem ständigen Wittern von eventuellen Gefahren oder einem Brockenkonflikt zu tun. Trauer entsteht, wenn uns das Leben entgleitet – wenn ein Mensch geht oder wir beispielsweise einen Arbeitsplatz verlieren. Wir werden kurzatmig und resignieren letztendlich. Resignation lässt uns nicht mehr atmen, sie ist ein Lebensrückzug. Wollen wir unsere Lunge unterstützen und wieder tief und frei atmen können, ist es essenziell, Ängste in Bezug auf unsere Lebenszeit, Familie und Arbeit gehen zu lassen sowie alte, traurige Nachrichten loszulassen, die uns sprichwörtlich den Atem verschlagen haben.

Nimm einmal paar tiefe, volle Atemzüge und lass die Luft ganz bewusst in Deinen Bauchraum, die Flanken Deines Brustkorbs und die Spitzen Deiner Lunge fließen. Atme durch die Nase ein und lass die Luft ganz sanft über Mund oder Nase wieder ausfließen. Fühle, wie beim Einatmen die Luft in Deine Nase und dann weiter über die Bronchien in Deine Lunge geht und sie dehnt. Spüre den Weg, den der Sauerstoff in Dir zurücklegt, und wie sich dies anfühlt. Ergründe, während Du atmest, folgende Fragen:

- Wie viel Raum hast Du in Deinem Brustkorb?
- Hast Du das Gefühl von Kraft und Tiefe in Deiner Lunge oder bist Du kurzatmig?
- Spürst Du, wie der Sauerstoff, den Du einatmest, jede Deiner Zellen erreicht und richtig in Deine Struktur hineingeht?
- Lauf dazu einmal einige Meter und hüpfe, wenn Du kannst, ein wenig oder mache ein paar Kniebeugen. Wie schnell kommst Du in die Mangelatmung und damit in körperlichen Stress?

Laut den Erkenntnissen der Wissenschaft baut unsere Lunge ab unserem 22. Lebensjahr ab, da wir meist ihre Kapazität nicht voll ausnutzen oder überhaupt anfordern. Dies kommt zum Teil daher, dass wir flach und schnell atmen, wenn unser Sympathikus – der Teil unseres vegetativen Nervensystems, der unter anderem für den Flucht- und Kampfreflex zuständig ist – oft aktiviert ist. Unser Körper wird durch diese unbewusste flache Atmung (sowie durch viele Schadstoffe wie Nikotin, Abgase, Staub, Dämpfe und Schimmel) sehr belastet, da sämtliche Gewebeschichten und Organe dann mit Sauerstoff unterversorgt sind und ihren Funktionen nicht mehr vollständig nachgehen können.

Für unsere Lunge ist es enorm wichtig, dass wir einerseits Emotionen loslassen, die sie belasten, und andererseits beginnen, sie zu trainieren, um unserem Körper ausreichend

Sauerstoff zuzuführen. Damit fördern wir auch gleichzeitig unsere Zellatmung, bei der unser Körper Energie in Form von ATP (Adenosintriphosphat) durch Sauerstoff herstellt und beim Ausatmen Schlacken entsorgt.

Energetisch gesehen, ist unsere Lunge eng mit unserer Haut verbunden – denn auch unsere Haut atmet! Leben wir in Angst, Sorgen und Mangelbewusstsein, geht unsere Atmung nicht mehr in die Tiefe. Zusätzlich wirkt unsere Haut dann oft grau und leblos. Menschen, die ›dünnhäutig‹ sind, haben oft Probleme mit ihrer Lunge.

Wenn Du merkst, Du kommst beim Atmen nicht tief genug in den Bauchraum hinein und die Zwerchfellatmung bleibt Dir versagt, kontrolliere, wo Deine Zunge gerade ist und wie fest sie am Gaumen anliegt. Lass die Zunge los und entspanne sie. Du wirst merken, dass dadurch Deine Atmung leichter und tiefer wird und die Anspannung im Zwerchfell nachlässt.

So öffnet sich Deine Lunge wieder mehr, Du beginnst, Dich über Deinen Körper hinauszudehnen und gewinnst immer mehr an Selbstvertrauen. Ein sehr gutes Trainingsprogramm für die Lunge ist *Pace* von Dr. Alfred Sears aus den USA. Es ist darauf ausgerichtet, die Lungenkapazität wieder zu vergrößern, dadurch mehr Leistungsfähigkeit zu ermöglichen und letztendlich Langlebigkeit zu fördern. Mehr Luft ist mehr Leben.

Unsere Lunge hängt eng mit unserer Lebensfreude zusammen und mit wie viel Leichtigkeit wir durch unser Leben gehen. Wie bereits eingangs erwähnt, belasten besonders Angst und Trauer unsere Lunge. Spüre einmal in Dich hinein:

- Wie viel Ängste und Trauer erlebst Du in Deinem Leben?
- Was nimmt Dir immer wieder die Luft?
- Wann hast Du das letzte Mal bewusst für Dich geatmet?

Verlust und Trauer

Tiefe Trauer, sei es durch den Verlust eines geliebten Menschen (durch Tod, Scheidung, Trennung), eines Haustiers, des Arbeitsplatzes, der Heimat oder sonstigem, gehört zu den Lungen- und Nierenthemen. Trauer führt in einen Rückzug vom Leben und in das verzweifelte Zurückholen-Wollen der Zeit, die wir vor dem Verlust erlebt haben. Trauer kann auch schon entstehen, wenn der Verlust in der Zukunft bereits festgeschrieben ist, z. B. durch Krankheit mit Todesaussicht.

Die Energie der Trauer lässt alle Lebensenergie nach unten fahren und so kommt es häufig vor, dass schlichtweg der Atem stockt oder die Niere ihre Funktion herunterfährt. Da beide Organe, die Lunge und die Niere, auch Entgiftungsorgane sind, stockt dann der ganze Stoffwechsel und über die Zeit fährt der Körper seine Funktionen in einen Notzustand, aus dem es auch keine schnelle Reaktion mehr gibt. Daher hängen depressive Phasen und Depressionen oftmals mit Trauerzuständen zusammen. Diese Trauer ist bei Verlust von Status oder einem Arbeitsplatz oft verbunden mit starker Selbstkritik, die aus der Wahrnehmung entsteht, das Leben nicht meistern zu können und hochgradig unselbstständig zu sein. Personenbezogene oder heimatbezogene Trauer entsteht meist aus dem Verlustgefühl, sich nicht mehr erfüllt zu fühlen, da der andere, der gegangen ist, einen Teil des Erfüllens gewährleistet hat bzw. die Heimat/das Zuhause als Lebenssicherheit entzogen wurde.

Da sich die anderen Trauerthemen in den anderen Kapiteln des Buches lösen, möchte ich hier gerne auf das hauptsächliche Thema des Todes eines geliebten Menschen eingehen. In meiner Realität, die sich durch meine persönlichen außerkörperlichen Erfahrungen gebildet hat, existiert der Tod nur als ein Ablegen eines Körpers – wie ein Kleidungsstück nach einem langen Arbeitstag. Am nächsten Tag ziehen wir ein neues, frisches Kleidungsstück an bzw. nehmen wir uns einen neuen Körper, den wir neu mit unserer Seele beleben und erfahren. Nach einer Zeit des Übergangs nach dem Tod, in der wir noch einmal Revue passieren lassen, was wir in diesem Leben jetzt gerade erlebt haben, machen wir uns neu auf in das Abenteuer Leben und wählen uns eine neue Familie, neue Lebensumstände und neue Möglichkeiten, um uns entsprechend neu auszudrücken und dem Universum durch unser Sein eine neue Facette zu schenken.

Unsterblichkeit ist in meinen Augen, wie in vielen Augen anderer Sehender, der Zustand, sich an seine Inkarnationen übergreifend zu erinnern. Die Möglichkeiten, die daraus entstanden sind, zusammenzufassen und dadurch ein bewusstes schöpferisches Leben zu führen. Unsterblichkeit ist nicht, über tausende von Jahren denselben Körper zu nutzen. Obwohl ich weiß, dass das möglich ist, liegt für mich darin nicht die Lösung. Diese liegt in der multidimensionalen Wahrnehmung allen Seins, das wir je gelebt haben, und der Verbindung, die wir nach wie vor zu allen jemals gelebten Informationen haben können.

Es ist natürlich sehr einfach, nach meinen persönlichen Erfahrungen so über das Leben zu sprechen, da es für mich keine Zweifel gibt. Um diese Zweifel zu zerstreuen, bleibt nur die persönliche Auseinandersetzung mit den Themen des luziden Traums und der außerkörperlichen Erfahrung. Dann weißt Du. Vermutungen, Hoffnungen und auch Wunschdenken sind dann nicht mehr wichtig und alle Angst, alle Trauer, jede Sorge lösen sich auf. Wenn Du tiefer in dieses Thema eintauchen möchtest, empfehle ich Dir die Arbeiten von Robert Bruce oder Oliver Tappe. Für mich sind Außerkörperlichkeit und luzides Träumen Themen, die bereits in der Schule gelehrt werden sollten.

Wenn Du beim Thema Trauer weitere Hilfe brauchst, wende Dich gerne an mein Team unter info@zurueck-zum-ursprung.net und bitte um die Session *Durch die Trauer zurück ins Leben*.

Verschiedene Arten der Angst

Angst geht direkt auf die Lunge – sie sorgt dafür, dass uns buchstäblich die Luft wegbleibt. Es gibt viele verschiedene Arten der Angst, wie unter anderem die Todesangst.

Hast Du immer wieder Todesangst? Findest Du Dich manchmal in einem Schreckmoment wieder, in dem Gedanken in Dir hochkommen, die sagen »Hallo! Das könnte jetzt gleich vorbei sein!« – wenn Du beispielsweise gestürzt bist, Dich beim zu schnellen Fahren ertappst oder wegen des wiederkehrenden unguten Gefühls eine bestimmte Route meidest, weil Du dort einmal einen Unfall hattest. Es ist wichtig, dass Du das Erschrecken, das mit solchen Erfahrungen einhergeht, wieder herausnimmst. Um das zu tun, sind Selbstvergebung und das Loslassen dessen, dass Du Dich in bestimmte Lebensmomente hineinbegeben hast, der Schlüssel.

Eine weitere Angst ist die Angst nicht zu bestehen, den eigenen Platz nicht behaupten zu können – eine Art der Revierangst. Wir empfinden sie, wenn wir beispielsweise Angst um unseren Arbeitsplatz oder um unsere Partnerschaft haben. Diese Art der Angst geht direkt in unser Bronchialsystem hinein, es bildet sich dann mehr Schleim, den Du immer wieder abhusten musst, um wieder voll durchatmen zu können.

Schließlich gibt es auch noch die Erstickungsangst, die dafür sorgt, dass uns die Luft wegbleibt. Wir wittern Gefahr, ziehen uns zurück und fühlen uns wie gelähmt. Auf der physischen Ebene drückt sich dies in einer Lähmung des Zwerchfells und der Muskulatur aus, die dann wiederum für Panik sorgen kann, weil wir das Gefühl des Erstickens erleben und um Luft ringen.

All dies sind Lungenthemen, die mit Angst in Verbindung stehen. Sie hängen aber auch mit unserem dritten Brustwirbel und unserem Herzchakra zusammen, weil wir durch unsere Angst nicht mehr in unserem natürlichen Vertrauen zum Leben sind. Angst zerstört die Illusion der Kontrolle, die Illusion der subjektiven Wahrnehmung, das Leben im Griff zu haben oder Bescheid zu wissen. Die Lösung liegt in der Hingabe, in der Liebe und im Vertrauen. Daher auch der Zusammenhang zum dritten Brustwirbel, der für die Güte, das Mitgefühl und die Hilfsbereitschaft im Leben steht – sich selbst gegenüber sowie auch anderen und dem Leben gegenüber.

Uns selbst gegenüber Mitgefühl zu haben und gütig zu sein, uns selbst Hilfe zu geben oder um Hilfe zu bitten, ja, sie sogar anzufordern – all dies ist ein ganz natürliches Verhalten. Dieses Verhalten ist jedoch oft das genaue Gegenteil von dem, was wir während unseres Aufwachsens in einer kleingeistigen Welt, in der wir scheinbar funktionieren und Leistung bringen müssen, vermittelt bekommen haben. Dadurch wird es fast zur Tugend, sich zurückzustellen, keine eigene Meinung zu haben, sich fremdbestimmen zu lassen und dadurch keinen eigenen Raum einzunehmen. Man stellt sich brav hinten an und atmet nicht wirklich.

DER WEG AUS DER ANGST FÜHRT DURCH DIE ANGST

Gehen wir also einmal in die Auflösung der Angst, bevor wir uns mit dem zweiten Lungenthema, der Trauer, beschäftigen. Angst macht traurig, sie unterlegt die Trauer und liegt ihr damit zugrunde. Spüre einmal in Dich hinein:

- Was macht das mit Dir, wenn ich diese Angstthemen anspreche?
- Hast Du ein Gefühl von Vorwärtskommen in Deinem Leben und die Wahrnehmung, dass Du Dich frei bewegen kannst? Oder bist Du wie an einem Platz festgefroren und wie gelähmt?
- Hast Du noch das Gefühl von Raum oder empfindest Du Enge um Dich herum und dadurch gleichzeitig in Dir?

Bei Ängsten ist es wichtig, durch diese hindurchzugehen und über die Liebe in unserem Herzen die inneren Begrenzungen und Wände, die durch sie entstehen, zu weiten oder gar abzureißen.

Berühre einmal mit Deinen Händen Dein Gesicht und spüre es so richtig. Nimm wahr, dass Du existierst, dass Du bist. Fühle, wie die Aufmerksamkeit in Deine Kopfhaut und Deine Handflächen und Finger hineinfließt und Du klar wahrnimmst, dass es Dich wirklich gibt. In dem Augenblick, da diese Wahrnehmung entsteht, bist Du bereits in einer bewussten Schöpfung von mehr Raum. Lass jetzt einmal die Liebe, Güte und das Mitgefühl Deines Herzens direkt in Deine Lunge einströmen. Spüre, wie sich der Raum dabei immer mehr weitet, es in Dir leichter und lichter wird und Dein Körper in eine leichtere Frequenz hineinwechselt.

Der Atem ist ein reines Wunder. Überleg einmal, Du schläfst und Dein Körper funktioniert trotzdem, obwohl Du nicht ans Atmen denkst. Mit Deinem Herz ist es ähnlich: Es schlägt und transportiert das Blut durch Deinen Körper, ohne dass Du irgendetwas bewusst dazu beitragen musst. Dein Herzschlag ist das Resultat der spirituellen Kraft, dem göttlichen Impuls, dem göttlichen Funken, den Deine Seele durch Dich lebt. Dein Herz, das Zuhause Deiner Seele, versorgt über das Blut die Materie, die Deinen Köper ausmacht. Dein Blut steht für den ewigen Kreislauf des Feuers und Wassers in Deinem Körper. Damit ist auch die Verbindung zu den Elementen Feuer und Wasser gleich gegeben.

Deine Lunge und der Atem stehen für das Element Luft, Dein Körper über seine Materie für das Element Erde. Deine Seele und Dein Bewusstsein stehen für das fünfte Element

Äther, das alle anderen Elemente zusammenbringt und in Harmonie hält. Umso wichtiger ist es also, dass Deine Seele Dein Leben in ihrer unendlichen Weisheit und ihrem Vertrauen zur Schöpfung steuert.
Schau Dir einmal diese Verbindungen der Elemente in Deinem Körper an: Das Element Wasser ist dann lebendig, wenn es Sauerstoff, also Luft, in sich trägt und sich damit mischt. Die Energie des Feuers entflammt über das Blut und wird bis in die Zelle hineintransportiert, wenn mehr Luft dazukommt. Das Element Erde, das sich im Gewebe, der Materie des Körpers, widerspiegelt, belebt sich, wenn entsprechend viel Luft an es gelangt. Alles wird durchlässiger. Spüre die Ruhe, die einkehrt, wenn wir die Elemente Luft, Erde, Wasser und Feuer über den Geist, den Äther, das alles harmonisierende und vereinende Element, miteinander verbinden. Der Äther lässt sich ein, er steuert automatisch in die Balance, wenn er in sich ruht und gleichzeitig schöpferisch aktiv ist.

Im automatischen Atem Deiner Lunge liegt ein Rhythmus, besteht ein Funke in Dir, der Energie, Licht, Luft und Sauerstoff aufnimmt und Belastendes loslässt. Deine Lunge ist eines Deiner größten Entgiftungsorgane, das dazu beiträgt, dass Du rein bleibst. Und wenn Du mit Deinem Bewusstsein Deinen Atem an das Licht (Chi) koppelst und Dir somit zusätzlich Licht zuführst, kannst Du dafür sorgen, dass Deine Lunge und Dein Körper vollkommen energetisiert und dadurch frei werden.

Übung: Licht-Atmung

Atme einmal ganz bewusst. Nimm den Sauerstoff über die Nase und Deine Atemwege in Deine Lunge auf. Atme dabei in Bauch, Flanke und Lungenspitze und dann lass den Atem ganz sanft über die Nase oder den Mund los. Kopple nun das göttliche Licht – das Ki, Chi, Prana, die göttliche Lebensenergie – mit Deinem Sauerstoff und atme in Deine Lunge und damit gleichzeitig in Dein Herz. Wie ein goldenes, flüssiges Licht der Liebe fließt das Chi direkt in Deinen Lungenraum, füllt beide Lungenflügel und erfüllt dann Dein Herz.

Beim Ausatmen nimmt es alles mit, was Dich belastet, schwemmt Deinen ganzen Körper aus und befreit ihn von Stress, Belastungen und Sorgen. Ausatmen ist Loslassen, ein Entspannen der Zwerchfellmuskulatur. Atme das Licht in Dein Herz hinein und lass es Dich dann beim Ausatmen klären, lass es jede einzelne Zelle Deines Körpers und jede Schicht Deines Seins, Deiner Existenz reinigen.

Lass das Licht beim Ausatmen Deine ganze Wirbelsäule durchströmen und alle Belastungen, allen Stress daraus entfernen – wie wenn über das Steißbein der Stress aus Deiner Wirbelsäule abfließt und sich immer mehr Licht um Deinen dritten Brustwirbel sammelt, ihn entspannt und öffnet. Geh in einen immer tieferen Zustand der Liebe und der Zufriedenheit hinein. Vertraue darauf, dass dieses Licht und Deine Atmung alle Ängste, Sorgen, Befürchtungen und auch alle schmerzhaften Verluste aus Dir heraustransportiert.

Es ist Zeit loszulassen. Zeit zu wissen, dass alles in Ordnung ist, alles da ist, was Du für Dein Leben brauchst, um das kraftvollste, lichtvollste Wesen zu sein, das Du sein kannst. Entlasse nun über das Ausatmen des Lichts in Deinen Körper und Dein Feld auch die Trauer aus der Lunge, Deinen Nieren und Deinem Verdauungssystem. Lass das Licht aus Deinem Herzen so weit strahlen, dass es weit über Dein Bewusstseinsfeld (dieses Feld hat 18 Meter Durchmesser) hinausgeht und all die Trauer, all die Sorgen und Belastungen mitnimmt und vollkommen von Dir löst. Nimm wahr, wie Du wieder voll atmen kannst.

Verbinde Dich abschließend über Dein Herz mit allem Leben, mit allem, was ist. Dein Herz ist der Schlüssel, das Tor zum Leben. Dein Herzchakra unterstützt nicht nur Dein Herz, sondern auch Deine Lunge. Es nährt beide mit Licht und Energie. Herz, Lunge, Nieren und auch einen Teil Deines Verdauungssystems. All diese Organe interagieren miteinander in einem Rhythmus der Unendlichkeit, der Aufnahme des Lebens und dem Wieder-Loslassen. Spüre die Lebendigkeit, die darin liegt und dadurch auch wieder in Deinen Körper einzieht. Fühle, wie Du plötzlich in einem grenzenlosen Raum bist, der in alle Richtungen weit offen ist und Dir Platz gibt, zu sein. Willkommen in der Stille.

Und noch ein kleiner Tipp zum Schluss: Um Dich aus Mangelbewusstsein zu befreien, kannst Du folgende Aussage nutzen: »Kraft meines Geistes, kraft meines Bewusstseins lege ich jetzt alle Muster, die mit Mangel, Mangelbewusstsein oder einer Beschwerde zu tun haben, ab. Ich öffne mich für Liebe, Freude, Fülle und Leichtigkeit.«

Affirmationen

Jeden Tag lebe ich mehr und
mehr Selbstvertrauen.

Ich werde geatmet.

Ich gebe mich dem Leben hin.
In der Liebe ist die Lösung.

Nachher-Check

- Wie viel Platz hast Du nun in Deinem Brustkorb?
- Wie kraftvoll ist Deine Lunge?
- Hast Du das Gefühl, dass der Sauerstoff Deines Atems Deine Zellen nun besser erreicht?
- Hat sich etwas verändert, wenn Du an Angstthemen denkst?
- Hast Du ein verbessertes Gefühl von Vorwärtskommen in Deinem Leben?
- Wie viel Weite fühlst Du in Deinem Körper und im Raum um Dich herum?

Kapitel 8

Der Magen

Verarbeiten von Eindrücken

Irgendwann ist es genug

Wenn eine Lüge nur oft genug wiederholt wird, wird sie über die Zeit als Wahrheit anerkannt und das nicht unbedingt vom Einzelnen, sondern von der Masse.

Die Bestätigung für diese Aussage durfte ich am Ende meiner Vortragstour 2011 einmal so richtig direkt erfahren. Tatort Dallas, ja klar, hier wurde am 22. November 1963 John F. Kennedy ermordet. Doch diesmal ging es nicht um das damalige Attentat, sondern um den nächsten mutmaßlichen Attentäter, der da, mit seiner Kamera bewaffnet, die Metropole bewanderte und voller Freude die Architektur der Stadt fotografierte. Kurz – es ging um mich.

Irgendwann kam ich nämlich an das Gebäude der Bank of America und damit zum höchsten Wolkenkratzer der Stadt. Direkt vor dem Gebäude steht eine rote Skulptur aus Eisenringen, die, wenn Du durch sie den Himmel fotografierst, ein echt cooles Motiv der Skulptur und des Gebäudes ergibt. Da Fotografieren zu diesem Zeitpunkt meines Lebens mein kreatives Outlet war, sah ich das natürlich schnell und schoss das Bild, nur um dann kurz darauf von einer Sicherheitsbeamtin, die aus dem Gebäude stürmte, verwarnt zu werden – mit der Aussage, dass es verboten sei, hier Bilder zu machen. Okay, dann geh ich eben weiter und finde andere Motive.

Gesagt getan – und so wanderte ich weiter durch die Stadt und dachte mir nichts weiter dabei. Gleichzeitig nahm ich halb bewusst während meines Sightseeings eine stärkere Polizeipräsenz um mich herum wahr. Bis ich vor das Art Deco Greyhound-Gebäude kam. Wieder mit einem Motiv im Sucher, schossen ganz plötzlich wie aus dem Nichts zwei große Polizei-SUVs auf mich zu. Die jeweiligen Fahrer sprangen aus den Wagen, stellten mich an eine Wand und nahmen mir meine Kamera ab. Fotografieren sei in Dallas verboten, sagte der eine Beamte und sah mich herablassend an. Warum? Ich sei auf einer Reise durch die USA und erfreue mich an der Stadt und ihren Sehenswürdigkeiten. Nein, das ginge nicht, seit dem Attentat (JFK) dürfe man in Dallas nicht mehr fotografieren und seit 9/11 (11. September 2001) sowieso nicht mehr. Ob ich denn die Gebäude zum Ausspitzeln für den nächsten Anschlag fotografierte?

Da begann ich herzhaft zu lachen und sagte: »Oh Lord, das ist nicht Euer Ernst! Wir Europäer hatten seit tausenden von Jahren Kriegskonfrontationen und auch Krieg in unseren Ländern. Wir bedauern das natürlich und erlebten tiefsten Schmerz dadurch, doch danach stehen wir wieder auf und leben weiter. Werdet endlich erwachsen!« Dann griff ich nach meiner Kamera, die er mir verblüfft von meiner Aussage wieder überließ, drehte mich um und wünschte den beiden noch einen schönen Tag.

Ich ging nach dieser Begegnung direkt zu meinem Auto zurück und entschied für mich, dass es nun an der Zeit war, wieder nach Europa, Deutschland und somit nach Hause zurückzukehren, da ich während der fünf Jahre Reise immer wieder ähnliche Erfahrungen machen durfte. Da war der pensionierte Sheriff, der mir mit einer Pistole drohte, nachdem ich keine Meinung zum Konflikt mit dem Iran hatte. Mitglieder einer Kirche, die mein Unverständnis für Kriegseinsätze, die Amerikas Führung zur Destabilisierung einer ganzen Region und zur Sicherung von Bodenschätzen geführt hatte, nicht verstand und mich deswegen ausluden, weiter mit ihnen zu arbeiten. Der Prediger einer evangelischen Kirche, der in einer

Ansprache voller Hass den Satan und die Schuld und Sünde all jenen predigte, die von dem von ihm erlaubten rechten Pfad abkamen, während er gleichzeitig buchstäblich aussah wie der Satan selbst, und noch einige Erfahrungen mehr.

Allmächtig war in all diesen Begebenheiten das Bestehen, im Recht zu sein. Konditioniert durch die ständige Wiederholung von Tragödien, die die Medien wie CNN, die noch immer 10 Jahre nach 9/11 die Bilder des Attentats alle halbe Stunde in ihrer Einleitung zu den News zeigten, wurde die Angst jeden Tag noch tiefer im Volksbewusstsein verankert. Ein anderes Beispiel ist der History Channel, der mindestens einmal am Tag eine Sendung über die NS-Zeit ausstrahlte und so die negative Betrachtung einer ganzen Bevölkerungsgruppe weiter vertiefte. Da gibt es natürlich noch zahlreiche weitere Beispiele.

Dabei stellt sich folgende Frage: Wann stehen wir auf und sagen, es ist genug? Wann lassen wir los und geben uns die Hand, um ein gemeinsames Miteinander auf dieser Erde zu erfahren? Wann erkennen wir unsere Herzen und die Liebe, die Kraft und das Mitgefühl, das in uns allen steckt? Denn die Angst und Paranoia, die durch die Medien erzeugt und kultiviert wird, lässt uns in unsere Schneckenhäuser zurückgehen. Sie sorgt dafür, dass wir das Leben und seine Momente nicht mehr genießen, geschweige denn verdauen können.

Die Verdauungsorgane – Aufnehmen, Integrieren, Loslassen

In den nächsten Kapiteln begeben wir uns in den Bereich der Verdauungsorgane. Da unser Verdauungstrakt für die Einverleibung, Verarbeitung, Integration und das Loslassen von Lebenseindrücken steht, müssen wir uns also dringlich mit der Betrachtung und den eventuellen Vorurteilen, die wir dem Leben gegenüber haben, beschäftigen.

Und so geht es darum, zu integrieren, was Wahrheit und wichtig ist, und das loszulassen, was Du nicht mehr brauchst. Zu filtern, was in Deinem Leben Platz haben darf, was Dir und Deiner Umwelt in Liebe dient, und zu erkennen, was Dich belastet und Dich in einem negativen Zustand festhält – Materielles wie Emotionales, Personen, Abhängigkeits- und Arbeitsverhältnisse sowie möglicherweise auch Dein Wohnort. Damit klärst Du nicht nur Deinen Körper, sondern auch Dein direktes Umfeld, und sorgst so für Klarheit und Einfachheit, die Dir die Zeit für friedliches Sein geben, das Dich wiederum in die Tiefe Deines Potenzials führt.

Was brauchst Du in Dir selbst nicht mehr? Was ist wichtig? Welche Einstellungen, Konditionierungen, Ideen, Charakterzüge und Handlungsweisen hast Du in Deinem Leben gelernt? Sind sie heute noch die richtigen oder gilt es, das eine oder andere loszulassen, um eine neu gewonnene Freiheit feiern zu können? Was darf gehen?

Der Magen – Verdauen von Lebenseindrücken

Und so beginnen wir mit unserem Magen. So wie alle Teile des Verdauungstraktes steht auch unser Magen für das Verdauen der Lebenseindrücke und der gleichzeitigen emotionalen Reaktion dazu. Wie können wir mit den Erlebnissen und Erfahrungen aus unserem Alltag gut umgehen und gleichzeitig lernen, sie problemlos zu schlucken und zu verdauen, wenn diese negativ sind?

Gereiztheit und ein ständiges Sauer-Sein auf sich selbst und das Leben sind der Killer für den Magen. Schlucken wir dann zusätzlich diesen Stress auch noch herunter und leiden damit im Stillen, geraten Magen und Magensäure komplett aus der Balance. Das Gefühl dazu ist, wie wenn man komplett in sich verdreht ist, innerlich verwrungen und wie ein nasser Lappen ausgedrückt. Vermehrtes Aufstoßen, Sodbrennen und Reflux können eine Folge davon sein. Des Weiteren kann sich eine Imbalance des Magens auf körperlicher Ebene als langsames Verdauen, Magenverstimmung, Magenschleimhautreizung und -entzündung, Magengeschwür, Magendurchbruch oder Magenkrebs ausdrücken.

Auf der emotionalen Ebene kann sich eine Unausgeglichenheit des Magens in folgenden Mustern und Konflikten zeigen: ›Wundheit‹ der Seele; Wut über etwas oder jemanden; dominiert werden; in kindlicher Grundhaltung hängen geblieben sein; keine Verantwortung tragen wollen; sich gegen das Erwachsenwerden wehren; von außen versorgt werden wollen; Sehnsucht nach der eigenen Erfüllung haben, aber nicht dafür kämpfen wollen; nicht zu den eigenen Gefühlen stehen; Angst erleben, die auf den Magen schlägt; es satt haben; in scheinbarem Kampf mit dem Außen (in Wirklichkeit mit dem Innen) sein; überall Gefahren sehen; Unsicherheit darüber, was vom Außen erwartet werden kann.

Resilienz und Abgeklärtheit im Alltag aufzubauen, ist daher unabdingbar, also stabiler gegenüber belastenden Einflüssen und lockerer mit sich selbst zu werden – beispielsweise in Bezug auf Aussagen anderer Menschen oder bedrückende Neuigkeiten aus den Nachrichten. Resilienz bedeutet, neutral zu betrachten, in Deiner Aufmerksamkeit bei Dir zu bleiben und Deine Eindrücke bewertungsfrei durch Dich hindurchziehen zu lassen. Solltest Du Dich doch einmal verspannen, dann korrigiere Dich selbst, indem Du präsent wirst, Aufmerksamkeit auf Deinen Körper legst und die Gedanken wieder loslässt.

Ganz viele Menschen haben es mit ihrem Magen zu tun – und damit auch mit ihrem Solarplexuschakra. Meist wird in diesem Zusammenhang nicht daran gedacht, dass es hierbei oft um unerfüllte Sehnsüchte geht, um das sich Durchsetzen im Leben und sein eigenes Ding zu machen. Gerade hier ist es essenziell, sich diese Themen anzuschauen, um den Magen wieder in die Balance zu bringen. Besonders, wenn es um den Magen geht, müssen wir tief in den Kontakt mit unseren Emotionen gehen, denn ist Dein Magen aus der Balance, schiebt Dich das buchstäblich aus Deiner Mitte – und zwar richtig.

In diesem Kapitel geht es also darum, unseren Magen energetisch in die Balance zu bringen, damit wir das Leben gut verdauen und in unserer Lebensverantwortung reifen können. Fühle also einmal tief in Deinen Körper und insbesondere in die Magengegend hinein.

- Hast Du unerfüllte Sehnsüchte – beruflich, persönlich, sexuell?
- Kannst Du Dich durchsetzen oder wirst Du dominiert?
- Fällt es Dir schwer, zu Deinen Gefühlen zu stehen?
- Kannst Du Dein Leben frei leben?
- Übernimmst Du Verantwortung oder wehrst Du Dich gegen das Erwachsenwerden oder -sein und möchtest von außen versorgt werden?
- Ist Dein Zwerchfell entspannt, sodass Du gut durchatmen kannst?
- Wie geht es Deiner Brustwirbelsäule? Optimalerweise ist sie so entspannt, dass sie sich bei Deiner Atmung geschmeidig mitbewegt.
- Hältst Du viel Anspannung in Deinen Stirn- und Nebenhöhlen und in Deinem Rachen? Sind Deine Stirn- und Nebenhöhlen frei?
- Befindet sich Spannung in Deinem Hals, Deinem Kehlkopf, Deiner Speise- und Luftröhre?
- Welche Gedanken hast Du, wenn es um Deinen Magen geht?
- Hast Du das Gefühl, Deine Seele ist ›wund‹? Wie viel Hunger nach dem Leben hat sie und wie viel Lebensmut und Kampfkraft liegen in ihr?

Ist Deine Seele ›wund‹?

Hast Du vielleicht schon seit einiger Zeit eine Magenschleimhautreizung? Dies ist ein Anzeichen dafür, dass Deine Seele ›wund‹ ist. Dein Herz, der Sitz Deiner Seele, und Dein Magen liegen in Deinem Körper sehr nah beieinander – und auch in Bezug auf ihre emotionalen Themen sind sie sich sehr nah.

Unsere Seele will frei sein und Leichtigkeit erleben. Wenn ihr die Flügel gestutzt werden oder sie das Gefühl hat, dass eben genau dies passiert (auch durch gesellschaftliche, politische oder wirtschaftliche Auflagen), dann sitzen oft starke Spannungen hinten im Zwischenrippenbereich auf Höhe des Solarplexus, die sich nach vorne in den Solarplexus hinein übertragen. So fühlst Du Dich doppelt unwohl, denn der Solarplexus befindet sich ja genau da, wo auch Dein Magen ist. Diese Spannungen belasten auch Dein Solarplexuschakra, das dann nicht genügend Licht in die umgebende Struktur bringen kann.

Wie geht es Dir also in Bezug auf Deine Seele? Bist Du Dir bewusst, dass Einschränkungen im Außen gar nicht von außen kommen? Dass Du die Freiheit, die Du brauchst, nur von innen heraus erlangen kannst? Somit ist ein Kampf, der in Form einer Auseinandersetzung oder einem sich Wehren (möglicherweise auch körperlich) ausgetragen wird, in Wirklichkeit ein Kämpfen mit dem Inneren. Zudem lässt Dich die Unsicherheit darüber, wie das Außen auf Dein Innen reagiert, in einer ständigen Habachthaltung sein, vom Aufstehen bis zum Zubettgehen. Manchmal drückt sich diese innere Spannung dann selbst noch im Schlaf über das Unterbewusstsein in Deinen Träumen aus.

Beginne, Dein Leben und die Qualität und Menge der Informationen, die Du zu Dir nimmst, neu und anders aufzunehmen, in möglichst kleinen Häppchen, denn die lassen sich besser verdauen. Dadurch kommst Du immer mehr in Deine Mitte. Zu diesem Prozess gehört auch, Deine kindlichen Prägungen loszulassen, die ein Teil Deiner Persönlichkeit geworden sind. Diese Veränderung kann sich natürlich gefährlich anfühlen, weil ein bekannter Zustand – selbst wenn es ein bekanntes Leid ist – ein vertrauter Zustand ist. In dem Augenblick, in dem sich etwas verändert, auch wenn es sich zum Guten wendet, sagt Dein Bewusstsein erst mal: »Oh nein! Das kenne ich nicht. Ich weiß nicht, ob ich mich da wohlfühle, ob ich dorthin will, ob das für mich stimmt!« Nimm also einmal Deinen Mut zusammen und vertraue auf Dich, das ist ein Ausdruck von Liebe, die Du Dir selbst gibst. Und hey, Liebe geht durch den Magen!

Wenn uns das Leben auf den Magen schlägt

Oft sagen wir auch, dass uns etwas auf den Magen schlägt – meistens sind dies Dinge, bei denen uns unwohl wird und vor denen wir uns fürchten. Wie viel Angst erlebst Du in Deinem Leben? Wovor fürchtest Du Dich?

Angst geht dann wieder direkt in unser Solarplexus-Zentrum, hebelt es aus und sorgt dafür, dass viele Abläufe in unserem Körper nicht mehr einwandfrei funktionieren, weil das Blut, das wir für unsere Organe und unser Gehirn brauchen, dann durch den Flucht- und Kampfreflex in unsere Arme und Beine fließt. Wir sind dann nicht mehr klar und in der Ruhe und der Parasympathikus, der Teil unseres Nervensystems, der für die Entspannung sorgt, ist nicht aktiv – und so kann sich auch der Solarplexus nicht öffnen. Unser ganzes Nervensystem ist dann auf Flucht, Kampf oder Totstellen eingestellt.

Im letztgenannten Fall kann es bis zu einer Lähmung kommen, da keine Impulse mehr vom Nervensystem weitergegeben werden.

Ein Mensch, der eine Reizung oder Entzündung der Magenschleimhaut erlebt, ist meistens am Kämpfen, am sich wehren, weil er nicht dominiert werden will. Er möchte selbst entscheiden, sich in sein eigenes Leben hinein gebären und sich selbst erschaffen. Wer Magendruck hat, hat keine Energie und ist in der Regel sehr traurig über dieses Thema. Diese Energielosigkeit kann im schlimmsten Fall zu Depressionen und Lebensmüdigkeit führen. Auch eine spätere Suizidalität ist nicht auszuschließen.

Nicht nur beim Magen, sondern auch bei vielen anderen Organen der Körpermitte wie der Leber, der Milz, der Niere oder der Gallenblase, kommt immer wieder der Solarplexus ins Spiel. Dieses Nervenzentrum Solarplexus, auch Sonnengeflecht genannt, reagiert auch durch die Verbindung zum Solarplexuschakra extrem auf Licht. Hast Du Angst (Nieren) oder empfindest Wut (Leber, Gallenblase), ist es im Solarplexusbereich zu dunkel. Wir brauchen für ein Leben in der Balance jedoch Kraft und Licht im Solarplexuschakra sowie eben einen ausgeglichenen Zustand unseres Nervensystems.

Da wir Menschen auf eine ganz natürliche Weise durch einen Zyklus von Anspannung und Entspannung gehen, ist es wichtig, dass wir in keiner dieser beiden Phasen zu lange hängenbleiben. Wenn die Anspannung positiv ist (beispielsweise in Form freudiger Erregung) und sich mit Entspannungsphasen abwechselt, dann ist das ein normaler Zyklus. Problematisch wird es dann, wenn die Anspannung, wie so oft, über negative Emotionen erzeugt wird und dann erhalten bleibt.

Aus der Akzeptanz in die Veränderung

Ein Teil des Liebesausdrucks, den Dein Körper und damit auch Dein Magen braucht, ist es, dass Du für Dich selbst einstehst und sagst: »Hier bin ich und das macht mich aus. Das ist meine Meinung, mein Beitrag. Ich bin und Du bist.« Keine Negativwertung, einfach Akzeptanz, Wertschätzung und Dankbarkeit dem eigenen Sein und dem des anderen gegenüber. Sei gewiss: Du wirst in Deinem Leben mit nichts konfrontiert, was Du nicht bewältigen kannst. Alles, was da ist, kannst Du meistern. Es ist eine Frage der Aufmerksamkeit, des Fokus, des Betrachtens – und der Akzeptanz.

Zuerst kommt die Akzeptanz und dann der Impuls, den es braucht, um Dir und Deinem Leben eine andere Richtung zu geben. Erst im Annehmen beginnst Du zu erfassen, was alles da ist. Es öffnet Deine Vision. Es geht nicht darum, alles gutzuheißen, was ist, sondern das, was sich Dir präsentiert, als existent zu akzeptieren. Und in die Handlung zu gehen, um einen Zustand, der Dir nicht gefällt, zu verändern. Erst, wenn Du akzeptierst, befindest Du Dich im Mitgefühl, das Dir hilft, die Lösungen zu erkennen, die es braucht. Aus Mitleid oder Widerstand zu handeln, macht Dich ohnmächtig und führt somit in die Erschöpfung, da die Aufmerksamkeit nicht auf der Lösung liegt, sondern auf dem Problem.

Durch die Akzeptanz entsteht tiefer innerer Frieden und die daraus friedvolle emotionale Leere ist ein guter Ausgangspunkt dafür, loszugehen und die Welt mit Dir zu bereichern. Mit Leichtigkeit und ohne kämpfen zu müssen. Über die Leichtigkeit kommt dann die Durchsetzungskraft, in der Du Dich aufrichten kannst. Da zieht Dich nichts mehr nach unten, Du bist frei und voller Energie. Und da machen dann auch Deine Knie mit und beginnen, sich in die Richtung zu bewegen, die erstrebenswert ist und die Dein Leben ausmacht. Voller Liebe. Hierzu gehört auch, dass Du Dir bezüglich dessen, wo Du gerade stehst in Deinem Leben, nichts vormachst – denn Deine Seele weiß, ob Du Dir etwas vorgaukelst, wie etwa falsche Geborgenheit. Geborgenheit entsteht nur aus Dir heraus. Im Alter von etwa 14 Jahren beginnen wir, als wichtigen Schritt ins Erwachsenwerden, Geborgenheit in uns selbst zu erzeugen. Dieser Schritt ist einer der größten unseres Lebens in die Eigenverantwortung hinein, und mit ihr kommt, mehr oder weniger bewusst, die Erkenntnis: Ja, ich interpretiere, ich dokumentiere. Ich bin es, der oder die mein Leben wahrnimmt und auch die Gedanken, die daraus entstehen, unterliegen mir. Das ist der Unterschied zwischen einem erwachsenen Menschen und einem Kind.

Wo stehst Du diesbezüglich? Übernimmst Du die Verantwortung für Dein Sein, Deine Geborgenheit und Deine Wertschätzung und Dankbarkeit gegenüber Dir selbst, dem Leben und den anderen Menschen? Oder suchst Du eine Bestätigung oder Energiequelle im Außen?

Wenn Du das tust, dann machst Du andere für Dein Leben oder die Umstände, in denen Du Dich befindest, verantwortlich und bist nicht mehr der Schöpfer Deines eigenen Lebens. Geh ganz bewusst und liebevoll in diese Verantwortung hinein. Sie birgt die größte Freiheit – und diese Freiheit öffnet und befriedet alles: den Raum, Dein Herz und Deinen Körper. Und dann merkst Du, wie es gut wird, wie sich Deine Nerven beruhigen und Dein Solarplexus von Licht durchstrahlt und genährt wird. Die Kommunikation zwischen Deinem physischen Körper und Deinem Energiekörper beginnt dann wieder zu fließen und sich auszutauschen und alles wird lebendig und warm. Spüre einmal diese Leichtigkeit, diese Stille und den Frieden und erlaube Dir, dass sich dieser Frieden ausdehnt, weit über Deinen Körper hinaus und in Dein ganzes Energiefeld hinein – und dann wiederum weit über Dein Energiefeld hinaus.

Solltest Du konstant Probleme mit Deinem Mageneingang haben – Probleme wie Reizung, ein inneres Wundgefühl und dies schon seit langer Zeit, dann lass bitte einmal durch einen Facharzt, Therapeuten, Chiropraktiker oder Osteopathen Deines Vertrauens abklären, ob Du eventuell eine Zwerchfellhernie hast, durch die ein Teil Deines Magens durchs Zwerchfell nach oben gerutscht sein könnte. Man spricht hier auch von einem eingeklemmten Magen. Dieser eingeklemmte Teil entzündet sich häufig und heilt nicht aus, solange der Magen nicht wieder frei ist. Es gibt hier therapeutische Hilfe, die dafür sorgt, dass Dein Magen wieder richtig positioniert wird und dadurch heilt.

Magen und Sexualität

Unser Magen ist auch mit unseren intensivsten Gefühlen zum Thema Sexualität verbunden. Alles, was Du am Sex nicht als frei und leicht oder sogar ungewünscht empfindest, belastet Deinen Magen zusätzlich. Spüre also auch, wo im Zusammenhang mit Deiner Sexualität und Deinen Wünschen sowie einem Dich Verwirklichen in diesen Wünschen Deine Bedürfnisse liegen oder total unbefriedigt sind. Welche Emotionen verspürst Du im Hinblick darauf? Kommen vielleicht

Trauer, Wut, Angst, Scham, Unverständnis, Widerstand oder eventuell Sehnsucht nach mehr Erfüllung im Bereich Sexualität auf? Gerade das sind Themen des Erwachsenwerdens, denen wir nicht entfliehen können, und die unser ganzes Leben mitbestimmen.

Beginne, gut mit Dir zu sein. Niemand hat das Recht, etwas von Dir zu fordern, was Du nicht willst. Doch es braucht Deine Klarheit und Bestimmtheit, damit Dein Gegenüber weiß, wo Deine Grenzen und was Deine Wünsche sind.

Affirmationen

Mit Leichtigkeit gehe ich meinen eigenen Weg.
Ich höre auf mich und vertraue mir.
Das Leben bringt mich dort hin, wo ich sein muss.

Nachher-Check

- Setzt Du Dich mehr für die Erfüllung Deiner Sehnsüchte ein?
- Kannst Du Dich besser durchsetzen?
- Fällt es Dir leichter, zu Deinen Gefühlen zu stehen?
- Kannst Du Dein Leben freier leben?
- Übernimmst Du bereitwilliger Verantwortung für Dich und Dein Leben?
- Kannst Du freier atmen?

- Sind Dein Hals, Dein Kehlkopf, Deine Speise- und Luftröhre und damit auch Dein Magen entspannter?
- Welche Gedanken hast Du, wenn es um Deinen Magen geht?
- Wie lebendig und lebensmutig fühlst Du Dich?

Kapitel 9

Der Darm

Verdauen des Lebens

VOGELFREI

Februar und Florida 2008, das war nicht warm, das war sogar saukalt und mir ging's zusätzlich gerade gar nicht gut. Ich hatte wenige Klienten und irgendwie war ich leer, verbraucht, selbstzweifelnd und auch ein wenig lebensmüde. Doch Routine ist Routine und so ging ich trotz der Kälte an den Strand, war ja auch mein tägliches Ritual. Wie ich so vorn ans Wasser lief, fiel mir die beißende Kälte noch mehr auf, die ich in dem kleinen Appartementkomplex, wo ich mich eingemietet hatte, nicht so gespürte hatte. Also doch nicht schwimmen. Nur in meiner Badehose flüchtete ich daher an den Naples Pier hinter eine der darauf stehenden Hütten in den Windschatten, um ein wenig Sonne zu tanken. Und da saß ich dann, bis der Pelikan kam.

Der flog direkt auf die Holzbrüstung und schaute mich an. Ich spreche mit Tieren, macht jeder, nur weiß ich, dass diese Unterhaltungen absolut real sind und wie eine innere Stimme ablaufen. Also sagte ich zu ihm, dem Pelikan: »Hey, Du siehst echt scheiße aus.« Er: »Ich fühle mich auch scheiße.« Ich: »Na ja, dann komm doch her und wir schauen danach, nur eins ist klar: Du musst zu mir rüberkommen.« Und so hüpfte er von der Brüstung und wackelte die drei Meter zu mir, bis er direkt auf meinen Füßen saß. Wir sprechen hier von einem wilden Pelikan, der normalerweise niemanden mehr als fünf Meter an sich ranlässt.

Als ich ihn von oben ansah, spürte ich, wie seine Wirbelsäule total verschoben, fragmentiert und in sich krumm war. Er selbst war schon fast zutiefst traumatisiert, zitterte immer noch und anscheinend ging das auch schon eine ganze Weile. Also begann ich ihn über die Matrixarbeit ohne Berührung wieder zusammenzusetzen. Leute kamen, schauten verwundert, gingen wieder, doch wir zwei machten unser Ding. Nach so vierzig Minuten war das dann fertig und ich sagte zu ihm: »So, jetzt mal gut, du bist wieder okay und mir wird kalt, ich will nach Hause.«

Da streckte er sich so in die Höhe, wie Pelikane das eben tun. Und ich sah zum ersten Mal die Verletzung, die er am Hals durch einen Angelhaken erfahren hatte. Das passiert eben dort auf dem Pier, Fischer fischen und wenn sie einen Fisch hochziehen, kommt manchmal eben so ein Pelikan auf die blöde Idee, dass es doch ein Leichtes ist, genau diesen Fisch jetzt zu schnappen. Sind ja in Konkurrenz die zwei, der Fischer und der Pelikan. Und so hatte sich wahrscheinlich ein Angelhaken in seinem Hals verhakt. Da die Fischer die Pelikane ja dann wieder befreien müssen, ziehen sie sie heraus aus dem Wasser oder aus dem Flug, wenn das Tier wegfliegen will, und dabei hatte es wohl genau diesen Pelikan voll verschoben. Mir schauderte, hatte ich doch genau diese Verletzung in seiner Matrix gesehen, doch bevor er sich streckte, sah ich sie körperlich einfach nicht. Und da war sie wieder einmal, die Bestätigung, dass das, was ich mache, doch wirklich funktioniert. Nix Placebo – nee – reine Matrixarbeit über das Bewusstseinsfeld.

Der Pelikan wusste das an diesem Tag mehr als ich. Er fand mich und half mir, wieder bei mir anzukommen. Er war wieder gerade und ich wieder in mir froh. Was ich sonst noch davon hatte? Dass ich von da an die nächsten Wochen bei meinen Spaziergängen so ziemlich jeden anderen kaputten Vogel behandeln durfte, der mich fand. Das tat sein Übriges, um mich diesen kalten Februar beschäftigt zu halten. Anscheinend hatte sich mein Service herumgesprochen und die Vögel machten reichlich Gebrauch davon.

Und so geschah es, dass ich mich wieder voll auf das Leben einlassen konnte. Die Vögel haben mein Bewusstsein wieder direkt darauf gelenkt. Es kann so einfach gehen, wenn wir einfach wach sind und die Momente leben und aufnehmen, die wir geschenkt bekommen. Gerade, wenn es um das Aufnehmen geht und darum, im Fluss zu sein, dann geht es direkt um unseren Darm, mit dem wir in direkter Interaktion der Annahme und des Ablehnens des Lebens sind.

Der Darm – Aufnehmen, Integrieren, Loslassen

Im Darm liegen das Leben, die Fülle, der Überfluss, aber auch der Tod, der Geiz oder die Ablehnung. Da wir über unseren Verdauungstrakt das Leben und seine Eindrücke verdauen – es aufnehmen, integrieren und auch wieder loslassen –, setzen sich die damit verbundenen negativen Emotionen in den entsprechenden Teilen des Verdauungssystems ab.

Durch diesen Umstand schaffen es viele Menschen heute nicht mehr, mit ihrem Darm das Nützliche aufzunehmen, und so mancher von uns hat beispielsweise aufgrund von Schwierigkeiten mit dem Loslassen Verstopfung, weil er das, was er mal bekommen hat, nicht mehr hergeben möchte. Oder er hat das Leben über und kann dadurch nur schlecht Nahrung aufnehmen, übergibt sich oder erlebt ständigen Durchfall. Dies sind nur zwei von vielen möglichen Beispielen dafür, wie unsere Einstellung zum Leben und der Grad unseres Einlassens auf das Leben mit unserer Verdauung zusammenhängen. Neben Durchfall, Verstopfung und Übergeben kann sich eine Dysbalance des Darms auf der körperlichen Ebene in Form folgender weiterer Themen zeigen: Nahrungsmittelallergien, Zöliakie, Reizdarmsyndrom (RDS), chronisch-entzündliche Darmerkrankungen, Morbus Crohn, Colitis Ulcerosa, Appendizitis, Divertikulose, Kolitis, verschiedene Darmkrebsarten, Darmverschluss, Blähungen, SIBO (Small Intestinal Bacterial Overgrowth, bakterielle Fehlbesiedlung des Dünndarms).

Im emotionalen Bereich entstehen in Zusammenhang mit einer energetischen Unausgeglichenheit des Darms oft emotionale Muster und Konflikte wie: Hunger nach Liebe, Fülle oder Anerkennung; Gefühl des Benachteiligtseins; nicht Hinsehen-Wollen; Geiz; etwas liegt ›schwer im Bauch‹; starker Hang zum (oft negativen) Bewerten; Existenzkonflikt; Identitätskonflikt der Herkunft oder Zugehörigkeit.

Ertragen wir das Leben um uns herum nicht mehr und lehnen seine Umstände und uns selbst ab, können wir das Leben nicht mehr aufnehmen. Dies ist wie ein energetisches Verhungern, das sich bis in den körperlichen Bereich hineinzieht – wir können dann keine Nährstoffe mehr aufnehmen und verhungern sprichwörtlich bei vollem Magen. In diesem Kapitel geht es darum, die den Darm belastenden Hauptemotionen abzulösen und ihm und damit auch uns als Gesamtheit eine natürliche Bewegungs- und Aufnahmefähigkeit zu ermöglichen.

Wir tragen emotionale Muster nicht nur auf unseren Schultern, sie gehen auch tief in unser Gewebe hinein und können dafür sorgen, dass unser Darm mal schlapp, mal sauer, mal müde oder mal gereizt ist. Bevor wir jedoch weiter in die Tiefe gehen, nimm erst einmal Kontakt mit Dir auf und spüre tief in Dich hinein:

- Wie geht es Dir mit der Nahrungsaufnahme und -abgabe?
- Hast Du das Gefühl, Du kannst die Nährstoffe integrieren und die Fülle und Geilheit des Lebens in Dir aufnehmen?
- Wie betrachtest Du Dein Leben und das Leben um Dich herum?
- Kannst Du aufnehmen, was Du selbst erschaffst?
- Was passiert außerhalb von Dir und wie gehst Du mit guten und schlechten Erfahrungen im Alltag um?
- Kannst Du Deine Erlebnisse und Erfahrungen verdauen – also das, was entsteht und geschieht, in Dich aufnehmen, als Wahrheit integrieren und Überflüssiges wieder loslassen?
- Brauchst Du lange zum Verdauen? Reagierst Du auf manches allergisch oder gereizt?
- Behältst Du Energie, die im Widerstand ist, in Dir, weil Du die Emotion nicht rauslässt und sich das Ganze dann auf Deine Schleimhäute schlägt?

- Willst Du vielleicht nichts hergeben und bist geizig? Oder versuchst Du verzweifelt festzuhalten, was Du gerade aufgenommen hast, weil Du nicht loslassen kannst oder das Gefühl hast, dass Du schon immer zu kurz kamst? Neigst Du infolgedessen möglicherweise zu Verstopfung?

- Kannst Du ganz leicht aufnehmen und sagst: »Ja. Ich bin gut damit und ich freue mich über die Fülle, die das Leben mir schenkt. Ich integriere und genieße jeden Moment und jeden Bissen, den ich zu mir nehme, lasse mich ein, schmecke, schlucke und verdaue – und fühle mich genährt.

UNSER HUNGER NACH SINN UND LIEBE

Wir hungern so sehr in unserer Gesellschaft – nach Anerkennung, Freundschaft, Berührung, Liebe, nach Sinn. Viele Menschen spüren dies durch die große Ablenkung im Außen jedoch nicht mehr. Sie haben vergessen, wie es ist, tief mit sich selbst verbunden zu sein und sich voll auf das Leben, seine Fülle und die eigenen Möglichkeiten einzulassen.

Manchmal haben wir das Gefühl, bei der Verteilung des Lebens leer ausgegangen oder benachteiligt worden zu sein – und dann hungern wir, haben eine tiefe Sehnsucht. Dabei ist alles, was wir brauchen, in jedem Moment da, wenn wir nach innen gehen und uns ganz auf uns einlassen. Auf innere Ruhe, Stille und das energetische Genährtsein folgt dann auch eine Reaktion im Außen, was wiederum die Stille und die Verbindung zu uns selbst vertieft. Verstehe also, dass es uns mit unseren Mitmenschen gut gehen kann. Dass wir am Leben teilhaben können und, solange wir in einem beobachtenden Zustand des Mitgefühls sind, dem Leben alles entnehmen können. Denk daran, alles ist Energie und die Energiequalität in Deinem Inneren bestimmst Du selbst.

Überlege einmal:

- Wie sehr beobachtest Du, wie sehr nimmst Du persönlich? Kannst Du eine Sache auch einfach mal gut sein lassen?

- Wie stark wirkt sich das, was im Außen passiert, in diesem Moment gerade auf Dich aus? Viele Informationen, nehme ich an, wirst Du über Medien beziehen. Was davon betrifft Dich hier und jetzt direkt? Lassen diese Informationen Angst, Sorgen und Befürchtungen in Dir entstehen?

- In welcher Rolle siehst Du Dich in Bezug zum Außen? Willst Du sofort in eine Handlung gehen, wenn Du etwas beobachtest, das Dir nicht gefällt? Kannst Du diese Handlung umsetzen oder versinkst Du in einer tiefen Ohnmacht, die sich lähmend auf Dich auswirkt und wiederum in einen Selbstvorwurf der Unfähigkeit mündet?

Muster und Glaubenssätze loslassen

Deine Dich prägenden Muster und Glaubenssätze bestimmen das Erleben und Verdauen Deines Alltags. Diese Muster und Glaubenssätze kommen aus vielen Bereichen zusammen und es gilt zu prüfen, welchen Ursprung sie haben. Sind sie aus dem Feld der Familie, der Religion, des Volksglaubens? Sind sie noch aktuell oder lebst Du nach wie vor Muster, die in Zusammenhang mit Deinem heutigen Leben eigentlich gar nicht mehr relevant sind?

So kann es zum Beispiel sehr hilfreich sein, eventuelle inkarnative und genetische Informationen von Erfahrungen wie Flucht und Mangel abzulösen, die Du und Deine Familie aufgrund der Krisen- und Kriegszeiten in Europa und auch weltweit gemacht habt. Zusätzlich ist es sinnvoll, Hinderliches und Schmerzvolles loszulassen, das Du selbst in früheren Inkarnationen erlebt hast und Deine eigenen, zusätzlichen Blockaden und Beschwerden in diesem Leben aufzulösen und loszulassen. Wenn all diese Dinge Dich nicht mehr belasten, kannst Du das Leben und Deine Nahrung viel besser aufnehmen.

Spür jetzt einmal in Deine Atmung hinein. Ist sie zaghaft? Ist Dein Zwerchfell verspannt? Lass los. Atme tief und entspannt. Schon entsteht ein anderer Frieden, der Dich spüren lässt, wie belastend all das für Deinen Körper war, das Du mit Dir herumgetragen hast. Fühle einmal diese Qualität der Stille. Spüre, wie viel leichter Dein Atem nun geht. Die Entspannung Deines Zwerchfells macht es möglich, dass Dein Atem Deine Bauchorgane bewegt und dadurch massiert. Diese natürliche Bewegung sorgt dafür, dass Dein Darm und die dazugehörigen Organe mehr Energie bekommen, entspannter sind und damit ihrer Aufgabe leichter nachgehen können. Der Atem und der Darm sind miteinander gekoppelt und, wenn man es genau betrachtet, gehen sie beide der gleichen Aufgabe nach. Atem ist Aufnahme und Abgabe, ein Kreislauf aus Aufnehmen, Integrieren, Genährtsein, Trennen und Abgeben. Es ist gut für Dich gesorgt. Sag das einmal zu Dir selbst: »Es ist gut für mich gesorgt.« Wie fühlt sich dieser Satz nun für Dich an?

Höre auf Deinen Bauch

Dein Darm sendet übrigens hundert Mal mehr Informationen zu Deinem Gehirn als umgekehrt. Es ist also wirklich etwas dran am Bauchgefühl! Hast Du es schon einmal erlebt, dass Du ein ganz klares Gefühl zu einer Situation hattest, Dich aber dann aufgrund von rationalen Überlegungen entgegen diesem Impuls verhalten hast – und dann damit voll auf die Nase gefallen bist?

Verlass Dich ruhig mehr auf Deinen Körper und Deine Intuition, sie lügen nicht. Dein Körper hat seine eigene Weisheit und wenn Du sie korrekt wahrnimmst, kann dies Dein Leben sehr viel leichter machen.

Der Dünndarm

Aufgabe unseres Dünndarms ist es, das Reine vom Unreinen zu trennen. Er steht damit für die Separation des Positiven vom Negativen. Selbstverständlich kann etwas, was für den einen Menschen positiv ist, für den anderen Menschen negativ sein. So gilt es erst einmal herauszufinden, was Dir auf Deinem Weg zu Dir dient. Versteh mich richtig: Der Weg zu Dir ist der Weg in Deine Liebe, Deine Großartigkeit, Dein Teilen Deiner Talente und Fähigkeiten. Da Du einzigartig bist, wird so Dein Weg auch einzigartig sein. Der Weg eines anderen ist schlichtweg anders. Daher auch die oben gemachte Aussage, dass nicht alles für jeden positiv oder negativ ist. Finde Deines und lass dem anderen seines. In der Akzeptanz der eigenen Individualität und der Individualität des anderen liegen tiefer Frieden und gelebtes Mitgefühl. Beide unterstützen die Funktionsfähigkeit Deines Dünndarms und bringen ihn in Höchstform.

Natürlich solltest Du Deinen Dünndarm auch durch Dein Einkaufsverhalten unterstützen. Indem Du wertvolle Nährstoffe bevorzugst, sorgst Du gleichzeitig dafür, dass Du weniger Abfallprodukte ausscheiden musst. Dadurch beschleunigst und optimierst Du Deinen Verdauungsprozess und kannst mehr Energie aus der Nahrung gewinnen, als dass es Dich kostet, sie überhaupt zu verdauen. Hier ein Beispiel: Milchprodukte brauchen im Körper eines Erwachsenen etwa sieben Stunden zur Verdauung. Das kostet Dich mehr Energie, als Du daraus gewinnen könntest. Gleichzeitig belasten sie Deinen Körper, da dieser, wenn er bereits ausgewachsen ist, nicht mehr die Enzyme hat, um sie grundsätzlich zu verstoffwechseln.

Je besser Dein Dünndarm arbeitet, desto mehr unterstützt er auch gleichzeitig Dein Herz, denn über seine Meridianzuordnung steht er in direkter Verbindung mit Deinem Herzen – Yin und Yang. Herz- und Dünndarmmeridian bilden ein Paar und gleichen sich gegenseitig aus. Ist Dein Dünndarm in der Balance, hilft das also Deinem Herzen – auf physischer sowie energetischer Ebene.

Ein ausgeglichener Dünndarm erzeugt einen klaren Geist. Dies hilft Dir, Dein Leben besser wahrzunehmen, zu erkennen, welche Ideen gut sind und in die Tat umgesetzt werden möchten, und Dir bewusst zu werden, was Du alles machen kannst, um Dein Leben lösungsorientiert und leicht zu gestalten. Sollte es Probleme geben, erkennst Du die Möglichkeiten und Lösungen, die das Leben bietet und die in Dir ruhen, sehr viel schneller.

Der Dickdarm

Dein Dickdarm speichert Emotionen, er steht in Zusammenhang mit Deinem Bauchgefühl und damit zum Beispiel auch mit Depressionen, Verstimmungen und einem eventuellen Rückzug. Negative Emotionen können dafür sorgen, dass die Peristaltik des Dickdarms nicht mehr gut funktioniert. Die Peristaltik des Darms ist davon abhängig, ob genügend Botenstoffe wie Serotonin da sind, um den Impuls der Darmbewegung überhaupt zu geben. Ohne Serotonin (Glückshormon) funktioniert unser Darm folglich gar nicht. Serotonin finden wir also nicht nur im Gehirn, es ist somit auch der wichtigste Botenstoff für unseren gesamten Verdauungstrakt.

Da der Großteil unserer Empfindungen vom Darm ans Gehirn gemeldet und dort verarbeitet wird, tun sich Menschen, die beispielsweise an Depressionen leiden, schwer, aus ihren melancholischen Mustern herauszukommen. Sehr unterstützend ist es hier, achtsam mit der Ernährung umzugehen. Hilfreich sind Früchte mit einem hohen Eigen-Serotoninwert wie Trauben, Äpfel und Bananen. Gleichzeitig können wir Serotonin in unserem Körper mithilfe von genügend Tageslicht – Achtung, kein künstliches Licht! – selbst erzeugen, damit funktioniert unser Darm dann auch besser. Kokosöl, Leinsamen und Kürbiskerne unterstützen den Dickdarm ebenfalls.

Ich habe schon sehr viel mit der Natur gearbeitet und spüre die Energie der Pflanzen, Tiere, Menschen, eines Stück Landes. Alles hat energetische Strukturen, alles hat Emotion, alles ist lebendig. Und so können wir davon ausgehen, dass Pflanzen, mit denen korrekt umgegangen wird – die wir beispielsweise im eigenen Garten ziehen – uns weitaus mehr Kraft geben als industriell erzeugtes und verarbeitetes Obst und Gemüse. Ich denke, jeder, der einen grünen Daumen hat und mit seinen Pflanzen spricht, weiß, wovon ich rede.

Isst Du ›glückliche Pflanzen‹, steigt der Serotoningehalt in Deinem Körper, die Peristaltik im Darm wird leichter und Du gesundest von innen heraus. Auf diese Art kannst Du Deine Lebensqualität enorm steigern. Gleichzeitig gilt es, das Thema Glyphosat zu beachten. Glyphosat ist ein Herbizid, das unseren Körper stark schwächt und innerlich ausbrennt. Durch die Aufnahme von Glyphosat sinkt der Serotoninspiegel. Willst Du also einen bestmöglich funktionierenden Dickdarm, dann ernähre dich bio oder pflanze selbst an.

Das für mich wichtigste Thema des Dickdarms ist jedoch der grundsätzliche Umgang mit dem Empfangen und Geben. Am Gewonnenen festhalten und nicht loslassen können sowie der Geiz, andere und das Leben nicht an der eigenen Fülle teilhaben zu lassen, sorgen dafür, dass der Stuhl im Darm stockt und hängenbleibt. Im Charakter eines geizigen Menschen finden sich Verharren und Festhalten – und wenig Beweglichkeit. Die Angst, nicht genug zu bekommen, entstand aus einem mangelnden Vertrauen zum Leben und gipfelt in einem alles vereinnahmenden Wesen, das nichts preisgeben und nicht teilen will, auch nicht auf Informationsebene. Hier stockt alles.

Das grobe Gegenteil ist derjenige, der nicht aufnehmen will, sich partout weigert, an der Fülle teilzuhaben, ja, sie sogar abstößt, was unweigerlich zu Durchfällen führt. Das Grundmuster ist ein Zustand des sich nicht würdig Fühlens, des nicht genug Seins, des nicht verdient Habens. Auch hier gilt es zu prüfen, woher die Muster stammen. Ist es ein Minderwertigkeitskomplex, der schon in der Familie gelebt wurde oder ist er durch eigene Handlungen oder Erlebnisse entstanden?

Im Falle von Verstopfung ist regelmäßige Bewegung sehr wichtig. Ich nenne in diesem Zusammenhang immer wieder gerne das Beispiel mit dem Hund. Warum geht man Gassi? Damit der Hund gut kacken kann. Dazu braucht er Bewegung, denn dann kommt der Darm in Schwung. Der Hund ist ein Säugetier und hat einen Bauchnabel. Schau mal, ob Du auch einen Bauchnabel hast, denn dann bist Du auch ein Säugetier – was so viel heißt wie: Beweg Dich, dann klappt es auch besser auf dem Klo.

Wichtig in diesem Zusammenhang ist noch zu erwähnen, dass unser Blinddarm Probiotika produziert, die unsere Verdauung unterstützen. Ist Dein Blinddarm entfernt worden – oft entsteht diese Notwendigkeit durch falsche Ernährung –, ist es für Deinen Körper nicht mehr so einfach, diese ›freundlichen Keime‹ in ausreichender Menge zu produzieren. Dies führt zwangsläufig zu einer Veränderung in Deiner Darmflora. Du kannst Dir bereits helfen, indem Du Dich an die Zeit erinnerst, als Du Deinen Blinddarm noch hattest und Deinem Körper den Impuls zur Vollständigkeit gibst. Grundsätzlich ist es dann natürlich auch noch gut, Deinem Körper eben diese Probiotika zuzuführen.

Der Darm und die Fülle

In der Energetik, der Psychosomatik und der Psychoanalyse steht der Darm einerseits für die Unterwelt und der Kot andererseits für den Reichtum und die Fülle, weil wir ja aus der Nahrung und somit dem Leben herausnehmen, was es uns bietet. Und gerade hier finden wir bereits viele Hinweise im Volksmund. Sprichwörter wie »Wenn die Reichen sich zueinander gesellen, dann heißt das, der Teufel scheißt auf den größten Haufen« oder Aussagen wie keinen »Geldscheißer« zu haben, zeigen uns den direkten Bezug zwischen Geld, Kot und Fülle. Wenn wir das Ganze auf einer tieferen Ebene betrachten, so ist genau das auch in unserer Psyche extrem stark verhaftet, wie wir mit diesem Thema umgehen.

Der erste Kot, den wir von uns gaben, war auch der erste Besitz, den wir von uns gaben. Jemand, der etwas an sich oder in sich trägt, ist der Besitzer dieser Sache. Und so haben wir als Baby zum ersten Mal etwas besessen und das hat sich fortgesetzt in unserem Leben. Bis wir verstanden haben, dass wir über diesen Besitz zum Teil Kontrolle haben.

In der sogenannten oralen Phase geht es um das Aufnehmen dessen, was ist – das Spüren, Schmecken, Wahrnehmen, in Kontakt gehen mit dem Leben. In der analen Phase geht es um das Abgeben – oder aber auch um das Festhalten, das in uns Tragen und nicht mehr Hergeben-Wollen und das damit einhergehende Kommunizieren und Umgehen mit der Außenwelt.

Ein Kind, das früh auf den Topf geht und damit gefällt, kontrolliert so zum Teil auch die Emotionen der Eltern, genauso wie das auf andere Weise ein Kind tut, das lange in die Windel oder auch ins Bett kotet. Es ist wichtig, diese Dinge zu verstehen, weil sich hier zeigt, wie das Kind mit der Familie und der unmittelbaren Umwelt umgeht. Oft bleiben diese Verhaltensweisen als Muster bis ins hohe Erwachsenenalter hängen und es ergeben sich entsprechend Neigungen zu Durchfall und Verstopfung.

In dem Moment, in dem wir in eine gelebte Neutralität kommen und erkennen, dass wir durch die Aufnahme unserer Nahrung einen alchemischen Prozess eingehen, bei dem wir die Nahrung auflösen, durchspülen, sie in verschiedene Formen überführen – vom Festen ins Flüssige und zum Teil auch ins Gasförmige –, und sie dann wieder fest in unserem Darm binden, verstehen wir diesen Kreislauf. Dieser alchemische Prozess ist eine Verwandlung der Welt, die wir aufnehmen, in das Leben, das wir führen. Er bringt die Entscheidung mit sich, was wir aufnehmen, integrieren und loslassen sowie was wir für uns selbst behalten und was wir mit der Welt teilen. Eine klare Gewinn- und Verlustrechnung, die sehr oft in unserem Verstand beginnt und so bis auf die körperliche Ebene herunter wirkt.

Um bestmöglich in einen Zustand des Flow – dem Tanz mit dem Leben, in dem wir dem Rhythmus lauschen und uns vollkommen einlassen –, zu kommen und um das Leben aufnehmen zu können, müssen wir in eine Neutralität kommen und damit in eine Position des ›Ich bin‹, eine Position der bewertungsfreien Betrachtung. Dieser Zustand hilft Dir beim Erkennen und Einverleiben des Lebens. Er ermöglicht Dir damit, sinnvolle Lösungen zu erkennen und die entsprechenden Entscheidungen zu treffen.

Diejenigen, die sich leicht von Dingen trennen, sind auch in der Lage, großzügig zu sein und miteinander zu teilen. Wem das Loslassen schwerfällt, der leidet oft unter Versorgungsangst und hängt ohne Vertrauen ins Leben und seine Fülle fest. Diese Menschen rennen dann oft beim Anblick der kleinsten Krise sofort in die Supermärkte und stocken ihre Vorräte auf.

Bist Du in der Lage, mit Leichtigkeit loszulassen und das, was Du loslässt, als Gewinn zu betrachten? Oder kannst Du nicht loslassen, weil Du glaubst, dass Du dann einen Verlust erleidest? Wie verhältst Du Dich in der Integration dessen, was Du brauchst? Um Fülle zu erleben, um uns vollständig zu fühlen, brauchen wir nicht alles. Wir benötigen das, was wir brauchen, um einen Engpass zu weiten, zu überstehen. Unser Körper und unser Bewusstsein können uns zeigen, was notwendig ist, um gut zu leben – nicht, um übermäßig voll zu sein und Völlerei zu betreiben, sondern um genährt zu sein. Das Voll-Sein führt oftmals in einen Mangel und dadurch ist die Balance nicht mehr gegeben. Es kann sein, dass körperliche Umstände zu diesem Voll-Sein führen, beispielsweise dass ein Pilz oder ein Bakterium nach Zucker schreit oder

Dein Magen aus Gewohnheit so groß wurde, dass Du zu viel isst, um ein Gefühl des Satt-Seins zu erreichen. Darum soll es hier jedoch nicht gehen. Es geht um das Bewusstsein, das dahintersteckt und das die Situation der Völlerei überhaupt erst eingeladen hat.

Das Märchen *Sterntaler*, in dem das Kind sein letztes Hemd und damit alles, was es hat, aufgibt, ist die beste Metapher dafür, wie wir durch freies, bewertungsfreies Geben reich beschenkt werden. Dies ist das Gegenteil davon, wie versessen auf dem zu sitzen, was wir angehäuft haben. Diese Versessenheit führt letztendlich dazu, dass keine wirkliche Freude mehr an dem, was da ist, stattfindet. Es ist ein Hamstern, Wegverstauen, ein Verstecken des Darunterliegenden, nicht die Freude des Findens und des Teilens. Es können sich auch allerlei unerwünschte Energien an jemanden anhaften, der viel ansammelt und nicht loslassen kann, die wiederum Energie von dieser Person ziehen. Dies passiert häufig bei Menschen, die horten.

Mach Dir also einmal Gedanken, was wirklich wichtig in Deinem Leben ist und was es eventuell loszulassen gilt. Wie eine Glucke auf seinem Zeug zu sitzen oder es wie ein Weltenträger auf seinen Schultern zu tragen, braucht Kraft oder lässt keine Bewegung zu. All dies trifft dann auch auf Deinen Körper in seiner Statur und Deinen Darm zu. Derjenige, der loslässt, ist unbeschwert, läuft leicht, trägt sich leicht.

AFFIRMATIONEN

Das Leben ist gut.

Das Leben meint es gut mit mir.
Es geht mir gut mit meinen Mitmenschen.

Ich bin gut genährt.
Es ist gut für mich gesorgt.

NACHHER-CHECK

- Kannst Du Nährstoffe besser integrieren und die Fülle des Lebens immer mehr aufnehmen?
- Wie betrachtest Du nun Dein Leben?
- Kannst Du besser aufnehmen, was Du selbst erschaffst?
- Wie gehst Du mit den guten und schlechten Erfahrungen in Deinem Leben um?
- Kannst Du Deine Erlebnisse und Erfahrungen besser in dich aufnehmen, als Wahrheit integrieren und wieder loslassen?
- Wie ist Deine Verdauung? Wie geht es Dir mit Allergien?
- Kannst Du Emotion besser regulieren und nach außen ausdrücken?
- Freust Du Dich mehr über die Fülle, die das Leben Dir schenkt?
- Nimmst Du Dinge weniger persönlich?

- Kannst Du mehr bei Dir bleiben und bleibst trotz all dem, was im Außen geschieht, bei Dir und in der Ruhe?
- Kannst Du mit Leichtigkeit loslassen und das, was Du loslässt, als Gewinn betrachten?

Kapitel 10

Die Bauchspeicheldrüse

Mobilität der eigenen Energie

Heilung wider Willen – oder doch nicht?

Manchmal ist die Lösung so nah, doch unser vernagelter Geist will sie einfach nicht annehmen.

Christoph war so so sehr, SO im Widerstand. Wie bereits in der Einleitung kurz erwähnt, traf ich Christoph 2005 auf dem Jakobsweg. Ein junger Mann, so um die fünfundzwanzig Jahre alt. Er machte einen auf fröhlich, doch wer genau hinsah, konnte die tiefen Verletzungen, die er überspielte, und seine Selbstkritik und seinen Widerstand zum Leben schnell erkennen. Ich meine, Du kennst das, wenn ein Gesicht schon gezeichnet ist. Was er im Leben erfahren hatte, habe ich nie erfahren, und unsere Begegnungen waren auch nur kurz, doch tief.

Die erste war in Rabanal del Camino, wo ich die Nacht im Garten der Herberge verbringen wollte. Rabanal del Camino ist der höchste Punkt der Reise und in klaren Nächten kannst Du von dort aus die ganze Milchstraße sehen, ja wohl mehr bewundern. Ein ganzes Himmelsspektakel erwartet Dich dort. Und so war ich dort auch nicht allein, denn es hatten sich doch einige in dieser Nacht für eben dieses Wunder nach draußen gelegt.

In Stille warteten wir auf die Dunkelheit, als Christoph, der so drei bis vier Meter links oberhalb von mir lag, plötzlich spöttisch zu mir sagte: »Du bist also dieser Heiler (irgendwie hatte sich die Geschichte mit Ben wohl weiterverbreitet, obwohl ich niemandem etwas gesagt hatte) – das ist doch alles Blödsinn, so etwas gibt es doch gar nicht.« Ich fragte, wie er hieß. »Christoph«, antwortete er. »Christoph, warum sagst Du das? Ich kann Deinen Schmerz doch ganz deutlich spüren in Deinem Rücken. Was ist denn dort geschehen, der war doch nicht immer da.« Und er sagte kurz, er sei Zimmermann und hätte sich an einem Balken verhoben. »Na ja, das ist ja jetzt kein Problem mehr«, stellte ich fest, und ich spürte, wie es in seinem Rücken schon ganz warm wurde. Ich fragte ihn, ob er die Wärme, die gerade in seinem Rücken entstand, spüren konnte. Er sagte, ja, das kann er, und dann wurde er ganz still.

Mehr sprachen wir nicht mehr in dieser Nacht und viel erinnere ich auch nicht mehr, nur, dass ich irgendwann einschlief und plötzlich wieder aufwachte. Als ich meine Augen öffnete, dachte ich: Oh, schon das erste Licht, wie ein Morgennebel. Doch es war noch mitten in der Nacht und was ich als Nebel sah, waren tausende von Sternen der Milchstraße direkt über mir. Ein wahres Wunder, das wir immer wieder ganz bewusst in uns aufnehmen sollten.

Christoph begegnete mir noch manchmal in den nächsten Tagen. Es gab keine große Konversation. Er versuchte nur immer wieder, mich in seine Welt hineinzuziehen, indem er mir etwas Alkoholisches zu trinken oder auch einen Joint anbot. Das hat mich noch nie angemacht, daher lehnte ich entschieden ab, was ihm gar nicht gefiel und weswegen er mich dann auch noch als Gesundheitsapostel und Spielverderber abstempelte. Mir machte das nichts aus, war ich doch gut in mir und wollte da auch gerade nicht raus.

Meine letzte Begegnung mit ihm war am Strand von Finisterre, an dem ich am Tag vor meiner Rückreise noch einmal von meinem Lieblingsplatz auf den Atlantik blickte und ein wenig Ruhe suchte. Christoph kam, nachdem er nach mir gefragt hatte, direkt auch zu diesem Platz zwischen den Felsen und sagte: »Andreas, Du, ich muss mich bei Dir entschuldigen. Das, was in dieser Nacht geschehen ist, das mit meinem Rücken, hat meine Idee, meine Vorstellung vom Leben so durcheinandergebracht, dass Du mich voll angekotzt hast. Es tut mir leid, dass ich Dich so bewertet habe und dass ich versucht habe, Dich mit meinen Exzessen zu verführen, Dich in meine Schwächen mitzunehmen. Ich sehe jetzt, dass ich diese Erfahrung gebraucht habe.« Ich antwortete ihm, dass doch alles gut sei und das wahrscheinlich ein Teil seines Jakobsweges gewesen und er ihn ja deswegen auch gelaufen sei. Ich trage nichts nach und hatte es eh schon lange wieder losgelassen – ich freute mich lediglich mit ihm über seine Erfahrungen. Ich nahm ihn in den Arm und für einen Moment teilten wir ein tiefes Verständnis und auch eine tiefe Liebe miteinander. Später stieg dann jeder in seinen Bus in Richtung Heimat. Ich zuerst einmal wieder nach Santiago de Compostela, er nach Bilbao.

Christophs ursprüngliche Haltung zum Leben war ein innerliches Zerfleischen. Man spürte die Selbstkritik und das Nicht-Wissen, wo man selbst im oder zum Leben steht. Eine Flucht aus dem Alltag endet dann oft in einem Suchtverhalten, das helfen soll, sich selbst und das Leben zu vergessen. Diese Muster belasten dann oft sehr stark unsere Bauchspeicheldrüse und können, wenn nicht aufgelöst, später zu großen Problemen mit diesem Organ führen. Um das besser zu verstehen, lass uns einmal die Bauchspeicheldrüse genauer anschauen.

Die Bauchspeicheldrüse – Grundlage für Dein Sein

Die Bauchspeicheldrüse ist nicht nur ein wichtiger Teil Deines Verdauungstraktes, sondern auch die Grundlage für Dein Sein. Sie mobilisiert Deine Energie und hält sie in der Balance, auf körperlicher wie geistiger Ebene. Sobald Du Dich in einer Anforderung befindest, sorgt sie dafür, dass Du Dich mobilisieren und die Energie so lange wie nötig aufrechterhalten kannst.

Aufgaben der Bauchspeicheldrüse sind die Insulinproduktion sowie das Erzeugen von Enzymen und des Bauchspeichels. Der Bauchspeichel ist die Flüssigkeit, die während des Verdauungsprozesses bei der Zersetzung unserer Nahrung hilft, die Enzyme unterstützen bei der Aufspaltung des Nahrungsbreis. In unserer Gesellschaft hat die Bauchspeicheldrüse einen schlechten Ruf bekommen. Dies liegt aber nicht an dem Organ selbst, sondern an unserer heutigen sehr zuckerreichen Ernährung, mit der wir unseren Körper und damit auch die Bauchspeicheldrüse konstant überlasten. Wenn wir uns die Emotionen anschauen, die beim Thema Nahrungsaufnahme mit hineinspielen, dann kommen wir auch in den Bereich des unmäßigen Essens hinein. Funktioniert dabei auch der Vagusnerv nicht mehr richtig und ›überfrisst‹ man sich am Essen und auch am Leben, dann ist die Bauchspeicheldrüse in ihrer Funktionsfähigkeit stark beeinträchtigt.

Eine Dysbalance der Bauchspeicheldrüse kann sich auf körperlicher Ebene in Form einer Entzündung der Bauchspeicheldrüse, regelmäßigem ›Überfressen‹, Insulin-Insuffizienz, Diabetes sowie Problemen mit der Blutzuckerregulation zeigen.

Ist die Bauchspeicheldrüse aus dem Gleichgewicht, können wir die Fülle, die wir zu uns nehmen, sowie auch unsere Lebenseindrücke nicht richtig verdauen. Im emotionalen Bereich können dann folgende Muster und Konflikte auftreten: Selbstkritik und Selbstzerfleischung; auf sich selbst schießen; innerer Bürgerkrieg; sich gegen etwas oder jemanden wehren; die eigene Kraft nicht finden; Aufgaben ablehnen; sich vor übermenschlichen Aufgaben sehen; sich gezwungen, überrannt oder übergangen (z. B. bei einer Erbschaft) fühlen; sich ekeln.

Durch all diese Emotionen, Muster und Konflikte wird unsere Bauchspeicheldrüse aufs Stärkste belastet. In diesem Kapitel lösen wir die sie störenden Emotionen und Muster aus unserem System. Spüre hierfür einmal in folgende Fragen hinein:

- Bist Du schon einmal übergangen oder nicht berücksichtigt worden und warst so richtig empört darüber, beispielsweise im Zuge einer Erbschaft?

- Hast Du vielleicht als Kind immer wieder mal weniger zu essen bekommen, als Du Hunger hattest? Oder hast gar nichts abbekommen?

- ›Überfrisst‹ Du Dich regelmäßig?

- Kennst Du Angst-Ekel-Konflikte – dass es einem so richtig vor etwas graust, wogegen man sich nicht wehren kann? Hierbei gehen Männer eher in die Aggression und Frauen eher in den Rückzug.

- Sind Deine Bauchspeicheldrüse und die dazugehörigen Werte in Ordnung? Hast Du eventuell Diabetes Typ I oder II?

- Bemerkst Du diese kollektive Angst in Bezug auf Diabetes, die auch im Kollektiv der Menschen eine große Rolle spielt? Aus dieser Angst wollen wir hier zusätzlich ausbrechen.

- Was passiert, wenn Du viel Zucker isst? Wirst Du dann, so wie ich, sehr müde? Wenn ich zum Beispiel viel Zucker und/oder Kohlenhydrate zu mir nehme, dann geht bei mir nicht mehr viel. 10 Prozent Kohlenhydrate, wenig Protein (0,8–1,0 g pro kg Körpergewicht) und viel Gemüse ist für mich das Beste.

- Wie ernährst Du Dich grundsätzlich? Bist Du leistungsfähig?

- Wie reagierst Du im Alltag, wenn Du in Stress kommst und Leistung bringen musst? Bist Du in der Lage, sofort ins Tun zu kommen oder hängst Du eher durch?

- Kritisierst Du Dich oft für Deine Handlungen und Dein Leben? Wie selbstkritisch gehst Du mit Dir um, wenn das, was Du gemacht hast, mal nicht so gut gelaufen ist? Ziehst Du Dich zurück oder nimmst Du die Herausforderung an und gehst in die Verantwortung für Dein Handeln?

Wie geht es Dir mit all diesen Fragen? Beobachtest Du das eine oder andere vielleicht auch bei jemandem aus Deinem Umfeld, insbesondere in der Familie? Meistens gibt da es jemanden, der ähnliche Probleme und Herausforderungen hat. Was macht es mit Dir, wenn Du das beobachtest?

Spüre einmal in Deinen Bauchraum hinein. Beginne dabei im Brustbereich und wandere langsam mit Deiner Aufmerksamkeit nach unten bis tief in den Schoßraum hinein. Nimm Dich selbst wahr, auch in Bezug auf die Brustwirbel sechs und sieben Deiner Wirbelsäule.

- Wie stabil steht Deine Wirbelsäule?
- Verlagere mehrmals das Gewicht von der einen Pobacke zur anderen und bringe Deine Wirbelsäule dadurch in eine seitliche Bewegung. Wie gut geht das bei Dir?
- Wie ist Deine Atmung?
- Wie fühlst Du Dich in dem Raum, in dem Du bist, als der Mensch, der Du bist? Empfindest Du Beklemmung, Angst oder Ohnmacht? Merkst Du vielleicht, dass etwas in Dir schreit: »Ich will auch von der Süße des Lebens kosten«?

Du kannst Süße im Leben haben. Nur anders. Die Süße liegt in Dir, nicht außerhalb von Dir. Lass Deine Zunge los. Entspanne Deine Augen. Lass Dich auf Deine tiefen Überzeugungen ein und wenn sie sich gut anfühlen, dann komm ins Handeln.

Solarplexus- und Herzchakra und die Bauchspeicheldrüse

Wenn wir Selbstkritik üben, ist das fast so, als führten wir einen inneren Bürgerkrieg mit uns selbst. Es entsteht eine Aufspaltung zwischen Gut und Böse, zwischen uns selbst annehmen und uns verurteilen. Dies sorgt dafür, dass wir uns nicht mehr so kraftvoll fühlen. Dabei gibt es kein Gut und kein Schlecht. Es gibt nur das Sein. Die Beurteilung kommt aus unserem eigenen Bewusstsein, unserem eigenen Geist. Wir sind dann unser eigener Richter.

Die Bauchspeicheldrüse braucht ganz viel Licht. Die beiden Energiezentren, die dieses Licht in die Bauchspeicheldrüse einspeisen, sind das Solarplexuschakra und das Herzchakra. Ist eines der beiden Chakren oder sind beide blockiert, kann der Bauchspeicheldrüse nicht ausreichend Lichtenergie zur Verfügung gestellt werden. Auch unsere Augen spielen in diese Zusammenhänge hinein. Sie repräsentieren, wie wir das Leben und uns selbst betrachten, und stehen in Verbindung mit unserer Bauchspeicheldrüse, unserem Herz- und unserem Solarplexuschakra.

Wie betrachtest Du Dich also und den Raum, den Du einnimmst? Traust Du Dich überhaupt, für Dich selbst Raum einzunehmen und zu beanspruchen? Gib Dir dazu bitte einmal die Erlaubnis. Wie wäre es, wenn Du all den Raum einnimmst, der natürlich zu Deiner Seele passt? Der Dir zusteht. Der Dein Geburtsrecht ist. Und dann spüre, wie mehr Licht in Deine Augen kommt, eine tiefere Entspannung und mehr Lächeln.

Spüre nun auch in Dein Herz: Das Herz ist mit dem ganzen Leben verbunden und stellt die Verbindung zu Dir her. Es ist ja das Zuhause Deiner Seele in diesem Körper und repräsentiert gleichzeitig die Verbindung nach außen, die tief in das Leben hineingreift. Das in Einheit-Sein. Unser Herz ist dabei neutral und richtet nicht. Es ist der Verstand, der wertet, be- und verurteilt und in gut, schlecht, warm, kalt, hell, dunkel usw. einteilt. Je nachdem, wie Du Deine Eindrücke mental verarbeitest, beeinflusst dies Deinen Körper, Deine Reaktionen und Deine Handlungen zutiefst.

In dir ist die Kraft für die Bewältigung Deiner Aufgaben

Wenn die Verbindung von innen und außen in Harmonie ist, hast Du nie das Gefühl, es mit übermenschlichen Aufgaben zu tun zu haben. Du kannst dann alles bewältigen und betrachtest das Innen und das Außen nicht so kritisch. Der innere Bürgerkrieg, der Deine Bauchspeicheldrüse so sehr belastet, hört dann auf. Lebst Du in der Haltung, immer Dein Bestes zu geben, kannst Du Dich entspannt und geerdet allen Aufgaben widmen, mögen sie noch so groß sein. Dann kannst Du alles hineingeben, was Du gerade hast, ohne später in einen Selbstvorwurf zu geraten.

Wie wäre es, wenn Du einfach mal okay damit bist, dass Du in der Vergangenheit nicht immer Dein Bestes gegeben hast? Dass Du vielleicht zu phlegmatisch oder faul warst oder im betreffenden Moment möglicherweise nicht alle Informationen oder das nötige Wissen hattest? Das war dann halt so – sei jetzt mal gut damit! Nimm Dein inneres Kind in den Arm und sag ihm: »Es tut mir leid. Es ist jetzt vorbei mit diesem

Kritisch-Sein und der damit verbundenen Selbstzerstörung, der sprichwörtlichen Zerfleischung meines Selbst.«

So kommt wieder Frieden in Deinen Geist. Nimm diesen Frieden in Dankbarkeit an. Noch mal: In Dir ist all die Kraft, die Du brauchst, um Deine Aufgaben zu bewältigen. Vielleicht hast Du es nur noch nicht genug gespürt oder gewusst.

Du kannst Dir sicher sein: Du wirst mit nichts im Leben konfrontiert, was Du nicht bewältigen kannst. Das würde keinen Sinn machen. Manchmal ist es nur eine Frage der Perspektive – und diese entsteht aus der Ruhe heraus, aus der Leere. Plötzlich hast Du dann die Einsicht, wie es geht. Das Praktizieren des Leer-Werdens in der inneren Stille wird Dir Deine Lösungen bringen. Darauf kannst Du vertrauen. Gott, Göttin, die Schöpfung, Big Spirit – wie immer Du das Göttliche nennst – wirkt durch Dich. Du bist Teil davon und Gott ist Teil von Dir. Wenn Du die Identität des inneren Kritikers aufgibst, dann kann sich dieser Teil Dir zeigen und Frieden in Dich einkehren.

Noch ein kurzer Hinweis in Sachen Ernährung:
Die Bauchspeicheldrüse reagiert nicht nur stark auf Zucker, sondern auch auf Süßstoffe und Zuckerersatz, z. B. auch auf Stevia. Alles Süße mobilisiert und aktiviert Deine Bauchspeicheldrüse, die daraufhin mithilfe von Insulin Deine Fettzellen öffnet. Kommt dann ein Fettlein vorbei, geht es direkt rein in die Zelle, was wiederum ein großes Risiko birgt, denn Fett wird oft vom Körper als Schutz gegen Schwermetalle und Gifte genutzt. Um diese vom Rest des Körpers fernzuhalten, werden sie vom Fett eingeschlossen. Erfolgt später

ein schnelles, radikales Abnehmen, werden diese Giftstoffe wieder freigesetzt und belasten den Körper und die Organe auf einmal sehr stark. Deswegen ist es so wichtig, dass parallel zum Abnehmen auch Entgiftungsmaßnahmen getroffen werden. Das unterstützt auch, damit es nicht zum Jojo-Effekt kommt. Zudem kannst Du den Zucker als hochwertige Energiequelle nutzen, wenn Du nur wenig zu Dir nimmst. Sei also achtsam.

Affirmationen

Ich handle aus Überzeugung.
Ich bin und werde daher auch wahrgenommen.

Wenn ich es gut finde, mache ich es – sonst nicht.

Das Leben gelingt mir leicht und
alle Aufgaben sind lösbar.

Nachher-Check

- Wie geht es Dir jetzt mit Angst-Ekel-Konflikten?
- Hat sich das Thema Selbstkritik für Dich verändert?
- Wie reagierst Du jetzt auf Stress und Leistung? Kommst Du leichter ins Tun?

Kapitel 11

Die Milz

Sorgen, Angst und Sturheit

Bitte und Dir wird aufgetan

Um das Jahr 2002 herum ging bei mir zeitweise gar nichts. Ich lebte damals in Radolfzell am Bodensee und versuchte verzweifelt, meine Arbeit als Energieheiler und Intuitive in Schwung zu bringen, um wenigstens meine monatlichen Kosten zu decken. Gleichzeitig war mir noch nicht klar, wie ich mich darstellen und positionieren sollte. Wie erreiche ich Menschen, was ist mir erlaubt und wo ist der beste Platz, um das Ganze zu beginnen. Viele Gespräche mit anderen in diesem Arbeitsfeld zeigten mir, dass diese auch am Struggeln waren, und halfen mir dadurch natürlich auch nicht weiter.

Und so fand ich mich eines regnerischen Morgens in Konstanz wieder. Ich musste mir kurz in der Fußgängerzone etwas besorgen und fand mich im Anschluss daran auf dem Weg zurück zu meinem Auto direkt am Konstanzer Münster. Nun bin ich weder katholisch noch einer anderen Konfession oder Religion zugetan, doch ich mag Kirchen. In einer Kirche findest Du, wenn Du sie richtig begehst, für eine gewisse Zeit Ruhe und Frieden. Kannst in Dich gehen und auch die Kommunikation zur geistigen Welt ist meistens weit offen.

Meinem damaligen inneren Schmerz folgend ging ich direkt zum Marienschrein, um mein Leid zu klagen und zu fragen, wie ich etwas verändern kann. Ich bat um Hilfe und Lösungen, da ich nicht weiterwusste. Am Ende bat ich noch um ein Zeichen, dass man mich erhört hat und dass ich eben dieses Zeichen auch erkennen könne.

Noch betröppelt und im Herzen traurig, ging ich danach wieder weiter in Richtung meines Autos. Schon aus 50 Meter Entfernung fiel mir ein weißes Stück Papier auf dem verregneten Kopfsteinpflaster auf. Dieses Blatt zog mich magisch an. Ich musste einfach sehen, was es damit auf sich hatte, konnte meinen Blick auf nichts anderes richten, um – an der Stelle angekommen –, zu erkennen, dass es sich um eine Grußkarte handelte. Beim genaueren Hinsehen sah ich dann die Aufschrift und den Satz »Wir lassen Dich nicht hängen«. Ganz plötzlich fühlte ich mich zutiefst berührt und es durchfuhr mich eine wohlige Wärme. Es wurde mir bewusst, dass mein Gebet und meine Bitte von der geistigen Welt gehört worden waren. Viele Tränen der Erlösung, die ich dann direkt dort im Regen vor dieser Karte weinte, später, erlebte ich, wie Mut und auch Vertrauen allmählich wieder zurück in mein Leben kamen.

Mut und Vertrauen sind die Gegenspieler von Angst und Sorgen. Diese beiden Werte wirken ganz tief unterstützend in die energetische Struktur Deiner Milz. Die Wärme und Geborgenheit, die aus Mut und Vertrauen erwachsen, sind die energetische Grundlage dieses wenig beachteten Organs.

Die Milz, das oft unterschätzte Organ

Deine Milz befindet sich leicht links unterhalb Deiner Bauchspeicheldrüse. Direkt nach der Geburt sorgt sie dafür, dass Du richtig Energie bekommst. Früher wurde die Milz oft entfernt, weil man dachte, dass sie keine Aufgabe im Körper hätte. Das Gegenteil ist der Fall! Sie ist ein kleines, faustgroßes Organ, das als Filteranlage Deines Blutes fungiert und außerdem Deine Immunabwehr unterstützt. Wird sie herausoperiert, besteht ein höheres Risiko, eine bakterielle Infektion des Blutes zu bekommen. Überhaupt hilft sie allgemein,

Infektionen und Entzündungen leichter zu heilen.

Auf der körperlichen Ebene können sich bei einer Unausgeglichenheit der Milz folgende Probleme zeigen: Schwache oder ausbleibende Regelblutung, Organsenkung, vaginaler Ausfluss, Hämorrhoiden, aufgeblähter Bauch, unverdaute Nahrung im Stuhl, breiiger Stuhl, Neigung zu Durchfall, allgemeine Energielosigkeit, blaue Flecken, Bindegewebsschwäche, Krampfadern, Ödeme, Zellulitis.

Schauen wir uns nun den emotionalen Bereich an: Die Milz reagiert auf Sorgen, Ängste und Stur- und Starrheit. Sind wir starrköpfig, festgefahren in unserer Meinung und selbstgerecht, gerät unsere Milz aus der Balance und die Energie fließt nicht mehr. Wenn wir Sorgen haben und grübeln, wenn wir das Gefühl haben, im Leben nichts fertigzubringen und in einem Abwertungskonflikt feststecken, wenn wir in den Seilen hängen, dem Flow nicht vertrauen und wenn wir immer wieder das Gefühl haben, dass bei uns etwas nicht stimmt, dann ist die Milz und damit unser Immunsystem stark belastet. Um wieder ins Gleichgewicht zu kommen und unseren Körper und unser Bewusstsein wieder in den Fluss zu bringen, geht es in Zusammenhang mit der Milz damit ganz logischerweise auch um das Thema Selbstliebe.

Spüre einmal in folgende Fragen hinein:

- Wie gehst Du mit Dir selbst um, wenn Du nicht so leistungsfähig bist, wie Du gerne wärst?
- Wie ist es für Dich, wenn Du Deine Ziele nicht erreicht hast?
- Bist Du selbstkritisch und wertest Dich ab, wenn in Deiner Wahrnehmung jemand anders mehr erreicht hat?

Optimal ist es, wenn Du eine Basis für Selbstmitgefühl und Selbstliebe in Deinem Leben schaffst und dadurch in einen wunderbaren Flow kommst, in eine Sequenz kraftvoller, Dich unterstützender Momente – damit so richtig Energie in Dich und Dein Leben hineinkommt!

Mit der Übung *Die Treppe in Dein Herz* aus dem Herz-Kapitel unterstützt Du übrigens auch ganz stark Deine Milz. Solltest Du Probleme mit ihr haben, empfehle ich Dir, die Übung eine Weile regelmäßig zu machen.

Das Zwerchfell lösen

Herz, Milz und auch unser Zwerchfell sind eng miteinander verbunden. Das Herz transportiert das Blut, das zum Teil in der Milz gebildet und gehalten wird. Die Milz sorgt dafür, dass unsere roten Blutkörperchen gesund sind und die perfekte Oberfläche haben, damit sich möglichst viel Sauerstoff an ihre Oberfläche binden und so von ihnen transportiert werden kann. Viel Sauerstoff bedeutet viel Energie. Und wenn Deine Zellatmung optimal funktioniert, alterst Du langsamer und bleibst leistungsfähig.

Um der Milz zu helfen, musst Du das Zwerchfell lösen. Dadurch öffnet sich Deine Atmung und Dein Atemrhythmus kann dann richtig tief gehen, weil Deine Lungen sich so stark aufblasen können, dass sich Dein Bauch nach vorne herauswölbt. Diese konstante Bewegung, die durch den Atem stattfindet, unterstützt die Milz und alle anderen Organe in Deinem Bauchraum. Sie werden dadurch regelrecht massiert und können so nicht verkleben und aneinander haften bleiben. Diese Bewegung ist gekoppelt mit Deiner Verbindung zum Leben. Bekräftige: »Ja, ich atme voll. Ich nehme das herein, was jetzt da ist. Und ich nähre und unterstütze meinen Körper.«

Möglichst viel Bewegung wie tägliches Laufen oder Gehen unterstützt das Ganze noch zusätzlich. Wir sind nun mal Lauftierchen und keine Sitztierchen, auf die das Motto »Wer rastet, der rostet« zutrifft. Zudem sorgt regelmäßige Bewegung dafür, dass Deine Muskulatur kraftvoll, aktiv und geschmeidig bleibt und Du ganz natürlich tiefer atmest. Dann fließt auch mehr Blut, Deine Zellen werden von Sauerstoff geflutet, Schlacken werden besser abgebaut und die Verdauung funktioniert auch.

Wenn Du kurzatmig bist, bist Du mehr vom Leben abgeschnitten. Wenn Deine Atmung jedoch voll ist, dann greifst Du so richtig ins Leben hinein, hast mehr Energie, bist aufmerksamer, erkennst die Chancen und Möglichkeiten des Augenblicks besser und kannst diese dann auch integrieren.

Die Milz hängt des Weiteren stark mit Deinem achten Brustwirbel und damit Deinem Solarplexuschakra, auch Ego-Chakra oder Ich-Chakra genannt, zusammen. Hier geht es um folgende Fragen:

- Wie betrachtest Du Dich, wie nimmst Du Dich wahr?
- Wie viel Zutrauen zu Dir und Vertrauen in Dich hast Du?
- Denkst Du viel nach, grübelst viel und nimmst Dich aus dem Fluss des Lebens?
- Kannst Du voll auf Dich zugehen und zu Dir selbst sagen: »Ich liebe Dich! Du bist richtig wichtig! Und schön, dass Du da bist!«

- Wie kritisch bist Du, wenn Du Fehler gemacht hast? Kannst Du die Kritik wieder loslassen oder begleitet sie Dich Dein Leben lang und wird zur Schuld, die Du trägst?

Was macht es mit Dir, wenn ich Dich diese Dinge frage? Macht es Dich traurig? Oder vielleicht ärgerlich? Bleib ganz entspannt. Allein dadurch, dass du diese Informationen aufnimmst und Dich mit ihnen befasst, beginnst Du bereits mit dem Ausgleichen.

Öffne Dich für mehr Neutralität und Akzeptanz und kämpfe weniger für Deinen Standpunkt (Du kannst ihn gerne vertreten, doch bleibe souverän). Du wirst merken, dass Du ihn, wenn er gut vertretbar und er Wahrheit ist, dadurch leichter halten kannst und auch Deine Umwelt dann diese Wahrheit erkennen lernt.

Noch ein kleiner Hinweis zum Thema Milz und Ernährung: Die Milz mag es warm und trocken. Feuchtigkeit, Rohkost und Milchprodukte schwächen sie.

Affirmationen

Ich folge dem Fluss des Lebens.
Ich bin offen für das Leben.

Ich werde geliebt.
Freude ist der Weg.

Ich habe einen regelmäßigen Tagesablauf
im Bereich meiner Mahl- und Bettzeiten.

Nachher-Check

- Wie viel Zutrauen zu Dir und Vertrauen in Dich verspürst Du nun?
- Wie geht es Dir mit der Tendenz zum Grübeln?
- Wie fühlt es sich nun an, wenn Du zu Dir selber sagst: »Ich liebe Dich! Schön, dass Du da bist!«
- Wie geht es Dir jetzt damit, wenn Du das Gefühl hast, jemand anders hat mehr erreicht als Du?
- Kannst Du Dir Fehler, die Du in Deinem Leben gemacht hast, vergeben?

Kapitel 12

Die Leber

Groll, Frustration und Selbsthass

Ein herzhaftes »Fuck!« zur rechten Zeit ...

Mann, kotzte mich das an, wenn ich was falsch gemacht oder mich selbst verletzt hatte! Ich bin ja parallel zu meiner Heilarbeit noch künstlerisch in meiner Werkstatt tätig. Ich sehe mich als Künstler, der das Leben gestaltet, und so baue ich Möbel, Motorräder, restauriere Autos, hab mein Haus und Atelier selbst geplant und zum Teil auch selbst gebaut. Doch wo gehobelt wird, da fallen Späne und manchmal auch Teile der Haut. Es bleibt einfach nicht aus, dass man beim Arbeiten mal einen Moment nicht bewusst ist und sich verletzt. Jetzt bin ich nicht derjenige, der das dann runterschluckt, sondern eher mit einem herzhaften »Fuck!!« nach außen gibt. So herzhaft, dass es die ganze Ortschaft weiß.

Na ja, jetzt könntest Du vielleicht sagen: »Ja – wie? Doch nicht so abgeklärt und entspannt?« Nein, in dem Moment natürlich nicht. Doch der dauert nicht lange und ich mache mir Luft. Du musst verstehen, ich projiziere keine Energie auf andere Personen, wenn mir was passiert. Ich gebe die Energie über die Krone nach oben raus, damit sie sich nicht in meinem Körper einspeichert. Danach mache ich mich dann sofort an die Heilarbeit, doch zuerst braucht es mal einen kurzen Druckablass, der dafür sorgt, dass ich wieder präsent im Moment ankomme und dann auch weiß, wie ich entspannt mit der Situation umgehen kann.

Eine eventuell nach Fehlern oder Verletzungen entstehende Frustration und Selbstkritik, wie ich sie früher erlebt habe, ist da schon ein bisschen schwieriger. Da gilt es, Selbstmitgefühl zu haben, gut damit zu sein, dass Du einen Fehler gemacht hast, Dich innerlich zu herzen und zu sagen: »Okay, das nächste Mal mache ich das besser. Jetzt weiß ich ja, wie's nicht geht.«

Hey, mal ganz ehrlich: Wie oft hast Du Dich nach einem Fehler hingesetzt, tief geatmet und Dich selbst beruhigt? Meistens bleiben wir noch lange, wenn nicht Jahre, in dem Schmerz, den wir uns selbst oder eventuell anderen zugefügt haben. Damit ist jedoch niemandem gedient. Das Einzige, was Du damit tust, ist, dass Du Dein Energiesystem und Deine Organe extrem belastest. Vielen ist gar nicht klar, dass aus Selbstkritik Selbsthass entstehen kann. Die eigene Positionierung im Leben ist dann nicht mehr klar und so bauen sich durch die innere Unzufriedenheit Aggressionen, Groll und Jähzorn zuerst gegen sich selbst und dann auch gegen die Umwelt auf. Gerade unsere Leber bekommt diese negativen Emotionen stark zu spüren.

Die Leber – unser treuer Unterstützer

Nach dem Herz, dem Zuhause unserer Seele, ist unsere Leber das zweitwichtigste Organ in unserem Körper. Sie ist ein absolutes Wunderwerk, unsere ganz eigene Chemiefabrik, unser Energiespeicher und gleichzeitig unsere Kläranlage. Leider jedoch bekommt dieses fantastische Organ oft nicht die Wertschätzung und Beachtung, die es verdient, da die meisten Menschen die große Vielfalt seiner Aufgaben nicht kennen.

Unsere Leber entgiftet, stellt Hormone und Bausteine (Proteinstrukturen) für uns her, speichert Glukose, reguliert den Temperaturhaushalt, verarbeitet Alkohol, lagert Giftstoffe kurzfristig ein (damit sie den Körper nicht schädigen) und hilft uns bei der Verdauung der Nahrung. Sie ist wie ein Puffer. Einerseits puffert sie gegen das Negative und gleichzeitig entlässt sie aus ihrem Pufferspeicher das, was wir gerade brauchen, wie beispielsweise Glukose. Sie unterstützt uns zu jeder Zeit und trägt wesentlich dazu bei, dass alles in unserem Körper bestmöglich funktionieren kann. Hab also ein Auge darauf, dass Du Deine Leber nicht durch Vergiftung überforderst. Vergiftung kann in vielfältiger Form stattfinden, beispielsweise durch einseitige Ernährung, Schwermetalle, Alkohol und Medikamentenkonsum.

Unsere Leber ist außerdem das Organ des spirituellen Kontaktes zu unseren geistigen Führern. Diese geistigen Führer können wir auf einer Traumebene als Lehrer erfahren oder auch als inkarnierte spirituelle Lehrer, die uns in unserem Leben wertvolle Impulse geben. Die Leber ist also das Organ der Verbindung zu Informationen, die wir suchen und abfragen.

Die Leber reagiert leicht auf Verschiebungen im Bewusstsein – in der Freude wie im Groll, in der Liebe wie in der Wut. Du kannst ihr viel Gutes tun, indem Du negative, gespeicherte Emotionen loslässt. Stellst Du fest, dass Du viel zu viel grübelst, überprüfe immer wieder, wo sich Deine Zunge im Mund befindet und sorge dafür, dass sie entweder entspannt im Zungengrund liegt oder ihre Spitze leicht das Zahnfleisch an den oberen Schneidezähnen berührt. Achte außerdem auf eine gute Erdung.

Gerät unsere Leber aus dem Lot, kann sich das auf der körperlichen Ebene in Form von Fettleber, Gelbsucht, Hepatitis, Zirrhose, Leberkrebs, Gehirnnebel, Erschöpfung, Gewichtszunahme, Winterdepression, Reizbarkeit, Bluthochdruck, Akne, einem aufgeblähten Bauch oder auch Verstopfung zeigen.

Im emotionalen Bereich steht die Leber in Zusammenhang mit den Emotionen Verärgerung, Wut, Groll, Frustration, Zorn, Jähzorn, Racheforderungen, Ressentiments und Selbsthass, die oft mit dem Thema der Raumforderung für uns selbst einhergehen. Wenn wir unseren Platz einnehmen wollen, uns jedoch dabei gehindert fühlen und so in der Ohnmacht der Verärgerung und Wut landen, die anfangs nach außen, am Ende jedoch immer nach innen gerichtet sind, befinden wir uns in einem Prozess der Selbstzerstörung, der unseren Körper, unser Leben und uns selbst zutiefst belastet. Man könnte die mit der Leber in Zusammenhang stehende Wut auch als ›Ohnmachtswut‹ bezeichnen, bei der man sich hilflos, ausgeliefert, fremdbestimmt und gelähmt fühlt.

Revierkonflikte; das Gefühl, nicht wahrgenommen zu werden; den eigenen Platz einnehmen wollen, jedoch ohne Erfolg; alte Vergehen nicht loslassen können; sich selbst und anderen nicht vergeben; Rache fordern; mithilfe von Süchten aus der Realität aussteigen; den momentanen Ist-Zustand nicht akzeptieren wollen; um sich schlagen und Eifersucht – all dies sind Ausdrucksformen einer energetisch unausgeglichenen Leber.

Spüre einmal in Dich hinein:

- Wie viel Wut, Zorn und Groll trägst Du in Dir?
- Wo gehen Deine Wut und Dein Zorn hin – wohin oder auf wen projizierst Du sie? Auf Deine Eltern, Deinen

Partner, Deinen Kollegen, Deinen Chef, Deine Lehrer, den Staat, bestimmte Organisationen oder Situationen?

- Wie viel Wut empfindest Du Dir selbst gegenüber?

Bist Du Dir bewusst, dass Du dieses Leben gewählt hast und Deine Interpretation davon am Ende Deines Lebens ein Resümee ergibt? Dieses Resümee könnte entweder »Wow, das war echt 'ne geile Show!« oder »Hey, mir fehlt ganz viel. Ich will noch nicht gehen!« oder im Worstcase ein »Endlich ist dieses Scheißleben vorbei« sein.

Um dies besser zu verstehen, müssen wir genauer hinsehen:

- Wie betrachtest Du das Leben? Gibst Du es frei und kannst ohne Bewertung sein?

- Gibst Du Dich frei? Gibst Du Dir Raum oder reagierest Du auf die Umwelt und auch auf Deine eigenen Handlungen mit Verzweiflung, Zorn, Wut und Trauer?

- Wenn Du diese Emotionen erlebst – frisst Du sie in Dich hinein oder entlässt Du sie lautstark nach außen?

Die Leber leidet unter ständiger Stresshormonausschüttung

Wut, Groll und Zorn nach außen auszudrücken ist besser, als sie in uns hineinzufressen, denn werden diese Emotionen unterdrückt, belasten sie direkt unsere Leber. Die Aufregung, die aufgrund dieser Emotionen innerlich aufgebaut wird, belastet zudem durch die Freisetzung der Stresshormone Adrenalin und Cortisol unsere Nebennieren. Werden diese Botenstoffe täglich vielfach getriggert, ist diese ständige Anforderung auf Dauer sehr schädlich für uns.

Auch Du könntest nicht jeden Tag der Woche 24 Stunden durcharbeiten. Diese Stresshormonausschüttung ist für Notfälle gedacht und ein Teil unseres Lebensrhythmus von Anspannung und Entspannung. Sie ist nicht dafür gemacht, ständig getriggert zu werden, weil wir uns immer und immer wieder über irgendetwas aufregen oder uns im Konflikt befinden. In diesem Zusammenhang solltest Du auch Deinen Koffeinkonsum beachten, da dieser Deine Nebennieren ebenfalls ständig anregt. Denk daran: Koffein ist ein natürliches Pestizid, das die Pflanze vor Schädlingen schützen soll, und regt den Körper zu einer Abwehrreaktion an.

Wusstest Du, dass wir, wenn wir belastende Emotionen immer und immer wieder leben, von ihnen abhängig werden? Werden regelmäßig bestimme Emotionen ›bedient‹, bilden sich an unseren Körperzellen Rezeptoren aus, die sagen: »Ja, dieses Wutpotenzial, dieses Wutthema ist in meinem Leben da und ich will das immer wieder erleben, denn dadurch fühle ich mich lebendig.« Bestimmt kennst Du diese Menschen, die oft als Drama-Queen oder Drama-King bekannt sind und ihre tägliche Dosis an innerem und äußerem Aufruhr brauchen. Dies ist ein echtes Suchtverhalten.

Selbsthass und Ohnmacht

Schauen wir uns nun noch die extrem starken Emotionen Selbsthass und Jähzorn an: Selbsthass ist eine Emotion, ein Zustand, der komplett zerstörerisch gegen Dich selbst gerichtet ist. Wenn Du im Jähzorn bist, ist Dein Bewusstsein so stark im Flucht- und Kampfreflex, dass Du um Dich schlägst, ohne überhaupt noch zu wissen, was Du tust. Bei Selbsthass und Jähzorn geht es so richtig ans Eingemachte. Du magst jetzt vielleicht sagen, Selbsthass und Jähzorn hast Du nicht. Doch, Du hast sie. Jeder von uns hat all diese Qualitäten, denn im Laufe unserer Leben haben wir alles an Emotionen gelebt und erfahren. Auch in unserer Ahnenreihe ist die komplette emotionale Skala vertreten: von der größten Liebe bis zum tiefsten Hass.

Öffne Dich einmal ganz und spüre die Ohnmacht und Trauer, die unter der Wut, dem Zorn und dem Selbsthass liegen – denn das ist es, was sich darunter verbirgt: Ohnmacht. Erkennst Du, dass Du dabei ganz weit weg von Dir selbst bist? In dem Augenblick, in dem Du diese harten Emotionen lebst, findet eine Separation in Dir statt. Dein Bewusstsein, Deine Seele, der göttliche Teil in Dir, trennt sich von Deinem Ego, da dieses beginnt, das Leben persönlich zu nehmen. Gleichzeitig belastet diese Ohnmacht auch Deinen Körper, da seine Energiezufuhr nur noch teilweise funktioniert, weil die Energielosigkeit der Ohnmacht direkt in Deinem Bewusstseins- und Energiefeld hinterlegt wird. Geht dieser Zustand über einen längeren Zeitraum, sprechen wir hierbei von einem Langzeit-Trauma.

Hole Deine Energie zu Dir zurück

Jedes Mal, wenn Du eine Emotion auf jemanden oder etwas richtest, gibst Du einen kleinen Teil von Dir ab. Du kannst Dir das so vorstellen, als würdest Du dann eine bestimmte Menge Bewusstseinseinheiten hergeben. Sagen wir einmal, Du hättest fünf Millionen Bewusstseinseinheiten. Je nachdem, wie oft und wie intensiv Deine emotionalen Ausbrüche und der entsprechende Ausdruck davon stattfinden, gibst Du mehr oder weniger von diesen Bewusstseinseinheiten nach außen ab – vier oder fünf, zehn oder vielleicht sogar hundert. Solange diese Anteile Deines Bewusstseins ›da draußen‹ sind, hast Du sie nicht mehr bei Dir und nach einer bestimmten Zeit fühlst Du Dich dadurch richtiggehend leer und verbraucht.

Emotionen sind reine Energie und Du kannst diese Energie in neutraler Qualität wieder zu Dir zurückholen. Nimm dieses Bewusstsein, diese Energie, wieder zu Dir, indem Du Dir darüber klar wirst und Verantwortung dafür übernimmst, dass Du das Leben durch Deine eigenen Filter interpretierst und die Dinge oft mal zu persönlich nimmst. Verzeihe Dir dann dafür, dass Du Dich hast hinreißen, ja zerreißen lassen – durch Dich selbst, genauer gesagt, durch Dein Ego und seine Liebe zum Drama.

Deine Leber ist der wunderbare Freund in Deinem Körper, das Organ, das Dich in allen Lebenslagen unterstützt – und sie leidet sehr unter der Wut und dem Zorn. Du kannst Dir das so vorstellen, als würde das ständige Erleben dieser Emotionen ein Kabel durchzwicken, was dazu führt, dass kein Licht mehr in die Leber fließen kann. Doch sie braucht dieses Licht für all ihre vielfältigen Aufgaben, denn sie ist ja, wie schon eingangs beschrieben, unsere Abfallverwertungs- und Entgiftungsstelle Nummer eins und gleichzeitig unsere Chemiefabrik, die so viele Bausteine für unseren Körper herstellt.

Die Leber und die Augen

Unsere Leber steht auch mit unseren Augen in Zusammenhang. Der Ausdruck ›blind vor Wut‹ zu sein, bringt diese Verbindung bildlich zum Ausdruck. Meine Erkenntnisse hierzu beruhen auf Erfahrungen, die ich in meiner Arbeit über fünfundzwanzig Jahre gesammelt habe. Selbstverständlich hängt nicht jedes Augenleiden immer direkt mit der Leber zusammen. Oftmals ist es jedoch so, dass bei Schwierigkeiten mit unseren Augen die Laus gerade auf der Leber tanzt.

Wie ist das bei Dir?

- Was möchtest Du nicht betrachten?
- Was kannst Du nicht verdauen?
- Wogegen bist Du im Widerstand?
- Wo wäre es gut, einfach mal nur zu betrachten, ohne zu werten und ohne es persönlich zu nehmen?

Die Leber sitzt unterhalb Deines Solarplexuschakras und wird von diesem sowie auch vom Nabelchakra genährt – es geht hier also teils um unsere Grundenergie (Sexualenergie), die Ich-Energie (»Ich bin«) und gleichzeitig unsere Ich-Wahrnehmung, die im direkten Austausch von uns selbst mit dem Leben steht. In dem Fall die Energie, die über das Solarplexuschakra (»Ich kann« und »Ich will«) unser Nervensystem versorgt. Wenn diese beiden Chakren zu viel durch negative Emotionen belastet sind, dann bekommt die Leber schlichtweg zu wenig oder gar kein Licht. Erinnere Dich: Ohne Licht kein Stoffwechsel – in diesem Fall beispielsweise keine Entgiftung oder Bereitstellung von notwendiger Glukose. Man könnte auch sagen: Ohne Leber kein Leben.

Wenn wir auf die Elemente schauen, ist die Leber mit dem Element Holz verbunden. Sie liebt das Erdige, Bodenständige, möchte fest verwurzelt sein. Im Holz liegt auch das Feuer, die Energie, die bei Bedarf angefragt werden kann. Somit hütet die Leber auch das Feuer, daher auch die Verbindung mit den aggressiv-feurigen Emotionen des Dramas wie Wut und Eifersucht.

Die Leber ist ein ›geschichtliches‹ Organ

Unsere Leber zeichnet unsere Geschichte auf. Wie betrachtest Du Deine Herkunft und Deine bisherigen Erfahrungen? Bist Du offen für mehr von Deiner Geschichte als nur diejenige, die Du jetzt gerade erlebst? Damit meine ich auch die Erlebnisse Deiner Ahnen und gleichzeitig die Erfahrungen Deiner anderen Inkarnationen? Hierin liegen viel Wert, Kraft und unbändige Energie.

Wenn Du Dich als das Licht und das Leben betrachtest, das durch Dich als Seele inkarniert ist, spürst Du, dass Du so viel mehr bist, als es auf den ersten Blick erscheint. Je tiefer Du gehst mit dem Verständnis Dir selbst gegenüber, desto weniger wichtig werden das Drama und die Aufregung. Umso mehr wirst Du zum Zeugen der Zeit, in der Du Dich befindest, der in sich wahrnimmt und dokumentiert – ohne Für und Wider, Wenn und Aber. Hierdurch öffnet sich das Solarplexuschakra und in der Rückschau erscheinen der Zorn, die Wut und die Verärgerung verwunderlich, ja, fast bizarr. Bizarr im besten Sinne und mit dem Anflug eines Lächelns, das sagt: »Ja, ich hab's halt gelebt. Ist jetzt nicht mehr wichtig. Ich brauche es nicht mehr.« Und Du lässt diese Identität, die damit in Zusammenhang stand, vollkommen los, gibst sie auf. Du fühlst Dich frei, wertgeschätzt, tiefer gelebt und geliebt. Genieße die Stille, die darin liegt.

Übung: Zurückholen der feinstofflichen und energetischen Körper

Setz Dich nun einmal aufrecht hin, am besten auf die Stuhlkante. Du kannst Dich auch mit aufgestellten Knien auf den Boden legen, mit einem Buch hinter Deinem Kopf, das etwa so dick ist, als würdest Du mit den Fingern Deiner Hände ineinandergreifen. Wenn Deine Wirbelsäule beim Sitzen oder Liegen nicht abknickt, kommt mehr Licht in Deine Struktur und Du fühlst Dich dadurch besser.

Lass Deine Zunge los. Atme tief und sei präsent in Deinem Körper. Richte Deine Aufmerksamkeit auf Deinen Körper und sei offen für Veränderung. Du musst nicht wissen, wie sie geschieht. Es reicht, dass Du möchtest, dass sich etwas verändert. Tritt nun ein in das Feld von *Zurück zum Ursprung*, diesen Raum voller Liebe, Kraft, Leichtigkeit, Mitgefühl und Glückseligkeit. Öffne diese Tür für Dich und geh bewusst den Schritt in die Transformation. Du wirst merken, es eröffnet sich ein weiterer Raum um Dich herum – es kommen Kraft und Erdung hinzu, und ein Lächeln. Dieser Raum hält und trägt Dich. Er stellt Dir die Stabilität zur Verfügung, die Du brauchst, um Dich mit Dir, Deinen Emotionen und Zuständen auseinanderzusetzen. Fühle Dich vollkommen unterstützt und behütet. Sei Dir auch bewusst, dass jegliche Energie, die sich an diese tiefen Emotionen angedockt hatte und von ihnen genährt wurde, sich im Lauf dieses Prozesses löst und zu ihrem eigenen Ursprung zurückgeht.

Lass Deinen Atem los. Gib die Kontrolle auf und lass Dich in der Tiefe atmen. Entspann Dich und spüre Deinen Körper in seinem Sein, in seiner Aufrichtung. Fühle die tiefe Trauer, die Erschöpfung und Ohnmacht, die im Jähzorn und im Selbsthass liegen.

Ich weiß nicht, was Du in Deinem Leben erlebt oder initiiert hast, was Du aus einem Bewusstsein von Gier, Macht, Neid oder Missgunst gelebt hast. Oder was Dir vorgelebt wurde oder wer Dich unterdrückt oder verfemt hat. Aber das ist auch gar nicht von Bedeutung. Wichtig ist, dass Du erkennst, dass Du ein wunderschönes Wesen sein kannst, wenn Du möchtest. Die Schönheit ist in Dir zugrunde gelegt. Freude und Liebe sind Grundlagen der Seele. Du wurdest mit ihnen geboren, sie sind Teil von Dir.

Wie viel Raum gibst Du Dir für die Wahrnehmung Deiner Seele und wie viel Kontakt hast Du zu ihr? Solltest Du das Gefühl haben, dass sie Dir durch eine konstante Opferrolle ›gestohlen‹ wurde oder Du sie durch persönliche Vorteilnahme, durch Schaden an anderen, ›verkauft‹ hast, dann übernimmt jetzt einmal die vollkommene Verantwortung für diese Rollen und nimm Dir Deine Seele wieder zurück.

Das geht, indem Du in eine tiefe Hingabe und ein Aufgeben Deiner harten Persönlichkeitsanteile gehst – und damit in die absolute Verletzlichkeit hineinkommst. Das bedeutet, nackt vor dem Leben und Gott, dem Universum, dem Schöpfer, der Schöpferin zu stehen. Nackt vor Dir selbst zu stehen, da Gott ein Teil von Dir ist und Du ein Teil Gottes bist. Bildlich gesprochen, den Mantel abzulegen, den Du Dir angezogen hast. Nicht nur um der Selbstliebe willen, sondern auch um der Erschöpfung willen, die darin liegt und an der Du schwer trägst. Der Schöpfung wegen ist wichtig, da sie in ihrer Grundsätzlichkeit gut ist und unendliche Schönheit in sich trägt, die Du dann auch in Dir selbst wieder spüren kannst.

Der Atem ist das Geschenk Gottes, das unser Leben in diesem Körper möglich macht. Der Atem richtet nicht. Du atmest und bist dadurch reich beschenkt. Der Atem ist da, bis Du entscheidest, diesen Körper abzugeben. Solange Du in diesem Körper atmest, kannst Du das, was Du vorher aufgegeben oder abgegeben hast, zu Dir zurückholen. Du kannst bis zu Deinem letzten Atemzug entscheiden, ob Du wieder in die tiefe Verbindung der Seelenliebe einsteigst, Dich aufmachst und berühren lässt und all die Schatten durch das Licht der Seele aus Dir wieder vertrieben werden.

Zwischen dem Solarplexuschakra und dem Herzchakra liegt das Christusherz-Chakra, das Du schon aus dem Herz-Kapitel kennst. Es ist der Sitz der bedingungslosen Liebe, die wir uns selbst gegenüber aufbringen, sowie gegenüber dem Leben und all den Gefährten und Menschen, die wir darin erkennen und wahrnehmen. Bei vielen Menschen schläft das kleine Herzchakra. Diese bedingungslose Liebe, dieses Verständnis ist jedoch so wichtig! Wecke dieses Energiezentrum auf – allein dadurch, dass Du Deine Aufmerksamkeit darauf lenkst und die Absicht hältst, es aufwecken zu wollen, passiert schon ganz viel. Stille entsteht, ein Einfach-da-Sein ohne Bewertung. Vielleicht erlebst Du einen Moment der Müdigkeit, der Erschöpfung. Negative Qualitäten aufrechtzuerhalten, kostet nämlich viel Kraft und viel Aufmerksamkeit und Dein Körper braucht dann ein wenig Zeit, um sich wieder energetisch zu füllen.

Hole nun alle Deine feinstofflichen Körper wieder zu Dir zurück, die sich von Deinem physischen Körper abgetrennt haben. Der Verbindungspunkt, in dem sich all Deine Körper überlappen und stabilisieren, liegt im bereits erwähnten Center Point, in der mystischen fünften Herzkammer Deines Herzens.

Rufe als Erstes einmal Deinen Emotionalkörper, der sich meistens in alten Emotionen verhaftet und in der Vergangenheit aufhält, zurück in diese Stille des Center Points. Rufe anschließend Deinen Mentalkörper, der immer vorausdenkt und schon im nächsten Prozess ist oder bereits die nächste Idee, Vorstellung oder Befürchtung hat, in die Stille zurück. Spüre, wie viel Kraft und Souveränität sich hierdurch in Dir aufbauen.

Rufe nun auch Deinen Lichtkörper, der wie zerteilt ist in die Aufmerksamkeiten, die Du im Alltag lebst, zurück in die Stille. Er lebt von Deiner Präsenz, Deinem Dich-Spüren, Deinem Du-Sein. Hole auch Deinen Astralkörper, der gerne mal in die Traumebenen geht, zu Dir zurück. Es ist wichtig, dass der Astralkörper in die Traumebene geht und das soll er auch tun – ich jedoch mache das nur mit bestimmten Anteilen: Mein Astralkörper darf dableiben, ein Anteil darf betrachten und im Traum miterleben. Wenn Du das auch möchtest, dann sei in Deiner Absicht dazu ganz bestimmt und es wird sein.

Rufe jetzt Deinen Kausalkörper zurück, die Schicht der Glückseligkeit, die automatisch entsteht, wenn Du Deine Seele lebst, ihr das Ruder übergibst und dem Leben, Dir selbst, Deiner Intuition, Deinen Instinkten vertraust. Hole nun zuletzt all die anderen Körper zurück, die noch in verschiedenen Ebenen und Schichten unterwegs sind. So bist Du eine vollständige Persönlichkeit und in Dir sind Frieden, Offenheit und Leichtigkeit. Und Liebe, so viel Liebe, dass Du direkt Dein Herz berühren kannst.

Geh nun in eine noch tiefere Verbindung mit Dir selbst. Tritt in Dich hinein, in Deine Seele, in vollkommenen Kontakt mit Dir und Deinem ganzen Leben – mit voller Verantwortung und Aufmerksamkeit. Beanspruche Deinen Platz in Dir. Nur, wenn Du ganz reingehst, geht das raus, was nicht reingehört. Dann bist Du wach und hast volle Handlungsfähigkeit. Du weißt, was Du tust und welche Möglichkeiten Du in jedem Moment hast. Wenn Du jetzt Deine Atmung spürst, dann fühlst Du, wie sie Dich überall erreicht, vollständig durchgeht, bis in Dein Bewusstseinsfeld hinein.

Nimm nun noch mehr Deinen Körper wahr. Entspanne Deine Zunge und geh in die Tiefenatmung. Ich kann besonders gut mit mir selbst in Verbindung gehen, wenn ich meine Augen schattiere, d. h. meine Augen fast, aber nicht ganz schließe, sodass ich noch einen Teil des Raumes, in dem ich mich befinde, wahrnehme. Du kannst aber Deine Augen auch ganz schließen oder ganz geöffnet lassen.

Richte nun Deine Aufmerksamkeit auf die Qualität Deiner Atmung. Wenn Deine Atmung tief in den Bauchraum hineingeht, entspannt sich Dein Zwerchfell und die unteren Organe bewegen sich. Dadurch haben wir das Gefühl, wir atmen in den Bauch. Diese Bewegung sorgt dafür, dass sich die Organe mit dem Atem jeweils ein wenig senken und wieder heben und kontinuierlich in Bewegung sind. Dies ist essenziell, denn diese Bewegung sorgt dafür, dass alles sich bewegt und nichts verklebt.

Die Atmung ist wie eine sanfte Massage für den Körper, die unsere Leber liebt, genauso wie leichte körperliche Anstrengung, beispielsweise einen Spaziergang oder gemütliches Joggen. Alles, was jedoch in den Adrenalinbereich hineingeht, ist Höchstleistung für die Leber, weil sie dann die Zuckerreserven, die für Deinen Körper da sind, freistellen muss. Hin und wieder schafft sie das, dauerhaft überforderst Du sie jedoch damit.

Übung: Loslassen von Aggression und Aufladen mit Glückseligkeit

Atme durch die Nase in den Bauchraum, in die Flanken des Brustkorbs und in die Spitzen der Lunge. Lass den Atem dann sanft über den Mund wieder gehen. Leg nun Deinen rechten Daumen auf das rechte Knie und drücke leicht mit Deinem Mittelfinger und Deinem Ringfinger in die Kniekehle. Leg gleichzeitig Deine linke Hand auf Deinen unteren linken Rippenbogen, hinter dem sich Deine Milz befindet. Komm zurück in Deine Atmung und entspanne Dich.

Lass nun den Druck, den Du auf Deine Kniekehle ausübst, wieder los und lasse die Finger sanft in der Kniekehle ruhen. Die Berührung dieser zwei Punkte – Deiner Milz und

Deiner Kniekehle – sorgt dafür, dass ein Ausgleich zwischen Deinem Gallenblasenmeridian und Deinem Lebermeridian stattfindet. Auch wenn es für den ein oder anderen, der sich mit der Thematik beschäftigt hat, unverständlich scheint: Wir haben noch viel mehr und viel tiefere Schichten der Energie in unserer Blaupause.

Vertraue darauf, dass dieser Ausgleich dafür sorgt, dass sämtliche Wut, sämtliche Aggression, das Grübeln und der Groll Deinen Körper über Deine rechte Fußsohle verlässt. Spüre, wie diese Energien Dein Bein hinunterfließen und Deinen Körper über Deine rechte Fußsohle verlassen. Erlaube Dir, dass dieser Prozess vollkommen automatisch abläuft. Erlaube Dir, zu spüren, wie es sich anfühlt, vollkommen frei von Groll, Grübeln, Wut und Aggression zu sein.

Löse nun Deine rechte Hand von Deinem Knie und bewege sie seitlich rechts neben Deinen Bauchnabel. Du kannst mit Deinem Mittelfinger Deinen Bauchnabel berühren. Lass Deine Hand sanft dort liegen und leg jetzt Deinen linken Daumen auf Dein linkes Knie und drücke sanft mit Deinem Mittelfinger und Deinem Ringfinger in die Kniekehle. Lass dann den Druck wieder los.

Spüre, wie die Glückseligkeit, die pure Lebensfreude, über Deine linke Fußsohle in Deinen Körper strömt. Wie das Licht des Lebens voller Freude, Leichtigkeit, Selbstverständlichkeit, vollkommen natürlich über Deine linke Fußsohle Dein Bein hinauf fließt und sich in Deinem Bauchraum, Deinen Nieren, Deinen Sexualorganen, all den Organen, die von Deiner Lebenskraft geflutet werden, ansammelt. Wie Deine Niere geflutet wird von diesem flüssigen, göttlichen Licht. Wie Deine Nebennieren ganz warm, leicht und lebendig werden, voller Energie, Wärme und Kraft. Fühle, wie diese Wärme sich ausdehnt und spüre, wie das Chi jetzt beginnt, auch über Deine rechte Fußsohle Dein rechtes Bein hinauf zu fließen.

Spüre, wie viel Du Dich gegenüber dem Kontakt zu Deiner geistigen Führung öffnest.

Affirmationen

Ich vergebe mir und allen anderen,
um von jetzt an wieder frei zu sein.

Ich nehme meinen Platz ein.
Ich erkenne die Schöpferkraft in mir.

Ich werde geschätzt und geliebt.

Nachher-Check

Fühle einmal in Dich hinein – wie geht es Dir nun?

- Wie viel Raum, Tiefe und Ruhe fühlst Du in Dir?
- Wie gut bist Du in Kontakt mit Deiner Essenz, Deiner Seele?
- Schaffst Du es noch, in die Emotionen der Wut und des Zorns hineinzugehen?
- Wie geht es Dir mit dem wertfreien Betrachten?

Kapitel 13

Die Gallenblase

Wut, Ärger und Grübeln

Die Liebe setzt sich durch

Okay, die letzten Jahre waren wirklich anstrengend. Jeder von uns hat sie erlebt. Was 2020 begann, mit einer sogenannten Covid-Pandemie, hat die Welt gespalten. Diese Spaltung konnte jedoch nur stattfinden, weil ganz viele Menschen ihren Ängsten verfallen waren und dann zum Teil in ihrer Selbstgerechtigkeit hängengeblieben sind. Und so ging es mir dann auch so, in diesem Fall mit meinem Bruder.

Ich persönlich bin der Meinung, dass wir im Leben zwei Geschenke bekommen haben, für die wir die absolute Verantwortung tragen: unseren Körper und unsere Lebenszeit. Unser Körper ist ein reines Naturprodukt, das sich, wenn es entsprechend Beachtung und Liebe bekommt, sehr gut selbst regulieren kann. Ja, ich spreche hier von Liebe. Liebe ist Achtsamkeit, was es braucht, um leistungsfähig und gut leben zu können. Wenn es dann um unseren Körper geht, gilt es hinzuhören, was dieser gerade benötigt, um heil zu sein. Da kann schon ein Schluck Wasser einen Riesenunterschied machen, mal von irgendwelchen Vitaminchen und Mineralstoffen, genügend Schlaf und regelmäßiger Kräftigung abgesehen. Ich stehe auf dem Standpunkt: Da kommt nix rein, was keinen natürlichen Ursprung hat. Das kann nicht funktionieren.

So habe ich es dann auch betrachtet, wenn es um die mRNA-Impfung ging. Diese Meinung habe ich auch sehr vehement in der Familie, im Team und bei meinen Freunden vertreten. Dort bin ich jedoch nicht immer auf offene Ohren gestoßen. Und so befand ich mich nichtsahnend plötzlich auf einem ganz persönlichen Kreuzzug zum Thema Gesundheit, was diese ausmacht und wie man sie erhalten kann.

Der Gegenpol war dann wohl die weltweit angelegte Kampagne, die tiefste Ängste und Stress bei meinen Mitmenschen und Liebsten ausgelöst hat. Ich denke, das haben wir alle erlebt, da brauche ich auch nicht weiter darauf eingehen. Die Frage ist nur, wie wir damit umgegangen sind.

Ich persönlich war zeitweise voller Wut und Verärgerung, voller Verzweiflung, gefangen in einem ständigen inneren Dialog, der mir meine Hilflosigkeit gegen das System gezeigt hat. Da war sie dann, die direkte Konfrontation meiner Ängste durch meinen Bruder, der unter dem Sozialdruck seiner Familie und seiner Kunden stand, sich impfen zu lassen. Ich verzweifelte fast daran, dass meine Argumente nicht aufgenommen wurden und betrieb dadurch eine wöchentliche Predigt, warum man sich nicht impfen lassen sollte.

Natürlich spürte ich, dass ich dadurch zur Belastung wurde und man das Thema in meiner Gegenwart bewusst umging – und doch kämpfte ich weiter. Wenn ich doch nur diese eine Person, die mir so am Herzen liegt, bekehren und retten könnte! Das ging über Monate. Und dann kam der Moment, da mein Bruder mir während eines Spaziergangs erzählte, wie er auf Geschäftsreise im Lokal abends gespeist hatte. Des Kampfes schon lange müde, sagte ich daraufhin: »Okay, wenn Du im Lokal gegessen hast, dann hast Du Dich wohl irgendwann auch impfen lassen, sonst hättest Du ja gar keinen Zutritt zum Lokal gehabt. Erzähl doch mal.« Stefan erklärte mir, dass er sich schon ein halbes Jahr vorher entschieden hatte, die Impfung zu machen und welches seine Beweggründe waren.

Über diesen Prozess brauche ich nichts weiter erzählen, das ist nicht wichtig. Wichtig war meine Erkenntnis. Als Stefan mir seine Entscheidung erzählte, konnte ich voller Liebe und Mitgefühl verstehen, warum er sie getroffen hatte und warum es sich richtig für ihn angefühlt hatte. Nun musst Du verstehen, wir beide, mein Bruder und ich, wir sind die Ältesten unseres Clans. In unserem Verständnis auch diejenigen, die das Erbe der Familie und gleichzeitig auch unserer Generation tragen. Wir haben ein mega Verständnis und ein wunderschönes Miteinander im Umgang, auch, wenn's mal kracht oder wir unterschiedlicher Meinung sind. Diese Beziehung ist etwas wirklich Besonderes und ich bin überzeugt, dass Du auch einen Menschen hast, bei dem Du das Gleiche spürst. Ein Mensch, mit dem Du einfach im Raum sein kannst, ohne etwas tun oder sagen zu müssen, mit dem es sich einfach gut anfühlt, zu sein. Für den Du gern ein offenes Ohr hast und dessen Herausforderungen Dich selbst herausfordern, ein besserer Mensch zu sein. Für den Du einfach Liebe empfindest, bedingungslos.

Mit und durch diese Liebe und dem dazugehörigen Mitgefühl gab ich in diesem Moment meinen Kreuzzug auf, was sich anfühlte, als würde ich einen tonnenschweren Mantel, den ich über die Monate getragen hatte, ablegen. Seine Klarheit in seiner Entscheidung war meine Befreiung. Die Erkenntnis daraus war sehr klar: Egal, was wir entscheiden, wenn die Liebe stark genug ist und Du den anderen wirklich wertschätzt und akzeptierst, wie er ist, dann akzeptierst Du auch dessen Entscheidungen. Mit einem Mal war der ganze Groll, die ganze Wut auf das System und seine Diktatur wie weggeblasen. Meine inneren Dialoge, die vorher voller Verzweiflung waren und einen Großteil des Denkens und Handelns am Tag eingenommen hatten, waren wie ausgelöscht.

Tiefer Friede stellte sich wieder ein und gleichzeitig eine tiefe Dankbarkeit, diese Erfahrungen gemacht zu haben.

Wo liegen Recht und Unrecht und wer entscheidet darüber? Unser Wertesystem, mit dem wir groß wurden, ist so individuell wie jeder Mensch auf dieser Erde. Natürlich gibt es Kernwerte wie »Du sollst nicht töten« usw, doch im Detail betrachtet ist jeder Mensch der eigene Richter über das Innen und Außen. Findet sich hier keine Balance, sondern neigt sich die Waage einer starken Verurteilung zu, in der wir das Leben und seine Momente und auch uns selbst ablehnen, werden durch die dadurch entstehende Wut und den Groll bis hin zum Jähzorn und Selbsthass unsere Leber und unsere Gallenblase stark belastet. In einer Gesellschaft, die so sehr auf Ordnung und Struktur bezogen ist, wie es im deutschsprachigen Raum der Fall ist, ist es daher nicht verwunderlich, warum so viele Menschen Probleme mit der Galle und der Leber haben.

Die Gallenblase, Speicher und Durchgangsportal

Die Gallenblase, zumeist einfach nur Galle genannt, sitzt unterhalb unseres rechten Rippenbogens und ist Speicher und gleichzeitig Durchgangsportal für unseren Lebersaft, der auch als Gallensaft bezeichnet wird. Energetisch gesehen gehören das Unterscheiden von Recht und Unrecht, das Lösen negativer Erfahrungen aus dem Darm und das Aufnehmen der Fülle zu den Aufgaben der Gallenblase.

Die Galle speichert, wie soeben erwähnt, unseren Lebersaft. Dieser Lebersaft sorgt dafür, dass Fette aus der Nahrung

›eingeseift‹ werden, sodass unser Körper sie in einem sanften Vorgang aufnehmen kann. Gallensteine können sich dann bilden, wenn sich unser roter Blutfarbstoff, das Bilirubin, ansammelt und kristallisiert. Wenn wir dann Fett zu uns nehmen und die Gallenblase ihren Lebersaft ausschüttet, während ein scharfkantiger Gallenstein in einem der Gallengänge feststeckt, verschließt dieser Gallenstein den entsprechenden Gang und die ganze Galle kommt unter einen schmerzhaften Druck. Gleichzeitig kann dieser Druck dann Verletzungen durch den scharfkantigen Stein verursachen. Und dies kann dann wiederum eine noch schmerzhaftere Gallenkolik auslösen. Die Bildung solcher Steine wird durch uns selbst gefördert, wenn wir Wut, Groll, Verärgerung oder Jähzorn gegen uns selbst oder gegen das Leben richten. Das, in Verbindung mit harnsäurehaltigen Lebensmitteln und blähenden Hülsenfrüchten und Gemüsen wie Kohl, geben der Galle und auch den Nieren den Rest.

Weitere körperliche Erscheinungen einer aus dem Lot geratenen Galle können, neben den bereits erwähnten Gallensteinen und Gallenkoliken, geblockte Gallengänge, träge Verdauung, Verstopfung, Übelkeit, Erbrechen, einseitige (in Zusammenhang mit dem Gallenblasenmeridian stehende) Kopfschmerzen, Energielosigkeit und Erschöpfung sein. Man könnte auch sagen: Wenn die Galle steht, steht auch das Leben.

Auf der emotionalen Ebene ist die Gallenblase, wie bereits kurz angesprochen, das Organ, das zwischen Recht und Unrecht entscheidet und stark auf Wut reagiert. Wut ist eine tiefe Emotion, hinter der meist noch weitere Emotionen wie Trauer, Scham und Verzweiflung über uns selbst stecken. Auch

Grübeln bringt die Galle aus der Balance – das sich Verlieren in kreisenden Gedanken, Festhängen in der Vergangenheit und Verzweifeln an uns selbst und unseren Erlebnissen.

Weitere emotionale Muster, die sich in Zusammenhang mit einer unausgeglichenen Galle zeigen können, sind Revier- und Flüchtlingskonflikte, das Überschreiten des eigenen Raumes durch andere, Identitätskonflikte, nicht wissen, wie weit man gehen kann, cholerisch sein, Zynismus, Rachelust, hinterlistiger Humor, Bösartigkeit, Bitterkeit, sich nicht auf das geile, üppige Leben einlassen können, nicht verzeihen können, Melancholie, Schwarzseherei und eine empfundene Sinnlosigkeit der Welt.

In diesem Kapitel aktivieren und harmonisieren wir die Gallenblase und lösen die belastenden Emotionen, Zorn, Jähzorn, Groll und Verärgerung aus unserem System. Dadurch können wir unseren Raum einnehmen, ein wahrhaftiges, kraftvolles Ja oder Nein in kritischen Situationen sagen und damit gut zu uns selbst stehen. Galle und Leber sind sich in ihrer Thematik übrigens sehr ähnlich, da sie sehr eng miteinander verbunden sind und zusammenarbeiten.

Spüre einmal in Dich hinein:

- Wie geht es Dir mit Deiner Gallenblase?

- Verspürst Du Druck oder Stress in der Gegend unterhalb Deines rechten Rippenbogens? Kommt es vor, dass es dort zieht oder hast Du sogar immer wieder starken Schmerz, der bis zur Wirbelsäule durchgeht?

- Hast Du regelmäßig einseitige Kopfschmerzen an der Schläfe zum Auge hin?

- Wie geht es Dir mit den Emotionen Wut, Ärger, Groll und Jähzorn sowie mit Rachegefühlen?

- Welche Eigenschaften anderer Menschen verträgst Du gar nicht?

- Was muss passieren, damit Du vor Wut an die Decke gehst?

- Wie reagiert Dein Körper, wenn Du in Rage gerätst?

Steh einmal auf und bewege Dich, während Du in Deine Beziehung zu diesen Emotionen hineinfühlst.

- Zieht es Dir über das Kreuzbein und die Sitzhöcker in den Steiß hinein? Werden Deine Knie schwer, sodass Du gar nicht mehr richtig laufen kannst? Verspürst Du gleichzeitig im Oberkörper so eine Art Gefühl oder Bedürfnis, um Dich schlagen zu wollen? Im Hüftbereich bist Du also nicht mehr so richtig bewegungsfähig, während Dein Oberkörper am liebsten rudern, boxen und richtig losschreien möchte?

- Spürst Du, wie sich ein Konfliktenergie-Potenzial aufbaut? Konfliktpotenzial und damit auch Wut- und Verärgerungspotenzial hat jeder Mensch, selbst der sanftmütigste.

- Wird Dein Blickfeld eng und gehst Du in eine Fokus-

Vision? Bemerkst Du einen Kampf- oder Fluchtreflex, der nur noch diese Art von Tunnelblick zulässt?

- Ist Dein Geruchssinn stark aktiviert?
- Ist Dein Hören selektiv und direkt nach vorn gerichtet?
- Wie fühlt sich Dein Kehlkopfbereich an?
- Wie ist Deine Atmung?
- Wie fühlst Du Dich mit Deinem Konfliktpotenzial in dem Raum, in dem Du Dich befindest? Klein? Hast Du das Gefühl, dass Du Dich hochfahren und bemerkbar machen willst?

Wie eingangs schon erwähnt, geht es bei der Galle um das Thema Recht und Unrecht sowie Recht-haben-Wollen und recht geben. Wenn Du Recht haben möchtest, versuchst Du, die gegebene Situation zu kontrollieren, selbst dann, wenn Du weißt, dass es Dir zusteht oder dass Du im Recht bist. Die Spannung, die hieraus entsteht, belastet Deinen ganzen Körper.

Lass es mich Dir so erklären: Dein Körper existiert in einem ganz natürlichen Rhythmus von Spannung und Entspannung. Wenn aber Deine negativen Emotionen Teil des Spannungsaufbaus sind, dann beginnt zusätzlich noch Dein Gehirn zu arbeiten und Du landest dazu in einem inneren Dialog oder Kampf. Das heißt, die negative Emotion nimmt überhand und bestimmt dann über Dein Leben, und es scheint, dass Du sie dann nicht mehr kontrollieren kannst. Es ist deshalb essenziell, diese Emotionen abzulösen.

Gib nun einmal alle Kontrolle auf, auch alle Selbstgerechtigkeit und alles Recht-haben-Wollen. Am leichtesten geht das Loslassen, wenn Du okay mit Dir bist, auch damit, dass Du an etwas festgehalten oder einen bestimmten Standpunkt eingenommen hast – oder vielleicht auch gar keine Position bezogen hast. Akzeptiere, dass es eben so war. Nimm Dich an und sei gut damit, wie Du bist und auch, wie Du warst – und vergib Dir. Erlaube Dir in Zukunft, Deine Wut, wenn sie hochkommt, zu transformieren – in Spontaneität, Kreativität und Inspiration – und bleib gelassen. Stell Dir nun vor, Du stehst unter einer energetischen Dusche, und erlaubst, dass alles, was Dich belastet, aus Dir herausgewaschen wird.

Sei Du der Souverän in Deinem Leben. Entscheide und spüre die Kraft der Entscheidung und Verantwortung für Deine eigenen Emotionen und Gefühle. Dann ist da keine Ohnmacht mehr.

Die Galle und die Fülle des Lebens

Ein weiteres Thema, das mit der Galle in Zusammenhang steht, ist unser Verhältnis zur Fülle:

- Wie geht es Dir mit der Fülle des Lebens? Gönnst Du sie Dir? Bist Du Dir Fülle wert oder gehst Du in Widerstand zu ihr?

- Kannst Du die Energie des Fettes aus Deiner Nahrung aufnehmen?
- Nimmst Du es an, das geile Leben? Gestehst Du es Dir zu oder hast Du das Gefühl, jemand anderes als Du hat das Gute verdient?
- Lebst Du in der (möglicherweise unbewussten) Überzeugung, dass es unanständig ist, wenn man so richtig in der Fülle ist? Oder dass es nicht mit rechten Dingen zugehen kann, wenn es jemandem so richtig gut geht?

Die Gallenblase und der von ihr produzierte Gallensaft sorgen dafür, dass Du die Fülle und den Reichtum des Lebens, in Form von Fett (höchster Brennwert), in Dich aufnehmen kannst und als reine Energie speicherst. Die Ausschüttung des Gallensafts passiert übrigens reflektorisch. In dem Augenblick, in dem Du Fett zu Dir nimmst, erkennt Dein Körper automatisch, dass er Galle braucht. Funktioniert dieser Automatismus bei Dir? Kann es Dein Körper noch erkennen, wenn er Galle braucht?

Galle und Chakren

Es gibt eine energetische Verbindung zwischen der Galle und dem dritten Auge, das symbolisiert, wie wir das Leben betrachten. Ein weiterer Zusammenhang besteht zum Herzchakra, das dafür steht, wie wir uns mit dem Leben verbinden.

Sehen wir also, was uns gefällt, ist es ein Leichtes, in Balance zu sein und uns mit dem Leben zu verbinden. Findet das nicht statt, wenden wir uns vom Leben ab und nehmen nicht teil, nehmen nicht auf, was wir vom Leben brauchen. Dann fehlt es an der Fülle. Selbstkritik und ein Nicht-gut-Sein verhindern dann darüber hinaus noch ein Teilhaben an der Geilheit und Üppigkeit des Lebens.

Viele Menschen, deren Galle nicht im Lot ist, haben zudem auch ein unausgeglichenes Solarplexuschakra. Dieses Energiezentrum, auch Ego-Chakra genannt, reagiert stark auf die Wahrnehmung von Recht und Unrecht. Wenn aufgrund von Konfrontation die Alarmglocken in unserem System läuten, stockt die Energie im Solarplexus, und damit in unserem Bauchraum, und Beschwerden können entstehen.

Leg einmal Deine linke Hand aufs rechte Knie und greife mit Deiner rechten Hand nach hinten, z. B. nach der Stuhllehne. Dreh Dich dabei nach rechts hinten und lege Deine Aufmerksamkeit auf Deine Wirbelsäule. Mach nun das Gleiche auf der anderen Seite. Wie viel Beweglichkeit hast Du in dieser Drehung? Wenn es um Recht und Unrecht geht, geht es ja auch um Beweglichkeit und genau in diesem Bereich der Wirbelsäule, um den vierten bis zum achten Brustwirbel herum, blockiert es dann gerne mal.

DER GALLENBLASENMERIDIAN

Der Gallenblasenmeridian steht in Verbindung mit dem Lebermeridian, die beiden gleichen sich im Yin und Yang-Prinzip gegenseitig aus. Die Leber reagiert auf ähnliche Schwingungsmuster wie die Galle: Wut und Grübelei, aber auch Aggression und Groll. Dies macht es für die beiden Meridiane mitunter nicht leicht, den jeweils anderen zu regulieren.

Der Gallenblasenmeridian ist der längste Meridian unseres Körpers. Er läuft links und rechts an der Seite Deines Körpers entlang über die Schädelseite zum Trigeminusnerv und zu den Augennerven. Hat unsere Galle Stress, belastet dies unseren Gallenblasenmeridian. Bei Menschen, die keine Gallenblase mehr haben, arbeitet der Meridian manchmal nicht mehr zu hundert Prozent, woraus sich starke Beschwerden ergeben können.

Hier ein Beispiel: Tritt eine Blockade des Gallenblasenmeridians aufgrund von übermäßigem Grübeln auf, können seitlicher, möglicherweise migräneartiger Kopfschmerz und auch Trigeminusnerv-Probleme entstehen. Viele Migränepatienten sind Grübler. Schon lange sagt die chinesische Medizin, dass die Galle eng mit dem Grübeln und dadurch auch oft mit Migräne zusammenhängt. Wenn Du lernst, Deine Gedanken freizulassen und Deine Aufmerksamkeit wieder ins Hier und Jetzt zurückzubringen, insbesondere beim Auftreten von Kopfschmerzen, kannst Du Dich schnell viel besser fühlen.

Migräne ist ein sehr komplexes Thema, in das noch viele weitere Faktoren wie Ernährung, Wasserhaushalt, Schlaf, Vergiftungen, Schwermetalle, Zahnbehandlungen, Elektrosmog, Hormonhaushalt, Spannungen, Emotionen und Genetik hineinspielen. Es gibt zahlreiche unterschiedliche Formen von Migräne und es ist sinnvoll, hier den Arzt oder Heilpraktiker Deines Vertrauens zu konsultieren, um den Ursachen auf den Grund zu gehen.

Viel einfacher gelagert ist die Sache jedoch bei Verspannungskopfschmerzen. Diese können oft schnell behoben werden, da es dabei zumeist lediglich um einen unausgeglichenen Energiehaushalt geht. In der Regel ist bei Verspannungskopfschmerzen zu viel Energie im Kopf, weil wir sprichwörtlich zu viel im Kopf haben oder sind. Diese Energie muss wieder in den Gesamthaushalt des Körpers zurückgeführt werden. Spannungskopfschmerzen verschwinden, wenn die Energie wieder in Balance ist.

Übung: Auflösen von Verspannungskopfschmerzen

Ertaste mit der Hand einmal die Struktur links und rechts am unteren Rand Deines Schädels an Deinem Hinterkopf. Hier macht die Wirbelsäule eine kleine Biegung nach vorn. In dieser Kurve befindet sich die ›energetische Oktave‹. Dies bedeutet, dass die Energie, die vom Sexualzentrum über den Wirbelkanal die Wirbelsäule entlang aufsteigt, in dieser Biegung in eine höhere Schwingung wechselt. Sitzen die Wirbelkörper hier nicht korrekt, dann kann sich die Energie nicht optimal hoch- und runterbewegen.

Öffne in Gedanken nun diese Struktur links und rechts am unteren Schädelrand. Bewege Deinen Kopf ein wenig und gib den Impuls zum Abfließen der Energie, indem Du Dir vorstellst, wie dies stattfindet und wie sich die Energie wieder in Dein gesamtes Energievermögen (Energievolumen) integriert. Auf diese Weise kannst Du Verspannungskopfschmerzen leicht selbst behandeln und oft auf Schmerztabletten verzichten. Und bitte nicht vergessen: ausreichend trinken!

Eine verstopfte Nase kannst Du übrigens genauso öffnen. Gut ist dabei auch noch zu wissen, wovon Du die Nase voll hast und dies dann gehen zu lassen.

Die reinigende Wirkung des Gallensafts

Hier noch eine kleine Information zum Gallen- bzw. Lebersaft: Der Gallensaft hilft uns dabei, negative Emotionen aus dem Darm zu lösen. Er wird mit einem richtigen Schub ausgestoßen, wenn's mal im Verdauungstrakt nicht stimmt, etwas reinkam, was uns nicht guttut, z. B. Schimmel oder verdorbene Nahrungsmittel.

Auch bei Durchfall und Erbrechen wird er in der Regel zugegeben, um eben dieses erst möglich zu machen. Das ist eine körperliche Reaktion, um Dich von Belastendem zu klären, physisch wie emotional, und es kann sein, dass Du Dich nach einem Durchfall oder einem Erbrechen emotional viel leichter fühlst. Dann hat Dich Deine Galle darin unterstützt, Dein Leben zu klären und es zum Teil aufzuräumen. Sie ist ein großartiges Organ, das Dir hilft, Dich richtig tief auf das Leben einzulassen und mit ihm mitzugehen – wenn sie in der Balance ist. Gleichzeitig beginnen wir, unseren eigenen Raum einzufordern und ein kraftvolles Ja oder Nein in kritischen Situationen zu sagen und damit gut zu uns selbst zu stehen.

Affirmationen

Ich verzeihe.

Ich begegne dem Leben
gleichmütig und gelassen.
Ich öffne mich der Fülle des Lebens.

Ich bleibe gelassen.
Ich wandle Aggression in
Spontaneität und Leichtigkeit um.

Nachher-Check

- Wie geht es Dir nun mit den Emotionen Wut, Ärger, Groll und Jähzorn sowie Rachegefühlen?
- Bist Du entspannter, wenn andere Menschen Eigenschaften zeigen, die Dir nicht liegen?
- Bist Du Dir nun bewusst, dass Dich im Außen nur etwas stören kann, wenn Du es in Dir selbst nicht geklärt hast? Frei nach: Was sehe ich in Dir, was ich an mir selbst nicht mag?
- Ist Dein System resilienter?
- Kannst Du die Fülle des Lebens besser zulassen? Spürst Du, dass Du sie wert bist und es völlig okay ist, in Fülle zu leben?

Kapitel 14

Die Haut

Trauer und Selbstkritik

Das Beste geben?

Da hilfst Du hunderten, ja tausenden Menschen über die Jahre, ihr Leben und ihre Gesundheit wieder in den Griff zu bekommen. Erlebst, was alles durch den menschlichen Geist möglich ist, buchstäblich wahre Wunder. Dein inneres Glaubenssystem und Dein Vertrauen in Dich selbst wachsen und was Du tust, ist fast grenzenlos –, um dann im nächsten Augenblick selbst in Deinem eigenen, engen Umfeld der Ursprungsfamilie geprüft zu werden.

Oktober 2012 war es soweit: Gerade erst im Februar nach meiner fünfjährigen USA-Reise nach Deutschland zurückgekommen, voller Erfahrungen, Ideen und auch neuen Möglichkeiten, informierte mich meine Mutter über ihren Brust-, Leber- und Knochenkrebs. Eine absolut niederschmetternde Diagnose, da, wenn sie selbst ihr Glaubens- und Vertrauenssystem nicht schnellstens veränderte, eine Heilung sehr wahrscheinlich nicht möglich wäre.

Emotionen, Energetik und einen psychosomatischen Einfluss des eigenen Geistes auf den eigenen Körper lehnte meine Mutter oft vehement in unseren Gesprächen als etwas, was in ihrem Leben nicht relevant sei, ab. Andere mögen emotionale und psychische Themen haben, doch sie hätte das nicht – Punkt. Und da ist dann der Mensch, den Du liebst, Deine Mutter, Dein Vater, Dein Kind, Dein Partner, Deine Partnerin, festgefahren in den eigenen Programmierungen und Glaubenssätzen. Starr, unbeweglich und ja, das ist deren Recht – selbstgerecht –, sie wissen es besser, leben sich eben schon im Vorhinein ab. Wissen, was geht oder nicht geht, bis in den Tod hinein. Und Du, Du bist machtlos.

Für viele Jahre nach ihrem Tod lebte ich meine Ohnmacht im Zusammenhang mit ihr weiter. Fühlte mich immer noch beschämt darüber, dass ich das Ruder zu ihrem Überleben nicht übernehmen und herumreißen konnte. Und da war sie dann, diese Frage, die immer wieder auftauchte: Hast Du genug gegeben, genug getan, hast Du Dein Bestes getan?

Heute weiß ich: Ja, ich habe mein Bestes getan. Ich habe alles getan, was mir zu diesem Zeitpunkt möglich war. Im Rahmen meiner Verzweiflung, meiner Angst und meiner Wut. Heute weiß ich, dass sie selbst ihr Leben bestimmt hat und es für sie der Ausweg war, den sie gebraucht hatte, um sich selbst neu zu erschaffen. Heute bin ich im Frieden. Damals jedoch hätte ich aus der Haut fahren können. Das ging so tief, direkt unter die Haut, und so hat sich auch in meinem Körper die Hilflosigkeit über ein extrem entzündetes Hautbild gezeigt, das einen fast unerträglichen Juckreiz mit sich brachte. Erst als ich sie im Bewusstsein losgelassen hatte, hat sich meine Haut wieder beruhigt.

Die Haut – Spiegel der Seele

Das Thema Haut ist sehr komplex. Einer der großen Bereiche, wenn es um die Haut geht, dreht sich darum, mit sich gut zu sein. Die Haut ist nun mal Spiegel der Seele. In ihr zeigen sich unser Wohlbefinden und unsere Verbindung zum Leben. Sehen wir uns als schlecht oder minderwertig, zeigt unsere Haut den Rückzug aus der eigenen Lebendigkeit beispielsweise über ein sehr blasses Hautbild. Auch Moralität und Integrität lassen sich leicht an unserer Haut ablesen.

Gleichzeitig ist unsere Haut das Organ des körperlichen Fühlsinnes. Wenn wir abstumpfen, uns selbst und dem Leben gegenüber, stumpft auch unser Fühlsinn ab – und andersherum. Und so haben manche Menschen eben eine dicke Haut. Sie scheinen gegen alles gewappnet zu sein, während andere sehr durchlässig und empfindlich sind. Die Frage ist, wie wollen wir uns berühren lassen? An der Oberfläche oder in der Tiefe? Diese Empfindungen, die wir hier körperlich spüren, gehen dann auch direkt in den emotionalen und energetischen Bereich hinein. Dickhäutige haben oft wenig Kontakt zu ihren Empfindungen, während Dünnhäutige häufig hypersensibel sind und von ihren Empfindungen überrollt werden. In der Mitte liegt die Lösung. Diese Mitte jedoch kann nur dann entstehen, wenn wir mit uns selbst und dem Leben gut sind, unsere Betrachtungen und Urteile verändern. Dann können wir gut in unserer Haut sein.

Eine Unausgeglichenheit der Haut kann auf körperlicher Ebene unter anderem in Form von Akne, Neurodermitis, Schuppenflechte (Psoriasis), Hautkrebs, Rosazea, Nesselsucht und Warzen sichtbar werden.

Im emotionalen Bereich kann sich eine Dysbalance der Haut in Form folgender emotionaler Muster und Konflikte zeigen: Entstellungskonflikt, Abwertungskonflikt, Waschzwang, Integritätskonflikt, Ablehnung, Verlustdenken, sich beschmutzt fühlen, nicht berühren oder berührt werden wollen, Hautkontakt haben oder nicht haben wollen, etwas geht einem negativ unter die Haut.

Auf der Organebene hängt die Haut mit der Lunge und dem Thema Trauer sowie dem Darm und dem Thema Verdauen des Lebens zusammen.

In diesem Kapitel lösen wir Muster, die unsere Hautgesundheit verhindern, ab und sorgen dafür, dass uns nichts mehr so leicht unter unsere Haut geht. Nimm dafür zunächst einmal wieder Bestand für Dich auf:

- Wie fühlst Du Dich in Deiner Haut?
- Was geht Dir unter die Haut?
- Wie geht es Dir mit Deiner körperlichen Erscheinung?
- Wie fühlt es sich an, in Deinem Körper zu sein? Bist Du gerne in Deinem Körper zuhause oder fühlst Du Dich nicht wohl in ihm?
- Bist Du in einer Abwertung Deiner selbst oder erlebst Du Abwertung von außen?

Du hast Dir Deinen Körper selbst gewählt. So, wie er sich heute zeigt, ist er ein Zusammenspiel aus Genetik, Deiner Lebensgestaltung, Deinen Lebenserfahrungen und Deinen Emotionen. Deine Gene beinhalten die Informationen, die Du von Vater, Mutter und weiteren Generationen von Vorfahren mitbekommen hast. Du gestaltest außerdem Deinen Körper durch Dein Agieren und Deine Erfahrungen bewusst oder unbewusst selbst mit – beispielsweise über Deine Ernährung, Deinen Beruf (z. B. den Substanzen, denen Du ausgesetzt bist), Deine Freizeitgestaltung (Bewegung, Sauna usw.), wie gut und gesund Du Dich pflegst.

Zusätzlich kann es selbstverständlich zu Verletzungen kommen, die Du im Laufe Deines Lebens selbst- oder fremdverschuldet, erlebst. Für diesen Bereich kannst Du leicht die Verantwortung übernehmen und Veränderungen einleiten.

Etwas komplizierter wird es, wenn wir das Thema der inneren Konflikte betrachten.

Es gibt ja immer wieder Momente im Leben, in denen wir in Konflikte geraten. In einen Abwertungs- oder Integritätskonflikt vielleicht, weil wir vielleicht einmal nicht richtig gehandelt oder eine falsche Entscheidung getroffen haben. Die Scham, die damit einhergeht, sorgt dafür, dass wir uns zusammenziehen und uns nicht wohl in unserer Haut fühlen.

Hast Du das schon einmal erlebt, dass Du das Gefühl hattest, Dich falsch verhalten zu haben und sogar gegen Deine eigenen Werte verstoßen zu haben, Dich vielleicht aus einer gesellschaftlichen Norm – egal ob gut oder schlecht – herausgeschoben hast? Wie stark hast Du Dich dann dafür verurteilt? Wie sehr hast Du von Dir weggesehen, Dich selbst kritisiert? Und wie lange?

Selbstkritik loslassen

Selbstkritik ist das Schädlichste, was es für Deinen Körper und Dein Bewusstsein gibt. Sie geht so tief, dass sie ein konstantes »Du bist nicht gut, Du bist nicht okay, Du bist nicht in Ordnung, wie Du bist« an Deinen Körper meldet. Und irgendwann antwortet dieser dann: »Okay, wenn Du sagst, ich bin nicht gut, dann schmeiß ich Dich hier mal raus.« Anhaltende Selbstkritik führt am Ende sehr oft zu tiefen Krankheitserfahrungen.

Jetzt ist die Zeit, die Selbstkritik abzulegen, das aus dem Schaden Gelernte zu integrieren und zu sagen: »Ja, ich habe etwas getan, was nicht so gut war, habe nicht perfekt performt, habe möglicherweise gegen die Regeln verstoßen. In Zukunft mache ich es besser. Ich kann es besser. Das ist ganz einfach und ich gebe mein Bestes. Ich vergebe mir.«

Das Vergangene darf gehen. Und ja, es geht wirklich so einfach. Die Identität, die wir in Bezug auf unsere Handlungen gebildet haben, muss kollaborieren, damit wir uns dann wie Phönix aus der Asche neu erschaffen können. Es ist ein Heraustreten aus dem Raum des Alten und ein Hineintreten in den Raum des Neuen, in das ›Jetzt ist‹. Entschuldigt Dich das automatisch? Nein. Wichtig ist, dass Du die Verantwortung für das Geschehene übernimmst. Indem Du zum Ausdruck bringst »Okay, das war meine Verantwortung«, begibst Du Dich in einen Zustand der Öffnung, der Veränderung möglich macht. Schuld lässt Veränderung oft nicht mehr zu. Verantwortung schon. Verantwortung öffnet den Raum. Schuld schließt ihn.

Fühle einmal in Dich hinein:

- Was lastet auf Deiner Seele?
- Was trägst Du noch mit Dir herum?
- Was darf gehen?

Es ist wichtig, nicht nur zu erkennen, dass etwas falsch gelaufen ist, sondern dies auch zu akzeptieren. Damit gut zu sein. Vielleicht trägst Du noch einiges mit Dir aus Deiner Vergangenheit herum. Sag Dir: »Ja, so war ich damals. Das ist ein Teil von mir. Dieser Teil hat falsch gehandelt, doch er macht mich vollständig. Auch die Anteile, die das Gegenteil von Lieb- und Brav-Sein, Funktionieren und Leistung-Bringen sind, gehören zu mir.« Liebe wie Zerstörung, größte Freude und tiefster Hass, Vorwärtsgehen und Rückzug, Souveränität, Selbstdarstellung, Selbstbewusstsein und tiefe Scham, alles gehört dazu.

Du bist Teil der Schöpfung, die gut ist, wie sie ist. Der Samen Gottes, genährt durch den Dünger, den wir Leben nennen. Und doch schlägst Du auf Dich ein, wenn Du Dich ständig als minderwertig betrachtest und badest Dich dann auch noch in Deinem Selbstmitleid, um noch ein wenig Energie von Deiner Umwelt zu bekommen, von der Du verzweifelt die Vergebung suchst, die nur Du Dir selbst geben kannst. Und hier liegt die Falle, kommt es doch hier so oft zu einem sogenannten Kontrolldrama, in dem Du die Rolle des armen Ichs spielst und über die Aufmerksamkeit und Annahme von außen Deine Rettung erwartest. Diese kann jedoch nur über Dich selbst geschehen, indem Du, wie oben beschrieben, Dich in all Deinen Facetten und Qualitäten annimmst.

Frag Dich einmal selbst: Dient mir meine Selbstkritik? Wohin führt sie mich? Welche Lebensqualität erlebe ich durch sie? Du wirst schnell merken, dass Dein Leben, wenn Du es nicht veränderst, durch Zweifel, Kritik und Rückzug keine gewünschte Veränderung erfährt. Durch Zweifel wurde noch nie etwas erschaffen, er dient nur der Obrigkeit, um Dich weiter kleinzuhalten, funktionieren zu lassen, gerade mal noch am Leben zu sein, ohne Aussicht, daraus zu erwachen. Hier braucht es eine wirklich bewusste Entscheidung zur Selbstliebe und ein Erkennen der eigenen Groß- und Einzigartigkeit Deiner selbst. Sei bereit dazu. Jetzt.

Im Downloadbereich zum Buch findest Du hierzu ein Video mit dem Titel *Loslassen von Selbstkritik und Einladen der Selbstliebe.*

Die zyklische Natur des Lebens

Wie alles im Universum unterliegt auch Dein Leben dem Gesetz der Zyklen, des Kommens und Gehens. Menschen kommen und gehen. Arbeitsplätze kommen und gehen. Möglichkeiten und Chancen kommen und gehen.

Du bist jetzt hier und eines Tages wirst Du aus dieser Erfahrung herausgehen und in eine neue hinüberwechseln. Wie gut kannst Du mit dieser Wahrheit umgehen? Die Angst vor Verlust und die Angst vor dem Tod werden in unserer Gesellschaft ständig aufrechterhalten. Erinnern wir uns an die Möglichkeit des Neubeginns und der Zyklen, die unserer Natur als göttliche Wesen zugrunde liegen, dann weicht die Angst einem bewussten sich neu Erschaffen und neu Gebären, was durch das Prinzip der Reinkarnation sowieso unumgehbar ist. Vergiss bitte nicht: In der Reinkarnation liegen Schöpfung, Neubeginn, die Kraft Gottes, die Du durch Dein Sein jeden Tag neu ins Leben bringst.

Die Information Deiner wahren Natur war für tausende von Jahren in den Händen der organisierten Religionen mit ihren falschen Gottesbildern. So entstanden die institutionalisierte Vergebung der Sünde, der Ablasshandel, die Bewertung des Gut- oder Schlechtseins. Diese Kraft zu kontrollieren ist die größte Macht, die über einen Menschen ausgeübt werden kann. Der Kampf um diese Kontrolle hält nach wie vor an. Heute wird er über die Medien und die Politik geführt. In dem Augenblick, in dem Du das durchschaust, beginnst Du wieder, in Deine persönliche Vollmacht Deines Seelenlebens einzutreten und machst Dir eigene Kraft wieder zu eigen.

Gelebte Präsenz und Achtsamkeit

Was kannst Du jetzt tun, um Dein Leben zu verbessern und Dich selbst tiefer zu beruhigen? Es gibt nur einen Weg, der meiner Erfahrung nach funktioniert: Absolute Präsenz im Moment mit der gleichzeitigen Absicht, zu jeder Zeit das Beste zu geben, das Du gerade zur Verfügung hast, um das Thema Selbstkritik gar nicht erst aufkommen zu lassen. Durch gelebte Präsenz und Achtsamkeit gegenüber Deinem Leben und Deinem Körper kommen die emotionalen Schmerzen gar nicht erst auf und Du lebst ein Leben voller Fülle, da Du jeden Moment intensiv wahrnimmst.

Entspann Dich einmal in Deine Atmung, entspanne Dich in Deinen Körper hinein und beginne, über Deine Körperwahrnehmung immer mehr Kontakt mit dem Jetzt aufzunehmen. Diese Entspannung wirst Du nicht nur in Deiner Atmung spüren, sie geht auch in Deinen Hautwiderstand und sorgt so dafür, dass Du Dich in Deiner Haut richtig wohlfühlen kannst. Mach es zu einer Deiner Hausaufgaben, immer wieder mal während des Tages innezuhalten, zu atmen, Dich zu verankern. Die Veränderungen, die Du erleben wirst, können schlichtweg wunderbar sein.

Affirmationen

Ich bin ein Teil Gottes und
das wird immer so sein.

Ich starte neu und es wird leicht gehen.
Ich finde leicht liebevolle Beziehungen.
Leichtigkeit ist mein Credo.

Voller Liebe betrachte ich mich,
meinen Körper und mein Leben.

Nachher-Check

- Wie fühlst Du Dich nun in Deiner Haut?
- Wie empfindest Du Dich jetzt in Bezug auf Deine körperliche Erscheinung?
- Fühlt es sich anders an, in Deinem Körper zu sein?
- Hat sich das Gefühl der Abwertung Deiner selbst oder der Abwertung von außen verändert?
- Was durfte von dem, was auf Deiner Seele lastete, gehen?

Kapitel 15

Die Nieren

Trauer, Einsamkeit und unerfüllte Grund-bedürfnisse

Durch die Angst in die Freiheit

Das, was ich da vorhatte, war so ganz ohne Boden. Der Sprung ins kalte Wasser, Du weißt schon, so gar nicht wissen, was dann passiert und trotzdem unbedingt genau das machen müssen, weil Du sonst vor Dir davonrennst bzw. Dir nicht mehr ins Gesicht sehen kannst. Eier haben – sonst verschrumpelst Du und die Eier mit. Mann, hatte ich Schiss.

Kohle hatte ich eh schon fast keine mehr. Noch mal 5000 Dollar in meinen Mazda Minivan investiert und jetzt sollte es losgehen. Vor der Reise hatte ich noch eine Kiste in mein Auto gebaut, in die ich meinen Lattenrost reinlegen konnte, Matratze oben drauf, Bettzeug dazu und gut. Unter der Matratze war dann noch genug Platz für einen Karton mit einigen Exemplaren meines neuen Buchs, ein paar Klamotten, meinen Mac und so Kleinzeugs, was Mann eben so braucht. Eine kleine Diebstahlsicherung, mit der ich meinen Anlasser blockieren konnte, hatte ich auch noch eingebaut, schließlich wollte ich mein fahrendes Domizil wieder finden, wenn ich es irgendwo abgestellt hatte.

Die ersten drei Anlaufstellen hatte ich schon festgelegt und auch durch die Hilfe meines Freundes John Wingfield, seines Zeichens Interim-Minister (Übergangspfarrer) der Unity Church von Naples in Florida, bestätigt bekommen. Aber zuerst mal raus aus Florida, da hing ich irgendwie wie festgenagelt fest.

Doch Stopp, hier mal zum besseren Verständnis: Ich hatte entschieden, meine fünf Jahre, für die ich mein O-Visum in den USA hatte, besser zu nutzen und mich auf eine Reise durch die Staaten zu machen, um mit spirituellen Glaubensgemeinschaften wie CSL (Center for Spiritual Living), Unity Churches und anderen Kongregationen sowie alternativen Heilzentren und Kliniken zu arbeiten. Auf Spendenbasis zu unterrichten und meine spirituell-energetische Heilarbeit zu machen. Also so ohne Gewissheit und ohne festes Einkommen. Klappt was, ist gut. Werde ich aufgenommen, ist gut. Werde ich bezahlt, ist gut. Passiert all das nicht, ist gut (okay – aaaaaah, das spürte ich noch nicht so ganz). Es ging also um Vertrauen. Vertrauen in mich, das Leben, Gott und die Menschen, die mich aufnahmen, einfach in alles.

Und so ging die Reise dann los, von Naples nach Albuquerque und das mit Termin. Ich hatte drei Tage, um die über 3000 Kilometer zu bewältigen. Geschafft habe ich sie in zwei, ist ja nicht viel zu tun auf so'nem Trip, da fährst Du halt und wenn Du eh allein bist, dann fährst Du halt ein wenig länger. Zwischenstation war in Dallas, wo ich bei Freunden übernachtete und tags drauf gleich weiterfuhr. Dank Kaffee und Hörbuch kann man das durchziehen. Ohne Hörbuch bin ich eh nie unterwegs und so halfen mir Harry, Hermine, Ron und Professor Dumbledore durch die Reise.

Mein erster Vortrag zum Thema intuitive Arbeit fand dann im Center for Spiritual Living in Albuquerque vor 80 begeisterten Teilnehmern statt. Des Weiteren führte mich meine Reise für die nächsten fünf Jahre über je acht Monate des Jahres durch 18 Bundesstaaten. Mal sprach ich vor 20 Menschen, mal vor 5000, einmal auch vor nur einer Person und erlebte eine liebevolle Annahme meiner selbst und meiner Arbeit, die ich mir zu Beginn nicht einmal hätte vorstellen können. So vergingen sie wie im Flug, die Jahre, und waren wie eine für sich selbst stehende, ganz eigene Realität. All die Erfahrungen bauten mein inneres Vertrauen auf, das mir heute hilft, mich jeden Tag in die Welt hineinzugeben.

Auf dieser Reise gab es natürlich ganz viele spannende Erlebnisse und Geschichten, von denen Du einige schon kennst und von denen ich auch in Zukunft gerne noch erzählen werde. Begonnen hat sie mit der Absicht, es einfach mal zu wagen, das Ungewisse – dem Ruf der Wildnis (wie man in Amerika sagt) zu folgen und zu wissen, dass es nichts zu wissen gibt, denn nur die Erfahrung zählt.

Doch warum ist diese Geschichte wichtig in Zusammenhang mit unseren Nieren? In dieser Geschichte steckt Kraft und Energie und gleichzeitig die Konfrontation meiner Angst, genug zum Leben zu haben. Oder auch planen zu können. In dem Augenblick, in dem Du Deine Ängste angehst, Dich ihnen stellst, Deine Identität, die damit zusammenhängt, aufgibst und kollabierst, entsteht ein neuer Raum. In meinem Fall ein Raum des Vertrauens und der Gewissheit, dass für mich gesorgt ist. Ein Raum voller Lebensenergie. Und hier sind wir direkt im Thema der Nieren: Lebensenergie und Lebenskraft.

Die Nieren – Sitz der Lebenskraft

In den Nieren sitzt unsere Lebenskraft, unser Haupt-Chi. So wird in der chinesischen Medizin grundsätzlich immer zuerst nach dem Zustand der Nieren geschaut, um herauszufinden, wie viel Lebensenergie im Körper eines Menschen steckt, denn ohne Energie ist keine Heilung möglich. Das Nieren-Chi ist unsere Ursprungs- oder Sexualenergie, die direkt in die Nieren hineingeht und sich von dort aus in den Körper verteilt. Das Energiezentrum, das mit den Nieren in Verbindung steht, ist also unser Sexualchakra.

Sind unsere Nieren aus dem Gleichgewicht, kann sich dies auf der körperlichen Ebene in Form von Wassereinlagerung, Niereninsuffizienz, Nieren- und Nierenbeckenentzündung, Harnvergiftung, Nierensteinen und Nierengrieß bemerkbar machen.

Im emotionalen Bereich zeigt sich, dass die Nieren stark auf Angst, Trauer, Verlust, Aberglaube, Paranoia, sexuelle Unsicherheit und nicht erfüllte Grundbedürfnisse reagieren, möglicherweise ausgelöst durch einen Schock, einen Todesfall, einen Umzug, den Verlust des Partners oder Arbeitsplatzes, eine Scheidung, mangelnde Loyalität, Revier-, Flüchtlings- oder Armutskonflikt. Weitere Emotionen und Muster, die sich in Zusammenhang mit energetisch unausgeglichenen Nieren zeigen können, sind Klammern, sich allein oder im Stich gelassen fühlen, aus dem Leben geworfen sein, finanziell nicht flüssig sein, unterversorgt sein, übertriebene Vorratshaltung, auch Hamstern genannt und den eigenen Platz nicht in Anspruch nehmen wollen oder können.

In diesem Kapitel gehen wir all diesen Emotionen und Mustern auf den Grund und lösen sie aus dem feinstofflichen Feld und dem Körperfeld, um uns wieder gut versorgt, beachtet, wertvoll und geborgen zu fühlen.

Nimm einmal Bestand auf:

- Wie geht es Dir gerade?

- Hast Du Probleme mit Deinen Nieren, beispielsweise in Form von Wassereinlagerungen oder einer Niereninsuffizienz?

- Hast Du in letzter Zeit aufgrund von Wassereinlagerungen an Gewicht zugenommen? Spüre einmal in Dich hinein und wenn ja, was macht das mit Deinem Körper?

- Wie geht es Dir in Bezug auf Deine Energie? Bist Du regelmäßig müde?

- Wie sicher fühlst Du Dich mit Dir selbst und im Hinblick auf das Einnehmen von Raum in Deinem Leben (Revier/Revierkonflikt)?

- Kannst Du Dich nach außen darstellen und Deinen Platz im Leben ausfüllen? Wurden Deine Vorfahren möglicherweise vertrieben, verloren ihr Zuhause, mussten flüchten? Oder musstest sogar Du selbst flüchten? Hat eventuell die Notwendigkeit der Flucht mit Deiner Rasse zu tun?

- Wie sicher fühlst Du Dich in Deiner Sexualität und Deinem sexuellen Ausdruck?

- Wie stabil bist Du im Bereich Deines Beckens und Steißbeins? Hast Du das Gefühl, Du hast ein gutes ›Standing‹, d. h. Du bist so richtig drin in Deinem Körper und gut geerdet?

- Wie fühlen sich Deine Knie an? Fühlst Du Dich in der Lage, selbstbewusst und geerdet vorwärtszugehen und in Deine Zukunft zu blicken?

Bei einem Nierenkonflikt besteht immer auch ein Konflikt im Leben mit dem Thema des eigenen Reviers. Dieser Konflikt ist absolut fundamental und geht damit in jeden anderen Konflikt über. Die Nieren repräsentieren eines der Hauptthemen des Lebens, da in ihnen ja unsere Lebensenergie liegt. Ein wichtiger Teil davon ist, wie kraftvoll und selbstverständlich wir unser eigenes Mann- oder Frausein leben. Ob wir uns voll und ganz auf unser Geschlecht und die dazugehörige Energie einlassen können. Denn nur dann fließt ungehindert (und nicht durch einen inneren Selbstvorwurf verhindert) die Ursprungsenergie in unser Sexualchakra. Mit ihnen nehmen wir das Leben auf und filtern es, im wörtlichen wie auch im übertragenen Sinne.

Unsere Nieren filtern das Blutplasma und bilden bis zu zweihundert Liter Harn pro Tag. Der meiste Harn wird jedoch vom Körper wieder resorbiert und wir scheiden letztendlich nur den Endharn aus, der etwa ein Prozent der Gesamtproduktion ausmacht. Wichtig ist, dass die Resorption des Harns, also seine Wiederaufnahme, nicht für eine Wassereinlagerung sorgt, denn das belastet den Körper stark.

Angst und Trauer führen bei den meisten Menschen zum Rückzug und dem Festhalten an Vertrautem, was auf einer physischen Ebene dazu führen kann, dass der Körper dann Wasser einlagert. Erlebst Du schwere Beine, die Du nur mit Anstrengung hochheben kannst, oder hast vielleicht sogar Wasser in den Beinen? Sind Deine Gelenke geschwollen? Welche Gefühle, Empfindungen und Emotionen hast Du dazu? Ist da ein Rückzug dabei oder ein »Ich will auch mitmachen, dabei sein, meinen eigenen Platz haben«?

Nimm Deinen Platz im Leben ein

Lass jetzt einmal all diese Empfindungen los. Spüre Dich in Deiner Atmung. Nimm einen tiefen Atemzug in Deinen Bauchraum, in Deine Flanken und hinauf in die Spitzen Deiner Lunge. Hab die Absicht, vollkommen frei in diesen Raum der Heilung, den das Feld von *Zurück zum Ursprung* zur Verfügung stellt, einzutreten. Nimm Dich dabei wichtig. Du bist willkommen hier, darfst Platz nehmen und Raum einnehmen, kannst Dich als Hauptperson betrachten und vollkommen selbstverständlich in das Zentrum des Raumes gehen.

Nimm Dich selbst in den Arm und lass Dich noch tiefer in dieses Energiefeld sinken, das unendlich tief, unendlich weit und unendlich kraftvoll ist. Spüre, wie Deine Beine in einen tiefen Erdungsprozess hineingehen. Ein »Ja, ich bin« entsteht.

Noch einmal, weil es so wichtig ist: Wenn es um die Nieren geht, geht es darum, dass Du Deinen Platz einnimmst. Dass Du sagst: »Ja, hier bin ich. Ich bin der Mensch, der diesen Raum einnimmt und ihn beansprucht. Ich lasse mir nichts von anderen erzählen, sondern nehme hier voll und ganz meinen Platz ein.«

In diesem Zusammenhang ist es gut, wenn Du hier keinen Aberglauben oder kein Dogma hast, sondern wenn Du frei aufnehmen kannst, was das Leben Dir schenkt und es gleichzeitig transformierst und integrierst – so, wie Du es ja auch auf ganz natürliche Weise mit Deiner Nahrung tust. Du nimmst etwas über die Nahrung auf, es geht in Deinen Blutstrom über und die Nieren filtern später wieder heraus, was Du nicht mehr benötigst und was Dir nicht guttut. Dieses Aufnehmen des Lebens und das Loslassen dessen, was nicht mehr gebraucht wird, ist ein essenzieller Prozess und Kreislauf. Wir nehmen auf, integrieren, und das, was uns nicht mehr dient, lassen wir los.

Beanspruche das Beste, was das Leben Dir gibt. Lebe Dich, gerade in Bezug auf Deine Sexualität. Oftmals empfinden wir im Zuge von übernommenen Dogmen, Vorstellungen oder Ideen oder aufgrund eigener Erfahrungen mit unserem Körper viel Scham. Scham (mehr dazu im Kapitel 18 über die Sexualorgane) sorgt dafür, dass nicht genügend Energie in unsere Struktur kommt. Wir alle haben unterschiedliche Vorstellungen und Vorlieben, wenn es zum Beispiel um das Thema Sexualität geht. Gibst Du Dir selbst den Raum, Dich in diesem Bereich zu leben und frei zu sein? Auch das ist eine Frage des ›Reviers‹, des Raum-Einnehmens, des Sich-in-das-Leben-Hineinsetzens – sich mit Selbstverständlichkeit anzunehmen und für okay zu befinden. Solange Du mit Liebe beiträgst und niemanden anderen verletzt oder über dessen eigene Wünsche hinweggehst, ist alles erlaubt und alles möglich. Die wichtigste Konfliktlösung ist die Liebe, das Verständnis für uns selbst und dass wir uns selbst wichtig nehmen und in unserem eigenen Leben Platz nehmen. Herz und Nieren agieren miteinander. Du kennst bestimmt den Ausdruck »auf Herz und Nieren geprüft«.

Partnerschaftsorgan Niere

Die Nieren sind übrigens auch unser Partnerschaftsorgan, wir haben ja zwei davon, ein Pärchen sozusagen. Ist die linke Niere im Ungleichgewicht, beziehen sich Probleme wie Wut, Unverständnis, Traurigkeit oder Trauer meist auf eine männliche Person, bei der rechten Niere geht es um Schwierigkeiten mit einer weiblichen Person. Bei Linkshändern ist dies genau andersherum.

Im Zusammenhang mit den Nieren ist auch Deine Beziehung zu Dir bzw. Deine Partnerschaft mit Dir selbst sehr wichtig.

- Wie betrachtest Du Dich selbst?
- Welche Beziehung hast Du zu Dir?
- Wie viel Liebe bringst Du Dir entgegen?
- Wie viel Distanz hast Du zu Dir bzw. wie viel Nähe gibst Du Dir?

Loslassen und wieder in Fluss kommen

Lass nun all die Muster, die mit Flucht, Armut und Mangel zu tun haben, los – nicht nur Deine eigenen, sondern auch die Deiner Vorfahren, Deiner Sippe. Tritt aus diesem energetischen Feld des Mangels heraus und hinein in das Feld der Fülle, der Leichtigkeit, der Kraft, sodass Du spürst, dass Du nicht mehr allein gelassen bist.

Lass die Verluste jetzt einfach los – sei es ein Todesfall, eine Trennung von Deinem Partner oder Deiner Partnerin, der Verlust Deines Arbeitsplatzes oder ein Umzug. Lass los, damit wieder Energie fließen kann. Geh dazu tief in Dein Herz hinein und spüre gleichzeitig, wie Dein Sexualchakra, diese Lotusblüte, sich dadurch immer weiter öffnet und Du in eine tiefe Ruhe kommst. Der Lotus nimmt sich seinen Platz, egal, wie schlecht die Bedingungen sind. Er ist ein Symbol für das Überleben, die Durchsetzung und die Präsenz. Er kann dort leben, wo sonst keiner überlebt.

Gib nun den Impuls dazu, dass sich alles, was an überflüssigem Wasser in Deinem Gewebe eingelagert ist, langsam zurück in den gesamten Wasserhaushalt Deines Körpers fließt und Deinen Körper auf natürliche Art wieder verlässt. Dass alles ab jetzt in Fluss kommt – in einen natürlichen, harmonischen Fluss des Lebens, des Aufnehmens, Integrierens, Abgebens und Loslassens. Und dass die Energie der Nieren und des Sexualchakras Dein Herz berührt, energetisiert und von der Umklammerung des Mangels befreit, und Fülle sich in Dir ausbreitet.

Übung: Aktivierung der unteren Chakren

Wenn wir uns über unsere unteren Chakren (Erd-, Wurzel-, Sexual- und Nabelchakra) von der Ursprungsenergie abkoppeln, sind unsere Nieren nicht ausreichend mit Biophotonen (Lebenslicht) genährt und sie leiden stark. Dies kann oftmals zu Gürtelrose führen. Durch den Mangel an Energie ist unser Immunsystem dann stark geschwächt und das Herpesvirus (Herpes Zoster), das in allen von uns angelegt ist, kann dann bei Konflikten und Krisen ausbrechen. Um die Nieren und damit auch den restlichen Körper zu stärken, kannst Du die Chakren im Unterleibsbereich aktivieren.

Aktivierung des Erdchakras

Das Erdchakra befindet sich eine Handbreite unterhalb Deines Wurzelchakras außerhalb Deines Körpers. Es ist bei den meisten Menschen nicht sehr aktiv, weil viele von uns nicht mehr natürlich und im Einklang mit Mutter Erde leben. Gehst Du in Verbindung mit der Lebenskraft, der Urkraft der Erde, indem Du beispielsweise respekt- und liebevollen Kontakt mit Tieren und Pflanzen aufnimmst, kannst Du das Erdchakra schnell wieder aktivieren. Beginne Licht in diesen Bereich zu atmen und zwar so lange, bis Du ein Gefühl der Wärme und des Flows spürst.

Aktivierung des Wurzelchakras

Unser Wurzelchakra sitzt an der Unterseite und damit an der Außenseite des Perineums, dem Damm zwischen After und Scheide bzw. After und Hoden. Es steht stark in Verbindung mit unserem Urvertrauen, dem Vertrauen, dass allzeit gut für uns gesorgt ist – ein tiefes Empfinden des Genährt-Seins. Atme auch hier Licht in Dein Wurzelchakra.

Aktivierung des Sexualchakras

Das Sexualchakra liegt genau gegenüber dem Wurzelchakra auf der Innenseite Deines Perineums und ist das Chakra der Grundbedürfnisse – Essen und Trinken, Wärme, Geborgenheit, Liebe und ein Zuhause. Wenn Du Dein Sexualchakra mehr öffnen willst, ist es wichtig, Deine Grundbedürfnisse zu befriedigen. Lass Dich hier hineinsinken und atme Licht in Dein Sexualchakra.

Aktivierung des Nabelchakras

Auch das Nabelchakra hat mit Nähren zu tun, insbesondere mit der Verbindung zur leiblichen Mutter. Es befindet sich etwa zwei Zentimeter unterhalb unseres Bauchnabels und wiederum etwa zwei Zentimeter nach innen versetzt in Richtung Wirbelsäule. Am Ort des Nabelchakras liegt auch unser Sexualzentrum. Dieses ist nicht zu verwechseln mit dem Sexualchakra, dem Eintrittsort des Lichts zum Sexualzentrum. Lass Licht über Dein Sexualchakra ins Nabelchakra fließen.

Deine Mutter hat Dich während der Schwangerschaft über die Nabelschnur genährt. Sie hat ihren Körper zur Verfügung gestellt, um Deinen auszubilden. Sehr viele Menschen vergiften auf einer emotionalen Ebene ihren Organbereich von Niere, Darm, Dickdarm und Leber. Im Falle einer Schwangerschaft kann die Information dieser emotionalen Vergiftung über die Nabelschnur auf das Kind übertragen werden. Diese Vergiftung bleibt dann oft im Rest der Nabelschnur und so trägt der Körper des Kindes tiefe Emotionen wie Groll, Wut oder Unverständnis, die später auch auf die Mutter gerichtet sein können.

Diese Emotionen beeinträchtigen auch die Nierenenergie, was in einer Partnerschaft verhindern kann, sehr tief zu gehen und sich auf vollkommenes gegenseitiges Vertrauen einzulassen. Wenn Groll auf die eigene Mutter gehegt wurde, dann haben wir, Männer wie Frauen, ein verschobenes Bild in Bezug auf das Thema Weiblichkeit, weibliche Energie und weibliche Sexualität.

Du kannst Dein Sexualzentrum mehr öffnen und aktivieren, indem Du Dir vorstellst, dass Du es über ein kleines Kabel mit dem Feld von *Zurück zum Ursprung* verbindest. Nimm die Informationen des Feldes in Dein Zentrum der Kreativität, der Veränderung und der Neuorientierung auf und fühle, wie Lebendigkeit, Kraft und Erdung in Deinen

Körper kommen und wie Du Dich ausdehnst. Dieses Andocken des Sexualzentrums an das Feld von *Zurück zum Ursprung* kannst Du jederzeit machen, beispielsweise auch, wenn Du Dich müde und ausgelaugt fühlst oder nervös und gestresst bist. Vergiss dabei auch nicht, Deine Zunge locker mit der Spitze am Zahnfleisch der vorderen Schneidezähne anzulegen.

Affirmationen

Ich bin versorgt und geborgen.
Ich bin sicher.
Es ist immer jemand für mich da.

Nachher-Check

- Wie geht es Dir nun in Bezug auf Deine Energie?
- Wie fühlt es sich jetzt für Dich an, Raum in Deinem Leben zu beanspruchen und einzunehmen?
- Wie ist Deine Empfindung in Bezug auf die Stabilität Deines Beckens und Steißbeins? Fühlst Du Dich geerdeter und präsenter in Deinem Körper?
- Wie fühlen sich Deine Knie jetzt an? Bist Du mehr in der Lage, selbstbewusst und geerdet vorwärtszugehen und in Deine Zukunft zu blicken?
- Wie viel Liebe kannst Du Dir nun selbst entgegenbringen?

Kapitel 16

Die Nebennieren

Stress, Angst und Sorgen

Im Wald gibt's nicht nur Brombeeren

Manchmal wunderst Du Dich über Dich selbst. Da machst Du Dinge, die Du vorher noch nie gemacht hast. Obwohl Du nicht wusstest, wie Du Dich in einer bestimmten Situation verhalten solltest, tust Du automatisch das Richtige.

Auf meinen Reisen ging es mir mehrmals so. Doch gerade zwei Erfahrungen blieben mir tief im Gedächtnis und so möchte ich Dir hier einmal die eine Geschichte (die andere hebe ich mir für den dritten Teil der Buchreihe auf), meine Begegnung mit Meister Petz, erzählen. Meister Petz, der Bär, war ganz plötzlich, so zwanzig Meter neben mir aufgetaucht. Na ja, er war wahrscheinlich schon da gewesen, doch vorher hatte ich ihn nicht bemerkt. Obwohl das nicht schwer gewesen wäre, war er doch ein recht großes Exemplar Braunbär, das da so auf mich schaute.

Ich schaute nicht – na ja nicht so wirklich – Richtung Bär. Da ich ihn, nachdem ich ihn gesehen hatte, nicht provozieren und somit keine Konfrontation herausfordern wollte, schaute ich in eine andere Richtung und hielt ihn im Augenwinkel fest. Ich stand. Ganz still. Ich hatte meine Kamera in der Hand und wollte ihn schon gerne fotografieren, doch der Verschluss meiner Sony war so laut, dass ich mich schlichtweg nicht traute. Ich traute mich auch nicht zu flüchten, da der Bär sehr wahrscheinlich viel schneller war als ich, auf der Geraden und auf jedem Fall den Baum rauf. Also was tun?

Da ich auf Foto-Safari mit Freunden war, die jedoch einige hundert Meter entfernt auf dem Hauptwanderweg durch den Wald liefen, hatte ich meinen Rucksack mit etwas Verpflegung und weiterer Technik auf meinem Rücken. Instinktiv, aus einer alten Erinnerung heraus, nahm ich den Rucksack ganz langsam an seinem unteren Teil und streckte ihn weit über meinen Kopf mit der Länge nach oben. Irgendwann hatte ich während meiner Wanderungen in New Mexico einmal gelesen, dass man genau das machen sollte, wenn man einem Puma oder Berglöwen begegnet, um größer und stärker zu erscheinen, da sich diese dann meistens davonmachten. Und so hatte ich unbewusst genau das damals getan, um meinem unfreiwilligen Begleiter meine Größe zu zeigen. Ich blieb in meiner Atmung und schaute ihn nur weiter aus dem Augenwinkel an.

Jetzt ist das ja so mit solchen Situationen, dass genau dann die Zeit zu stehen scheint. Ich weiß nicht mehr, wie lange wir dort standen. Waren es ein paar Sekunden oder fünf Minuten? Keine Ahnung, alles schien stillzustehen. Ich, der Bär, die Luft, die Blätter der Bäume – der ganze Wald war wie eingefroren. Bis dann nach eben einiger Zeit, ein tiefer Bröö-ha-Laut und ein Schnauben zu hören waren und der Brummbär von dannen schritt. Keine Ahnung, was in seinem Kopf herumging und was zu seiner Entscheidung weiterzuziehen führte. Dankbar bewegte ich mich jedenfalls sehr achtsam und immer noch den Rucksack hochhaltend, rückwärtsgehend in Richtung Wanderweg zurück, wo ich meine Freunde wieder traf. Sie waren ganz ausgelassen, voller Wanderlust, abgelenkt von ihren Erzählungen, ich voller Wunder und heftigem Herzklopfen aufgrund meiner Begegnung.

Tiefe Dankbarkeit machte sich in mir breit. Zum einen, weil ich wieder in der Gruppe war und ein Gefühl von Sicherheit spürte, und zum anderen, da sich der Bär wohl an seinen Vetter Winnie the Pooh und dessen Grundeinstellung erinnert hatte. Die da so lautet: Lass uns nirgendwo hingehen, um nichts zu tun, um alles zu erfahren. Oder Balus »Probier's mal mit Gemütlichkeit« praktizierte.

Wie cool und lösungsorientiert meine Reaktion damals war, ist mir erst sehr viel später aufgefallen. Heute wundere ich mich nicht mehr so sehr darüber, war es doch so eine Begegnung, die mir passieren musste, da ich damals immer wieder mit inneren Zweifeln über meine Möglichkeiten zu kämpfen hatte und es wohl einen Moment wie diesen brauchte, um diese Zweifel abzulegen.

Ich bin überzeugt, dass auch Du, wenn Du diese Geschichte gelesen hast, Dich an die Momente erinnerst, in denen Du einfach richtig gehandelt hast. Aus dem Wissen oder aus Deiner Intuition heraus. Beides zusammen – ohne die Abwägung des Verstandes – hilft Dir, im Alltag gut zu bestehen und auch noch viel mehr aus Deinem Leben herauszuholen. Ich persönlich bin heute noch dankbar, dass ich nicht in einen Flucht- oder Kampfreflex gefallen bin, da ich wahrscheinlich durch meine Flucht den Jagdinstinkt des Bären geweckt hätte. Und da sind wir dann auch schon in unserem Kapitelthema der Nebennieren. Diese reagieren nämlich ganz extrem in Stresssituationen.

Die Nebennieren – Anspannung und Entspannung

Unsere Nebennieren sind zwei kleine, aber sehr wichtige Hormondrüsen, die auf den Kappen unserer Nieren sitzen. Sie reagieren auf Stress und schütten Hormone wie Adrenalin, Dopamin, Noradrenalin und eine Vorstufe von Cortisol aus.

Letzteres hilft uns, Schmerzen besser aushalten zu können.

Die Nebennieren helfen uns, in Krisenzeiten wach und reaktionsfähig zu sein, und sind besonders aktiv, wenn unser Flucht- und Kampfreflex ausgelöst wird. Das Adrenalin sorgt dann dafür, dass unser Blut insbesondere in die Arme und Beine geleitet wird, sodass wir für Flucht oder Kampf möglichst viel Energie haben. Als eine natürliche Konsequenz fehlt uns dann jedoch die vollkommene Durchblutung des Organbereichs. Dies ist bei kurzfristigem Stress kein Problem. Hält die Anspannung allerdings länger an, bekommen unsere Organe viel zu wenig Energie, Nährstoffe und Sauerstoff. Auch der Abtransport von Schlacken ist dann nicht mehr optimal gewährleistet, was zusätzlich zu einer Vergiftung der Gewebe- und Organschichten führt.

Unseren Lebensweg wieder selbst frei zu bestimmen und den richtigen Weg einzuschlagen, hilft unseren Nebennieren, wieder in die Balance und somit zurück in ihre natürliche Funktion zu bringen. In diesem Kapitel betrachten wir, wo wir von unserem Weg abgekommen sind und lassen uns von unserer Seele leiten, um wieder voll auf Kurs zu sein. Das bringt Vertrauen und öffnet das Leben für neue Wunder.

Eine Imbalance der Nebennieren kann sich auf körperlicher Ebene als chronische Müdigkeit (bei Unterfunktion), Nebenniereninsuffizienz, Unterzucker, Insulinresistenz, Schwangerschaftsdiabetes, Nekrosen, Übelkeit, Erbrechen, Appetitlosigkeit und Gewichtsverlust zeigen.

Folgende emotionale Muster und Konflikte können bestehen, wenn die Nebennieren aus dem Gleichgewicht sind: mit dem Leben und sich selbst hadern; Lustlosigkeit; keine Perspektive haben; Opportunismus; das Gefühl, dass ein Kind oder eine Partnerschaft einem den Weg verbaut hat; regelmäßig Dinge tun, die innerlich müde machen.

Entspannen und Loslassen-Können sind essenziell für unsere Gesundheit

Für ein reibungsloses Funktionieren unserer Nebennieren ist es sehr wichtig, dass wir immer wieder in die Entspannung kommen. Doch wie soll das gehen, wenn diese so auf Stress reagieren und wir aufgrund der ständigen massiven Reizüberflutung heutzutage nicht mehr von unserem hohen Stresspegel herunterkommen?

Durch diese Reizüberflutung versucht unser Gehirn im Hintergrund permanent, Lösungen für Probleme zu finden, die es größtenteils gar nicht lösen kann. Die überwiegende Problematik liegt im unbewussten Konsum von Informationen aus Fernsehen, Radio, Internet und sozialen Medien, eine Herausforderung, die tiefer liegt, da man sich heute durch sozialen Druck und das ständige Erreichbarsein oft nicht mehr den Raum für Ruhezeiten schafft und mal ganz bewusst Mediendiät (Digital Detox) hält. Weil wir nicht mehr bewusst wählen, was wir an Informationen konsumieren, bleiben wir oft dauerhaft im Stressmodus und es kehrt keine tiefe Ruhe bei uns ein. Dies hat meist zur Folge, dass wir irgendwann gar nicht mehr abschalten können, keine Aufnahmekapazität mehr haben und unsere Aufmerksamkeitsspanne immer geringer wird.

Zusätzlich begeben wir uns dann noch gerne in sogenannten Freizeitstress. Selbst das Meditieren kann zum Stress werden, wenn es in einen zu vollen Tag eingebaut wird, genauso wie sportliche Aktivitäten, bei denen wir unsere Leistungsfähigkeit unter Beweis stellen wollen oder das Gefühl haben, wenn wir da jetzt nicht auch noch mitmachen, sind wir nicht hip. Doch wo bleibt da die Zeit für die Ruhe und den Schlaf? Acht Stunden Schlaf braucht der Mann und neun die Frau.

Dauerhafter Stress sorgt dafür, dass die Nebennieren irgendwann nicht mehr können. Diese adrenaline Ermüdung (Adrenal Fatigue) sorgt dann dafür, dass Du dauerhaft erschöpft bist, nicht mehr zwischen Anspannung und Entspannung hin- und herwechseln und im Schlaf erholen kannst. Es ist also essenziell, dass Du loslassen und in die Ruhe kommen lernst, damit Du nicht ausbrennst.

Nebennierenprobleme bis hin zur Nebenniereninsuffizienz sind ein Anzeichen dafür, dass wir von unserem Weg abgekommen sind, dass wir auf unserem Lebensweg in eine Richtung gegangen sind, die uns nicht mehr unterstützt hat – beispielsweise, weil wir jemand anderem das Ruder und damit die Steuerung unseres Lebens übergeben haben. Ein häufiges Beispiel ist die Geburt eines Kindes, nach der die Eltern mit dem Verlust ihres vorherigen ›freien‹ Lebens hadern. Die ständige Aufmerksamkeit beim Kind und der Versuch, alles richtig zu machen, belasten die Nebennieren stark. Es kippt uns richtiggehend aus den Latschen. Interessant ist die Tatsache, dass gerade in dieser Situation beide, das Kind und die Eltern, einen Verlust erleiden. Die Eltern den Verlust des eigenen Lebens und des sich Spürens und das Kind den Verlust der Eigenwahrnehmung, da es sein eigenes Sein, sein Existieren durch die ständige Aufmerksamkeit der Eltern abruft und sich dadurch selbst nicht mehr spüren kann. Beide erleiden damit einen starken Energieverlust, der in die Erschöpfung führt.

Wir brauchen jedoch genügend Energie für unseren Alltag und gleichzeitig auch für eine gute Reaktionsfähigkeit. Dies schließt mit ein, dass wir in der Lage sind, uns ausruhen zu können. Viele Menschen, die chronisch müde sind, kommen schlichtweg nicht mehr in eine regenerative, erholsame Ruhe. Wenn wir mit uns selbst in Harmonie und einem stimmigen Rhythmus sind, können wir gut auf das Leben reagieren, auch spontan. Wir können dann unsere Energie nach Bedarf hochfahren und uns, wenn nötig, wehren.

Apropos Energie hochfahren: Kaffee, Schwarz- oder Grüntee und andere stimulierende Substanzen sind übrigens reines Gift, wenn Du bereits unter chronischer Müdigkeit leidest, da diese Deine völlig erschöpften Nebennieren zusätzlich anregen und sie dadurch noch mehr auslaugen. Es ist essenziell, dass Du genügend Wasser trinkst und dadurch Deinen Körper gut spülst. Pro 25 kg Körpergewicht – falls Du sehr viel Sport treibst, pro 20 kg Körpergewicht – solltest Du einen Liter Wasser trinken. Achte dabei darauf, dass Du unterstützende Mineralien zu Dir nimmst, da Deine Nebennieren – und Dein ganzes System – diese zur Kommunikation innerhalb des Körpers benötigen.

Spüre nach all diesen Informationen einmal in Dich und Deinen Körper hinein:

- Wie geht es Dir, wenn ich all diese Themen anspreche?
- Bist Du auf Deinem Weg?
- Gehst Du mit dem Flow der Kraft in Deinem Leben oder hat es Dich richtig herausgehoben?

- Hast Du Dich in Deiner energetischen Ausrichtung umrichten lassen oder selbst umgerichtet?
- Hast Du Dich nach gesellschaftlichen Normen geformt, von denen Du dachtest, sie seien wichtiger als das, was Dich ausmacht?
- Hast Du hingehört und wahrgenommen, was Deine Seele will? Richtig tief reingespürt und gesagt: »Ja, das ist der Weg, den ich in meinem Leben gehe. Das ist die Liebe, die ich lebe.« Oder gehst Du den Weg eines anderen?
- Bist Du Dir bewusst, dass Du Deine Richtung jederzeit verändern kannst, wenn Du Dich dafür entscheidest?

Den Prozess des immer mehr Menschwerdens geniessen

Du bist Schöpfer, Schöpferin Deines Lebens und interpretierst und dokumentierst alle Deine Erfahrungen. Die gute Nachricht ist: Du kannst Deine Erinnerung, Deine Interpretation und Dokumentation umschreiben. Allein dadurch beginnt schon etwas Neues, entsteht eine neue Kraft, die Deine Richtung lenken kann.

Es geht hier darum, Deine Glaubenssätze zu verändern: die Überzeugung, nicht gut genug zu sein beispielsweise, oder das Gefühl, etwas nicht verdient zu haben. Wer bestimmt das? Spür mal, was das mit Dir in Deinem Becken macht. Oft entsteht hier ein Ziehen im Becken und das Gefühl, keine Stabilität zu haben. Andere Symptome, die auftreten können, sind Tremor (Zittern), leichter Schwindel, Übelkeit, Erbrechen, Gewichtsverlust und Appetitlosigkeit.

Bewege Dich einmal im Raum: Wie geerdet bist Du? Hast Du in Deinem Leben eine Richtung, in die Du Dich ausrichtest, und von der du spürst, dass sie stimmig für Dich ist? »Ja, dort gehe ich hin. Ich bewege mich auf mein Ziel zu, genieße aber gleichzeitig die Reise. Ich genieße und koste den Prozess meines immer mehr Menschwerdens – Human-Werdens – aus, lebe meine Großartigkeit und mein Potenzial immer mehr und gebe jeden Tag mein Bestes, verschenke mich in das Leben. Ohne über die Grenze zu gehen, die mich in die Erschöpfung bringt.« – kannst Du das für Dich sagen?

Wie fühlen sich diese Sätze für Dich an? Spüre einmal in Deine Flanken hinein: Werden sie bei diesem Thema eng, stockt Dir der Atem? Dann lass nun Dein Zwerchfell los. Manchmal liegt uns ein Stein im Weg und wir stolpern und bleiben vielleicht auch mal liegen, obwohl wir vorher auf einer kraftvollen Reise waren. Dann gilt es, wieder aufzustehen und das Erlebte – die Verzweiflung, den Schmerz, die Wut, die Trauer oder den Rückzug – mit Liebe zu betrachten, anzunehmen und loszulassen. Dich vollständig anzunehmen und zu sagen: »Ja, das war Teil meiner Reise, doch ich bin mehr als der Sturz und das Abkommen vom Weg. Ich bin, was ich entscheide. Ich bin die Liebe, die mich durchdringt, die Entscheidung, die ich treffe, ich bin alles, alles was je war, alles was ist, und alles, was jemals sein wird.«

Selbstmitgefühl Dir gegenüber ist das wichtigste Geschenk, das Du Dir machen kannst, wenn es um Deine Nebennieren geht. Es hilft Dir dabei, Dir selbst kraftvoll zur Seite zu stehen. Dich in den Arm zu nehmen und zu sagen: »Ja, es ist gut« – und das, was nicht so gut lief, mit einem wohlwollenden Lächeln zu betrachten. Selbstmitgefühl und das Übernehmen der Verantwortung für die entstandenen Situationen geben Dir die Kraft zur Veränderung. Dadurch entstehen Raum sowie Leichtigkeit, Neugierde und Spiel.

Öffne nun den Raum für die Rückkehr in Deine Kraft – öffne ihn bis in alle Unendlichkeit, ohne Begrenzung, grenzenlos. Lass die Kontrolle los. Du bist in einem geschützten Raum, der Dich unterstützt, einem Raum voller Möglichkeiten, der keine negativen Überraschungen birgt. Er ist offen für Liebe, Freude, Glückseligkeit, neue Perspektiven und das Entdecken Deiner selbst. Spüre die Sehnsucht, die aufkommt, das Verlangen, weit über Dich selbst hinauszugehen und habe die Absicht, die Verklebungen, die Dich in Deinen alten Mustern gehalten haben, zu lösen.

Wundere Dich nicht, wenn Du durch die Begegnung mit diesem Kapitel in den nächsten Tagen ein bisschen schneller Müdigkeit verspürst als sonst. Es ist eine gute, heilende Müdigkeit, die Erholung mit sich bringt. Gib dem Verlangen nach Schlaf nach, Du bist dabei, Dich grundlegend zu erholen.

Vielleicht spürst Du jetzt schon eine neue Qualität der Wachheit in Dir. Deine Augen sind klar und Du kannst Deinen Weg bewertungsfreier betrachten. *Zurück zum Ursprung* hilft Dir, herauszufinden, wo es für Dich hingehen kann, wo Deine Liebe, Dein Potenzial liegt. Gib Dir die Zeit und den Raum, den es braucht, bis es sich in Dir zeigt. Fordere nicht, denn das kann Dich wieder genau dorthin bringen, wo Du vorher warst. Vertraue Dir, Deinem Herzen und Deinem Bewusstsein, dass Dein Weg sich zeigen wird. Sei kein Suchender, der ein Leben lang sucht. Über das Vertrauen gehst Du in das Dich-Entdecken, Dich-Finden. Darin liegt alles, was es gibt.

Aus der Ohnmacht ins Vertrauen

Unsere Nebennieren werden nicht nur durch das Sexualchakra genährt, sondern auch durch das Wurzelchakra, das für unser Urvertrauen und unser Getragen-Sein steht, für das Vertrauen zum Leben, zur Quelle und zu Mutter Erde. Als Kind dieses Universums bist Du Teil Gottes – und wenn ich ›Gott‹ sage, ist immer auch ›Göttin‹ gemeint. Gott ist in Dir und Du bist in Gott, symbolisiert und dargestellt durch den Ausdruck Deines Herzens. Wach also aus der Ohnmacht auf! Du entscheidest. Vertraue darauf, dass Du auf Deinem Kurs bist und geleitet wirst. Dass Gott Dich immer führt und begleitet. Spüre dies ganz tief und lebe in der Gewissheit, dass Liebe die Lösung ist.

Du wirst feststellen, dass Du die Schönheit und die Süße des Lebens wieder mehr sehen und schmecken wirst. Das ist nicht nur wunderschön, es hilft zusätzlich auch Deiner Bauchspeicheldrüse, wieder in die Balance zu kommen, wodurch sich dann auch Dein Insulin reguliert. Die Bauchspeicheldrüse und die Nebennieren arbeiten ganz eng zusammen. Schwangerschaftsdiabetes, Insulinresistenz und Unterzucker sind durch beide Organe bedingt. Und so können wir uns stabilisieren, wenn wir wieder Energie in die Nebennieren bringen.

Geh nicht mit komplett ›leeren Batterien‹ ins Bett

Zuletzt hier noch ein kleiner Tipp in Sachen Schlaf: Eine vollkommen leere Batterie lässt sich nur schwer wiederaufladen. Wenn Du zu müde ins Bett gehst, kannst Du Dich nicht erholen. Ich war früher ein gutes Beispiel hierfür: Jahrelang habe ich mich mit Internet, Lesen oder Arbeit betäubt, weil so viel in mir geschehen ist, so viele Bilder aufkamen. Bis ich nicht mehr konnte. Heute bin ich in der Lage, die Balance zu halten. Treib es also nicht bis zur Erschöpfung, geh lieber etwas früher ins Bett – bevor Du komplett ermüdet bist.

Affirmationen

Gott/Meine Seele leitet mich.
Ich bin auf Kurs.

Ich fühle, was richtig ist,
und entscheide dementsprechend.
Liebe ist die Lösung.

Nachher-Check

- Wie geerdet bist Du nun?
- Wie frei bewegt sich Dein Zwerchfell?
- Kannst Du Deinen Weg mehr erfühlen?
- Spürst Du den Fluss der Kraft in Deinem Leben?
- Hörst Du deutlicher, was Deine Seele will?
- Bemerkst Du eventuell eine energetische Richtungsänderung?

Kapitel 17

Die Blase

Trauer und finanzielle Schwierigkeiten

Wer ist der Bestimmer?

Arthuro war der Chef, der Bestimmer, wusste alles besser und spielte sich auch so vor den ganzen anderen Mitarbeitern auf. Er denunzierte täglich seinen Chef und stellte ihn als unfähig hin. Arthuro war aus Argentinien und mucho Macho, ein großer Macho. Er hatte die dicksten Eier und genau das war sein Problem. Gleichzeitig war es ihm nicht bewusst, dass sein Job dadurch schwer in Gefahr war.

Aufgrund eines absoluten Fachkräftemangels ertrug meiner guter Freund Georg täglich die Übergriffe Arthuros, seines Fleischers, doch wie lange noch ..., denn Georg war am Anschlag.

Georg und Heike, er seines Zeichens Metzgermeister und sie Metzgereifachverkäuferin, hatten sich bereits vor Jahren nach Florida aufgemacht, um sich dort ihr Traumleben aufzubauen. Nach einigen auch bereits erfolgreichen Anläufen haben sie sich entschlossen, Peppers in Naples, Florida zu kaufen. Peppers war ein Metzgereifachgeschäft, in dem man gute Wurst und Fleischwaren kaufen kann. Normalerweise eine Gelddruckmaschine, doch der vormalige Besitzer wurde durch seine Spielsucht die Miete und auch andere Kosten schuldig und so stand Peppers eben zum Verkauf. Die Mitarbeiter, einschließlich Arthuro, waren auch schon da und so schlugen Georg und Heike zu.

Das ging auch ganz gut und doch hätte es noch viel besser gehen können, wenn nur nicht Arthuro Georg jeden Tag so herausgefordert hätte. Georg war stinksauer darüber, als Alphatier einen Gegenspieler in den eigenen Reihen zu haben und ihn auch noch bezahlen zu müssen. Das geht ja gar nicht, doch wo will man einen neuen Fleischer finden, wenn es keine gibt und Anlernen so viel Zeit und Aufmerksamkeit braucht, dass das Tagesgeschäft darunter leidet? Gerade in der Saison, wenn alle Zweit- oder Mehrfachhausbesitzer wieder in Florida sind, dann brummt der Laden, dann machst Du das Geld für den Rest des Jahres – und dann bleibt auch noch gut was übrig.

Und Georg und Heike machten ihren Job aus absoluter Leidenschaft, lieferten eine klasse Qualität an Produkten und sind echt gut mit den Kunden. Zwei Menschen, die lieben, was sie tun. Und dann Arthuro, der einen Teil dieser Liebe kostete, verschlang und nichts dafür zurückgab.

Georg lag mir also oft in den Ohren und Heike fragte: »Was können wir tun? Wir brauchen eine Lösung, sonst flippt Georg noch aus und das kann das Aus des ganzen Ladens und damit unserer Existenz sein.« Georg ging es auch schon einige Zeit deswegen gesundheitlich nicht mehr gut – zu viele Sorgen und Befürchtungen machen nun mal auf Dauer krank.

Und dann sah ich sie, die Lösung, einfach, naheliegend und doch kommt fast keiner drauf, weil sie eben so natürlich war und heute nicht mehr praktiziert wird: Georg musste sein Revier markieren.

Ich saß eines Morgens neben Heike und sagte eben genau dies und als sie mich fragte, wie das denn gehen soll, sagte ich: »Georg pinkelt, mit der Absicht, sein Revier als Chef zu markieren, heute Abend in jede Ecke des Grundstücks von Peppers und auch dazwischen. Wenn er das nicht schafft, pinkelt er übertags in eine Flasche und verteilt so den Inhalt dann am Abend, wenn alle Mitarbeiter und Kunden weg sind. Heike sprang auf mit den Worten »Na klar, das macht er – ich hol ihn gleich und dann geht es los!« Wir holten Georg, weihten ihn in seinen neuen Job ein und am Abend führte er das Ritual aus. Wie gesagt, mit der Absicht, dass Peppers sein Revier ist und niemand ihm hier den Rang streitig macht.

Georgs magischer Urin wirkte wahre Wunder und veränderte alles. Vom nächsten Tag an war Arthuro wie ausgewechselt, nahm seine Aufgaben willig an und führt diese auch ohne Aufbegehren aus. Er behandelte seine Kollegen mit mehr Achtung und wurde ruhiger. Später verließ er auch Peppers, nachdem ein neuer Fleischer gefunden wurde. Ich persönlich war sehr dankbar für den Wandel, waren die beiden doch wirklich gute Freunde und Peppers mein Winterquartier, vor dem ich nachts meinen Minivan mitsamt meinem Bett, mir und meinen wenigen Habseligkeiten parkte und dort schlief. Deutsches Frühstück in Florida inbegriffen.

Ein Revierkonflikt, wie oben beschrieben, kann starke Auswirkungen auf unsere Blase haben, die bei Männern sogar bis in den Prostatabereich hineingehen können. Bei Frauen sind es oft fehlende Geborgenheit und das Gefühl, nicht gesehen und respektiert zu werden, die die Blase belasten. Gerade bei unserer Blase finden wir viele energieverhindernden Muster, die das Organ aus seiner natürlichen Funktion werfen.

Das Thema Blase ist sehr komplex und direkt auch mit den Themen der Sexualorgane verbunden. Da die Blase mit vielen anderen Organen in unserem Körper zusammenhängt, braucht sie ein stabiles Energiegefüge, um optimal funktionieren zu können.

DIE BLASE – ORGAN DES DRUCKAUSGLEICHS UND DES LOSLASSENS

Unsere Blase ist ein ausschließlich aus Muskulatur bestehendes Hohlorgan. Sie reagiert stark auf Energieverschiebungen, Stress und Gefühle. In der chinesischen Medizin ist sie das Organ des Druckausgleichs und des Loslassens. Sie ist außerdem, so wie unsere Nieren auch, ein Trauerorgan und damit stark verknüpft mit emotionalen Belastungen in unseren Partnerschaften und Familienbeziehungen. Wenn wir einen Menschen in unserem Leben verloren haben, beispielsweise durch Tod oder einen Konflikt, dann trauern wir sehr. Diese Trauer sowie auch Wut und Ärger wirken sich direkt auf die Blase aus. Bei Beziehungsproblemen stellen sich dann, gerade bei Frauen, oft Blasenentzündungen ein.

Neben der Blasenentzündung können folgende körperliche Themen bei einem energetischen Ungleichgewicht der Blase auftreten: Bettnässen, Blasenkrebs, Harnwegsinfekte, Inkontinenz, sexuelle Probleme wie erektile Dysfunktion, chronische Entzündungen der Blase und Harnwege, kalte Füße, Herzthemen.

Auf der emotionalen Ebene können sich, wenn die Blase aus dem Lot ist, diese Muster und Konflikte zeigen: Brockenkonflikt, Revierkonflikt; Ein- bzw. Übergriff in den Lebens- und Privatraum; keinen eigenen Platz einnehmen; sich nicht ebenbürtig fühlen; fehlende Geborgenheit; sexueller Stress; nicht respektiert werden von Grenzen; nicht wissen, was man will; unter Druck stehen; Fremdgehen des Partners; Scheidung; Probleme in der Familie.

Bei Übergriffen in unsere Komfortzone bzw. unseren privaten Raum und nicht verdaubaren Situationen fühlt sich unsere

Blase überlastet, will loslassen und wir erleben Schwierigkeiten, unseren Urin zu halten. Auch fehlende Geborgenheit, keine offene Kommunikation und fehlender gegenseitiger Respekt lösen oft einen starken Harndrang aus.

In diesem Kapitel lösen wir die unsere Blase belastenden Emotionen und Muster, sodass wir uns kraftvoll und sicher in uns fühlen können. Lenke also einmal Deine Aufmerksamkeit auf Deine Blase. Hierzu kannst Du ein wenig auf sie drücken oder auch einige Male hüpfen. Fühle nun in folgende Fragen hinein:

- Wie geht es Dir mit Deiner Blase? Bereitet sie Dir immer wieder mal Probleme?
- Hast Du manchmal eine Blasenentzündung?
- Musst Du viel öfter zur Toilette, wenn Du viel Stress hast – obwohl nur ein paar Tröpfchen in Deiner Blase sind?

Energiespender für die anderen Organe

Unsere Blase ist der kleinste Energieverbraucher im menschlichen Organsystem. Sie arbeitet, wenn sie Urin hält, auch wenn es nur ein paar Tröpfchen sind. Ist sie vollkommen leer, benötigt sie keine Energie. Wenn nun zusätzliche Energie abgefragt wird – für andere Organe oder weil Du im Stress bist – möchte die Blase sofort ihre Energie zur Verfügung stellen. Um dies tun zu können, sendet sie Dir den Impuls zur Entleerung, selbst wenn sie vielleicht nur minimal gefüllt ist. Durch die Öffnung des Schließmuskels im Harnleiter entspannt sie sich. Gleichzeitig sollte Dir bewusst sein, dass, wenn Du beispielsweise gerade am Entgiften bist oder andere Heilungsprozesse in Deinem Körper ablaufen, Du öfter auf die Toilette musst, da Deine Nieren dann mehr filtern und somit mehr Urin produzieren.

Hier einige mögliche Beispiele für Situationen, in denen die Blase ihre Energie zur Verfügung stellt:

- Deine Niere und auch die Nebennieren, die ja sehr eng mit der Blase zusammenhängen, haben zu wenig Energie, beispielsweise aufgrund von einer zu großen Zufuhr von Koffein und anderen Stimulanzien.

- Du hast zu wenig Energie in Deinem Sakral- oder Sexualchakra.

- Du steckst in einem Revierkonflikt, bei dem Du Dich nicht beachtet fühlst, oder Du nimmst Deinen Platz im Leben nicht richtig ein, und hast aufgrund dessen zu wenig Energie. Hiervon ist dann oft nicht nur die Funktionsfähigkeit der Blase, sondern auch wieder die der Nieren betroffen.

- Du steckst in einem Revierkonflikt, bei dem ständig jemand in Deinen Raum eindringt und hast Deinen Raum und seine Heiligkeit noch nicht definiert und abgesteckt.

Blasenthemen: Authentizität, Souveränität, Familie und Partnerschaft

Spüre nun einmal in folgende Fragen hinein:

- Wie viel Druck musst Du aushalten?
- Kannst Du Druck loslassen?
- Wenn Du ehrgeizig bist und somit Druck auf Dich selbst ausübst, geht das leicht oder musst Du richtig hart ran?
- Bekommst Du Druck von außen?
- Übertritt jemand regelmäßig Deine Grenzen?
- Kannst Du Deine Frau bzw. Deinen Mann stehen?
- Bist Du in der Bewegung oder stagnierst Du?
- Verwirklichst Du Dich selbst? Nimmst Du Deinen Raum ein und sagst: »Ja, das ist das, was ich mache, das macht mich aus«?
- Was gab es in Deinem Leben, das Du nicht verdaut hast – wo jemand so tief in Deinen Raum eingedrungen und Dich so beengt hat, dass es Dich in Deinem Energiehaushalt sehr geschwächt hat? Spüre einmal hinein, was das auf der körperlichen Ebene mit Dir macht.

Wie Du siehst, hat die Blase viel mit den Themen Authentizität, der Souverän im eigenen Leben zu sein und den eigenen Raum einnehmen zu tun. Blasenthemen sind außerdem oft Familien- und Partnerschaftsthemen. Sehr viele Menschen reagieren mit Blasenproblemen im Zusammenhang mit Grenzüberschreitungen oder Druck von außen. Dies kann beispielsweise durch eine Trennung oder Scheidung geschehen, durch die der oder die Betroffene die Stabilität in der Familie und im Raum verliert. Oder wenn der Partner oder die Partnerin fremdgegangen ist, weil die hintergangene Person nicht verstehen kann, dass jemand so intensiv in ihre Partnerschaft eingedrungen ist und dadurch die Energie im Schossraum stockt.

- Wie geht es Dir in Deiner Partnerschaft, wie geht es Dir in Deiner Familie?
- Was hast Du an Schmerzhaftem erlebt, falls Du heute allein lebst und Dich nicht wieder auf eine Beziehung einlassen kannst oder möchtest? Kannst Du das loslassen und sagen: »Das ist jetzt nicht mehr wichtig in meinem Leben. Ich darf wieder vollkommen in meiner Kraft und meiner Energie sein.«

Im Rahmen der Familienstruktur kann es zu Verschiebungen kommen, aufgrund derer ein Mitglied plötzlich nicht mehr seinen Platz einnehmen kann oder von diesem verdrängt wird – wenn beispielsweise durch den Tod eines Ältesten eine andere Person den Vorsitz einnimmt, von dem Du gedacht hast, Du würdest ihn bekommen. Das geht natürlich auch anders herum, wenn Du plötzlich in eine Position gedrängt wirst, die Du nicht willst. Nicht nur in der Familie, auch am Arbeitsplatz können ähnliche Phänomene auftreten, wenn Dir beispielsweise ein Kollege oder eine Kollegin die ausstehende und verdiente Beförderung wegschnappt und Du Dich übergangen, nicht beachtet oder eventuell zurückgelassen fühlst.

Energetische Verbindung zu Herz, Milz und Niere

Es gibt auf energetischer Ebene eine Verbindung zwischen unserem emotionalsten Organ, dem Herzen, und unserer Blase. Du kannst Dir diese Verbindung wie eine elektrische Leitung vorstellen, über die der Funken des Herzens, das Herzfeuer, nach unten läuft und die Blase in ihrer Energie unterstützt.

Wenn wir Verletzungen in den oben angesprochenen Bereichen erlebt haben, dann ist das wie eine Unterbrechung dieser Leitung, weswegen das Herzfeuer dann nicht mehr nach unten fließen kann. Kommen hier noch Probleme mit der Milz dazu, ergibt sich aufgrund mangelnden Lichts eine Schwäche des Nieren- und Blasen-Chis. Da ja gerade die Milz keine Feuchtigkeit und Kälte mag, entsteht eine Energiestagnation im Körper. Dadurch können sich Krankheitserreger einnisten, es kann zu Fäulnisprozessen im Körper kommen und es kann beispielsweise auch eine Blasenentzündung entstehen. Es ist also wichtig, dass wir diese ›Combo‹ aus Niere, Blase, Milz und Herz stärken, indem wir all diesen Organen immer wieder Energie (Chi) über unsere Chakren bewusst zuführen.

Energetische Verbindung zu Darm und Wirbelsäule

Die Blase ist auch Teil unseres Verdauungsapparates, nicht so sehr im Bereich der Nahrungsverwertung, sondern mehr im emotionalen Bereich. So wie beim Darm auch, geht es bei der Blase um die Frage, wie wir unser Leben verarbeiten – wie wir das verdauen, womit wir täglich konfrontiert werden –, und wie wir mit den Resultaten unserer eigenen Handlungen umgehen. Weil Darm und Blase in Bezug auf die emotionalen Themen so eng zusammenhängen, ist es für die Gesundheit Deiner Blase sehr wichtig, dass auch Dein Darm im Lot, das heißt frei von belastenden Emotionen, Gefühlen und Erfahrungen ist. Der Darm wiederum steht in starker Verbindung zur Wirbelsäule. Sind Steißbein, Kreuzbein und die Lendenwirbelsäule energetisch nicht frei, belastet dies dann wiederum auch die Blase.

Da der Blasen- und auch der Nierenmeridian direkt an unseren Füßen entspringen, ist es auch sehr gut, wenn wir für warme Füße sorgen, sonst kann die Kälte über den Meridian bis in die Organe fließen, ihre Funktion beeinträchtigen und sogar das Organ erkranken lassen.

Spüre einmal in Deinen Körper hinein:

- Wie ist das, wenn Du auf dem Stuhl sitzend das Gewicht von einer Pobacke auf die andere verlagerst?
- Schiebe nun Deine Hüften ein wenig nach vorne und spüre Deinen Steiß- und Kreuzbeinbereich.
- Rolle jetzt Deine Hüften nach hinten und richte Dich auf.
- Wie leicht gehen all diese Bewegungen?
- Wie viel Stress steckt in Deinen Hüften, Deiner Leiste, Kreuz- und Steißbein und Deinen Lendenwirbeln?
- Wie geht es Deinem Darm? Was macht es mit Dir, wenn Du in ihn hineinspürst?
- Wie verarbeitest Du das Leben und dessen Eindrücke?

Im ersten Band von *Zurück zum Ursprung* haben wir uns bereits intensiv mit der Wirbelsäule beschäftigt. Wenn Du merkst, dass Du im Bereich der Lendenwirbelsäule, des Steißbeins und des Kreuzbeins nicht ganz frei bist, dann nimm Dir das Buch gerne wieder zur Hand und tauche noch einmal in die entsprechenden Kapitel ein.

Bettnässen bei Kindern

Oftmals tritt Bettnässen bei Kindern auf, wenn diese in ihrem Sein und ihrem Revier nicht akzeptiert werden und sie dann ihr Unverständnis und teilweise auch ihre Trauer und Wut buchstäblich herauspissen. Hartes Wort, aber so ist es.

Bettnässen bei Kindern steht außerdem oft in Zusammenhang mit Konfliktbewältigung. Wenn der Körper nachts alle Energie zur Problemlösung braucht, lässt die Blase los und gibt ihren Energieanteil ab. Zumeist betreffen Konflikte, die in Zusammenhang mit Bettnässen stehen, die Beziehung eines Kindes zu den Eltern – in meiner Beobachtung bei den Mädchen oft mit dem Vater, bei den Jungen oft mit der Mutter.

Hier kann viel geholfen werden, wenn die Eltern an sich arbeiten, Zusammenhänge verstehen, die Energetik freisetzen und so die Verbindung zum Kind freier wird. In meinen Einzelsitzungen konnte ich oft große Erfolge in Bezug auf Bettnässen erzielen, indem ich ausschließlich mit den Eltern gearbeitet habe.

Affirmationen

Ich nehme meinen Platz ein.
Ich weiß, was ich will.
Ich lebe leicht und unbeschwert.

Ich akzeptiere meinen Ehrgeiz.
Ich akzeptiere die Bedürfnisse anderer.

Ich kann gut mit Druck umgehen.
Ich bin im Fluss.

Das Leben unterstützt und liebt mich.
Meine Grenzen werden respektiert.

Nachher-Check

- Kannst Du Druck besser loslassen?
- Kannst Du Deine Frau bzw. Deinen Mann besser stehen?
- Bist Du mehr in der Bewegung?
- Nimmst Du zunehmend mehr Deinen Dir zugedachten Raum ein und fühlst Dich gut damit?
- Wie fühlst Du Dich in Deiner Partnerschaft und mit Deiner Familie?

Kapitel 18

Die Sexual-organe

Schuld, Scham und Rückzug

Gefangen am falschen Platz

Sechs Monate sollte meine erste Freiheit halten. Danach fand ich mich, verursacht durch karmisch-inkarnative Verpflichtungen, in einer Rolle, die meinem Alter von gerade mal sechs Monaten nicht angemessen schien, und zwar in der Rolle des energetischen Partners meiner Mutter und damit der Rolle des Vaters und energetischen Ernährers der Familie, in die ich geboren wurde. Damit war eines auf jeden Fall schon mal klar: Kindheit, ja – die gab es und doch gab es sie auch nicht.

Ja, natürlich spielte ich, ging in den Kindergarten und dann in die Grund- und Realschule, doch irgendwie wollte ich auch immer meine Ruhe, ging in den Rückzug und manchmal versteckte ich mich auch vor der Welt, da ich diese und ihre Dynamiken nicht verstand. Ich war immer in einem Gefühl, am falschen Platz zu sein, einerseits auf dieser Erde, anderseits in dieser Zeit und zusätzlich in meiner Familie, in diesem Leben allgemein. Mein Vater war schon bald, nachdem ich seinen Platz einnahm, freiwillig aus seiner Rolle ausgeschieden, er hatte sich energetisch abgemeldet, was sich dann nur logischerweise in einer unerfüllten Ehe meiner Eltern zeigte.

Die Problematik, am falschen Platz zu sein, ging mit Klaus, dem neuen Lebenspartner meiner Mutter nach der Scheidung meiner Eltern in eine ganz neue Dimension, wollte doch Klaus in eben die Partnerposition in Bezug auf meine Mutter. Da ich jedoch bereits in dieser Position war, kam es damit zu teilweise gewalthaften Auseinandersetzungen, die ich natürlich auf einer körperlichen Ebene verlor. Wie soll auch ein Elfjähriger gegen einen 36 Jahre alten Schrank von einem Mann körperlich bestehen? Immer wieder erlebte ich Schläge und auch Tritte, bis ich schließlich im Alter von 16 Jahren, bereits am Boden liegend, ihn auslachte und bat, noch mehr zu treten, da er ja schließlich nichts anderes kann.

Die Schläge stoppten von da an, die Gewalt sollte jedoch bleiben, sie wechselte nur auf eine andere Ebene. Von da an wurde ich täglich beschimpft und als Tagedieb und Taugenichts tituliert. Klaus war inzwischen zum Alkoholiker mutiert und hatte seinen Führerschein und damit seinen Job verloren – und sobald meine Mutter das Haus zum Arbeiten verließ, gingen seine Tiraden gegen mich los.

Ich persönlich arbeitete zu diesem Zeitpunkt zum Übergang, bis ich meine Lehre antrat, bei Siemens als Werkstudent und schob Nachtschichten, kam morgens um sieben nach Hause, um dann ins Bett zu gehen. Pünktlich um kurz nach sieben gingen dann die Beschimpfungen los. Beschwert habe ich mich nie, weder bei meiner Mutter noch bei sonst jemandem, wusste ich doch innerlich, dass ich irgendwie eine gewisse Verantwortung für mein Erleben trug.

Wenn es um solche Positionen geht, sind diese nicht einseitig verursacht. Hier kommen zwei Menschen, die etwas miteinander auszutragen haben, zusammen in einem Tanz der Energie und Rollen. Natürlich ist das Erleben dieser Konfrontation nicht leicht, da es so gar nicht einer gesunden Familienstruktur entspricht. Doch das Einzige, was dann übrig bleibt, ist das Gewahrsein und das Verstehen der Dynamik, die sich daraus ergibt und dann bewusst in eine gesunde Lösung zu gehen, um die Familie zu heilen.

Heute verstehe ich auch die Ursache für die Hasstiraden, die ich erleben musste, und weiß, dass ich die Projektionsfläche für die eigene Lebensunfähigkeit von Klaus war. Doch damals als Jugendlicher litt ich sehr darunter.

Trotz meines baldigen Verlassens der Familie mit 18 Jahren, sollte ich die Position des Partners noch bis zu meinem 32. Lebensjahr halten. Immer wieder konfrontiert mit zahlreichen Schmerzen und körperlichen Herausforderungen, besuchte ich in diesem Alter Frau Dr. Gabriele Eismann, eine Allgemeinärztin und die Entwicklerin der energetischen Kinesiologie, die mich auf meine energetische Position aufmerksam machte und mit mir an diesem Thema intensiv arbeitete.

Plötzlich machte alles Sinn. Meine Kindheit, meine Jugend und mein junges Erwachsenensein passierten in den Sitzungen Revue und ich fand mich in der Lage, aus der Partnerposition in Bezug auf meine Mutter herauszutreten. Mir wurde klar, warum meine Mutter immer gegen meine Freundinnen gekämpft hatte und ich oft Vater-, Tochter-, Bruder-, Schwester-Beziehungen gelebt hatte, jedoch niemals zuvor in eine wirklich gesunde Partnerschaft kam. Gerade das Thema Sexualität hatte damit immer etwas Schamhaftes, Verbotenes, es fühlte sich einfach falsch an. Das Reizvolle verlor sehr bald seinen Reiz und ernüchternder Sex und ein baldiges Erlöschen der Liebe fanden mit Regelmäßigkeit statt. Ich persönlich zweifelte über die Zeit stark an meiner Fähigkeit, eine gute Partnerschaft zu leben, die auch eine Aussicht auf eine Familie gab.

Ein sogenanntes normales Leben und auch meine Rolle als Mann rutschten so immer weiter in die Ferne. Zusätzlich dazu verstand ich mich selbst nicht mehr und wurde zum Beispiel auch oft, obwohl ich keinerlei Neigung dazu habe, immer wieder von homosexuellen Männern bis hin zur sexuellen Belästigung angemacht.

Mein Heilsein-Wollen und auch der Wunsch nach einer heilen Welt und einem heilen Leben meiner Mitmenschen führte mich dann immer mehr in die Arbeit, die ich heute mache. Und natürlich reflektierte ich die Erlebnisse und Traumata meiner Klienten mit einem eigenen Erfahren, um mich selbst zu erkennen. Wie tragisch und traumatisch sich solche Erlebnisse auf das Thema Sexualität auswirken, kannst Du Dir sicher bereits vorstellen. Gerade bei diesem Thema finden sich noch viele weitere emotionale Muster, die wir jetzt in diesem Kapitel angehen.

Die Sexualorgane – Sitz unserer Vitalität

In unseren Keimdrüsen (Eierstöcke und Hoden), die Teil unserer Geschlechtsorgane sind, befindet sich unsere Vitalität, unsere Kreativenergie, die uns antreibt. Sie stehen in Zusammenhang mit unserer Verbindung zu Mutter Erde, zur Sexualkraft, sowie zum Erd-, Wurzel- und Sexualchakra. Unsere Sexualorgane repräsentieren das weibliche und männliche Prinzip (Yin und Yang), aber auch den Austausch dieser Energien. Das Prinzip der Sexualität durchdringt alles in unserem Universum, ist es doch das Prinzip der Schöpfung.

Oftmals verwandeln wir die ursprünglich neutrale Sexual- und Kreativenergie in negative wie auch positive Emotionen. Diese Emotionen entstehen in unserem Unterleib und unser Körper reagiert darauf, beispielsweise mit unserer Körperhaltung. Bleibst Du bei Dir und gehst nicht in den emotionalen Ausdruck hinein, kannst Du die Energie im Bauchraum halten und sie steht Dir somit weiterhin zur Verfügung, weil sie nicht in Form von Wut, Scham, Rückzug, Eifersucht usw. verpufft.

Unsere Sexualorgane sind die Organe der gelebten Lebensfreude, der Lust und der Verschmelzung mit einem Partner. Sie werden durch das Sexualchakra und das Sexualzentrum genährt. Das Sexualchakra liegt auf der Innenseite des Perineums (Damm), während sich das Sexualzentrum etwa fünf Zentimeter unterhalb des Bauchnabels befindet und der Speicherort für die Energie ist, die über das Sexualchakra zugeleitet wird. Vom Sexualzentrum aus verteilt sich die Energie dann im ganzen Körper. Fließt die Lebenskraft über eine längere Zeit nicht in uns, entsteht ein Rückzug vom Leben, eine sprichwörtliche Lebensmüdigkeit und Depressionen bis hin zu einem vollkommenen energetischen Zusammenbruch können die Folge sein. Viele Menschen, die nicht mit dem Leben verbunden sind, erleben das.

Leider haben wir in unserer deutschsprachigen Kultur keine Initiation ins Frau- oder Mannsein und wissen somit gar nicht, wie wir mit unserer Sexualenergie, dieser hochschwingenden, kraftvollen Lebensenergie, umgehen sollen. Im Gegenteil: In unserer christlich orientierten Gesellschaft wird Sexualität oft mit Sünde in Verbindung gebracht und so als etwas Negatives angesehen. Somit brauchen wir uns nicht wundern, wenn nur wenig Energie vom Sexualchakra zum Herzchakra aufsteigt. So wie beispielsweise die Sinti und Roma singen und Naturvölker tagelang tanzen, um ihre Sexualenergie aufzubauen, zu öffnen und dann auch zu nutzen, so bräuchten auch wir ein Ritual, das uns hilft, unsere Sexualenergie besser zu verstehen, zu leiten und zu nutzen.

Auf physischer Ebene kann sich eine Imbalance der Sexualorgane als Blasenleiden, Menstruationsbeschwerden, Fehlgeburten, Impotenz, Wechseljahresbeschwerden, Prostatabeschwerden, Hodenkrebs und Zysten sowie in Form von sämtlichen Krebsarten im Genitalbereich, auch in Verbindung mit bakteriellen, viralen Infektionen und Pilzinfektionen im Genitalbereich, zeigen.

Sind unsere Geschlechtsorgane aus dem Gleichgewicht und fließt die Energie im Unterleib nicht optimal, erleben wir im emotionalen Bereich oft folgende Muster und Konflikte: Schuldgefühle; das Bedürfnis nach Bestrafung oder die Wahrnehmung, dass Sexualität schmutzig ist; Scham; starke Kritik am eigenen Körper; generelle Lebensangst; Unnahbarkeit; Ablehnung; Rückzug; das Gefühl, sich nicht wehren zu können und nicht genug zu sein; sich versklavt und zum Dienen verpflichtet zu fühlen; Revierkonflikte durch Verlust des Partners oder auch des Arbeitsplatzes (z. B. nicht mehr Platzhirsch sein); Ekelkonflikte aufgrund der Empfindung, etwas Unreines getan zu haben. Auch das Thema Sünde in Zusammenhang mit der Sexualität spielt hier stark mit hinein.

Souveränität unseres Seins und Sexualität

Sämtliche Übergriffe in die Souveränität des eigenen Seins und der damit verbundenen eigenen Vorstellungen verletzen uns tief in unserer Sexualität und damit auch in unserer kreativen Kraft. Beispiele hierfür sind das Erleben von mentalen Übergriffen, das Übergehen der eigenen Wünsche und Vorstellungen, Selbstvorwürfe sowie das Erfahren körperlicher

Übergriffe bis hin zur Vergewaltigung. Interessanterweise spielt hier auch die Manipulation und Steuerung eines anderen durch die eigene Sexualität eine große Rolle, da sich der Manipulator unbewusst selbstkritisch über sein Verhalten in seiner eigenen Entwicklung verhindert. Der Täter findet sich hier als Opfer der eigenen Handlung wieder. Diese selbstgelegte Falle entsteht aus dem unbewussten Wissen, die höchste göttliche Form von Energie für die eigenen Zwecke zu missbrauchen.

Wir müssen verhindernde Traumata und Muster aus unserem Bewusstsein herauslösen, damit wir im Schoß wieder frei sein können. Die Sexualität ist ein absolutes Lebensthema für uns alle. Ohne sie wären wir nicht da und im Laufe unseres Lebens macht so ziemlich jeder seine positiven wie negativen Erfahrungen mit der Sexualität. Und so ist es unabdingbar, negative Erfahrungen und Emotionen in Bezug auf unsere Sexualität freizusetzen, damit wir uns in unserem Körper und Geschlecht wohlfühlen und im vollen Ausdruck unserer sexuellen Kraft und Ausstrahlung sein können. Gleichzeitig ist die Gewährleistung unserer Grundbedürfnisse wie Essen, Trinken, Wärme, ein Dach über dem Kopf, Schlaf, Berührung, Intimität und Sexualität ein absolutes Muss, um eine gesunde Funktion unserer Geschlechtsorgane zu erleben.

SCHAM – EINE VIELSCHICHTIGE VERHINDERNDE EMOTION

Die Emotion, der wir in Zusammenhang mit der Gesundheit unserer Sexualorgane ganz besondere Aufmerksamkeit schenken müssen, ist die Scham. Die Scham ist ein sehr vielschichtiges Phänomen, denn Teil ihrer Wurzeln liegt in Betrachtungsweisen der Familie sowie in Regeln unserer Gesellschaft und Kultur. Sie ist eine stark verhindernde Emotion, weil sie dafür sorgt, dass wir uns klein machen, zurückziehen, verstecken und nicht zeigen wollen. Sie schneidet uns die Lebensenergie buchstäblich ab. Wenn dann keine Energie mehr fließt, kann es zu einer Vielzahl von Problemen kommen, da die Zellen unseres Körpers viel zu wenig Biophotonen-Licht bekommen und es dadurch zu einem verminderten Zellstoffwechsel kommt.

Wir beschäftigen uns nun insbesondere mit dem Loslassen der Scham gegenüber unserem eigenen Körper. Hierfür ist die Verbindung mit dem Leben und der Lebenskraft, mit unserer Mutter Erde und der Liebe, die wir in unserem Herzen tragen, von großer Bedeutung, damit wir in unsere volle Kraft der Weiblichkeit oder Männlichkeit kommen. Denn ein Mensch, der voll da ist, handelt absolut bewusst und respektvoll gegenüber allem anderen Leben und jedem anderen Menschen, auch in Bezug auf seine sexuellen Wünsche.

Spüre einmal in Dich hinein:

- Wie betrachtest Du Deinen Körper? Wie fühlst Du Dich mit Deinem Körper als Frau oder Mann in Bezug auf Deine Sexualität?

- Empfindest Du Scham im Zusammenhang mit Deinem Körper und Deiner Sexualität?

- Trägst Du negative Glaubenssätze zur Sexualität in Dir?

- Ist Sexualität für Dich eine Sünde? Fühlst Du Dich als Sünder oder Sünderin?

- Hast Du Schuldgefühle oder Schuldbedürftigkeit?

- Bist Du in Schamverhalten verhaftet und distanzierst Dich damit von Dir selbst? Schämst Du Dich für manche Gedanken oder hast das Bedürfnis nach Bestrafung? Gerade Menschen in hohen Stellungen haben oft mit dem Thema Bestrafung und Selbstbestrafung zu tun. Was macht die Scham mit Dir? Stocken vielleicht Deine Beine oder sammeln sich Pölsterchen an, weil sich aufgrund mangelnden Energieflusses alles staut? Fühlst Du Dich möglicherweise leer im Herzen oder verschoben?

- Wie geht es Dir mit Deinen Sexualorganen, Deinen Genitalien? Ist dort alles in Ordnung? Hattest Du als Frau vielleicht schon einmal Zysten oder eine Hysterektomie (komplette oder teilweise Entfernung der Gebärmutter) oder als Mann vielleicht Probleme mit den Hoden?

- Hast Du Kontakt zu Deiner Lebenskraft? Bist Du offen und kannst Dich darauf einlassen?

- Wie viel Raum nimmst Du ein? Wie viel Platz brauchst Du? Traust Du Dich, Dich in alle Richtungen auszudehnen oder nur in die eine oder andere?

- Wie viel Energie ziehst Du in Dich hinein?

- Wie geht es Dir damit, wenn Du über diese Dinge nachdenkst?

Lies nun folgende Aussagen durch und beobachte, was sie mit Dir machen:

- Ich darf meine Lebensenergie vollkommen nutzen.
- Ich darf meine Sexualität frei leben.
- Ich erlaube mir, ich zu sein, vollkommen in meinem Geschlecht und dem Ausdruck seiner Kraft.

Was passiert in Dir, wenn Du Dich mit diesen Sätzen konfrontierst? Empfindest Du inneren Widerstand? Diese Ablehnung kann dazu führen, dass Du aufgrund des Energiemangels Schwierigkeiten mit den Beinen oder dem Becken hast oder in Deiner Körperhaltung nach vorn knickst und Dich nicht aufrecht halten kannst.

Vielleicht ist es schon Jahre her, dass Du das letzte Mal Sex hattest. Vielleicht lehnst Du Sex auch ab, weil Du tiefe Verletzungen erfahren hast und jetzt, da wir uns mit dem Thema beschäftigen, merkst, wie es Dir den Boden wegzieht und Du am liebsten weglaufen würdest. Vielleicht bist Du aber auch voller Freude und sagst: »Ja, es wird Zeit für eine Veränderung. Es wird Zeit, mich in Bezug auf das Thema Sexualität wieder zu öffnen. Alles ist Teil von mir und Teil des Lebens. Ohne diesen Teil des Lebens wäre ich ja auch gar nicht hier. Durch die Sexualität wurde mein Körper geschaffen, der mir in diesem Leben das Vehikel ist, das ich nutze und auch genießen möchte.«

Geh nun mit mir gemeinsam an dieses Feld von *Zurück zum Ursprung* heran und dann hinein, direkt ins Zentrum. Betrachte nicht einfach nur von außen und schau nicht nur so ein bisschen, sondern stell Dich wirklich ins Zentrum. Hab keine Angst dabei. Sexualität ist kein Tabu, sondern Natürlich-Sein, Menschsein, Liebe, Mitgefühl und Öffnung für das Leben. Sie ist das kraftvollste Naturprinzip, das wir haben. Gib Dir die Erlaubnis, vollkommen daran teilzuhaben und die Lebensenergie, diese ›Frühlingsenergie‹ des Gedeihens und Wachsens, der Ekstase, kraftvoll in Dir zu fühlen.

Es kann sein, dass Du beim Loslassen dessen, was Dich belastet, erst einmal so richtig die Erschöpfung spürst, die sich durch das Tragen der Last angesammelt hat. Das ist okay. Lass los. Erlaube Dir, mit Deiner Sexualität in Kontakt zu sein, damit nach außen zu gehen, frei zu sein. Dies ist kein Aufruf zum ständigen Partnerwechsel oder gar Fremdgehen, es geht vielmehr darum, dass Du Dich stabil, kraftvoll und zuhause in Deiner eigenen Energie fühlst. Vergib Dir selbst, wenn Du Dich für Deine eigene Lust und Geilheit schämst, und erlaube Dir auch, damit gut mit Dir selbst zu sein.

Übungen zur Ablösung von Scham

Scham ist wohl der größte Faktor, der uns von einem freien Flow im Umgang mit uns selbst und unserer Sexualität abhält und gleichzeitig, wenn diese Emotion länger anhält, die Ursache vieler Probleme auf körperlicher wie geistiger Ebene.

Die Scham hat viele Gesichter – sie kann aus dem kollektiven Bewusstsein eines Volkes kommen, karmisch oder inkarnativ verankert sein, selbst- oder fremdverursacht, ideell oder körperlicher Natur. Du kannst sie nicht einfach wegschnipsen, sondern solltest Dich tiefgehend mit ihr beschäftigen. So kann Heilung stattfinden und Du kannst ganz neu auf Dich selbst, das Leben und die Welt zugehen.

1) Ablösung von kollektivem Schambewusstsein

Spüre einmal in Dich hinein: Was macht es für Dich aus, einem Kollektiv zu unterliegen, und was bewirkt das in Deinem Körper? Nimm Dir Zeit, um mit Deiner Aufmerksamkeit dorthin zu gehen. Steh am besten dazu auf und bewege Dich ein wenig im Raum. Wenn Dir das nicht möglich ist, setze Dich mit möglichst gerader Wirbelsäule hin.

- Wie sehr bist Du in den Ideen und Vorstellungen der Gesellschaft verhaftet?
- Empfindest Du es vielleicht als stimmig, dass die Energie der Sexualität durch Religion und Erziehung kontrolliert wird – generell und auch individuell in Dir, weil Du sonst vielleicht zu weit aus Dir herausgehst?
- Was macht das in Deinen Strukturen? Verwindet sich Deine Wirbelsäule? Möchtest Du Dich wegschieben oder ausweichen?

- Wie geht es Deinen Augen – hast Du das Gefühl, dass eine Traurigkeit hochkommt?
- Wie fühlt sich der Bereich Deines Nackens an, dort, wo Deine Wirbelsäule in Deinen Schädel übergeht?
- Ist Dein Kiefer verspannt?
- Welche Gemütsregung entsteht in Dir? Ist es Dir unangenehm, Dich mit dem Thema Sexualität zu beschäftigen? Bist Du verärgert darüber, dass das Leben freier, freizügiger sein sollte? Empfindest Du ein Gefühl der Auf- oder Ablehnung?
- Fühlst Du Dich verwirrt und fragst Dich, was denn überhaupt an gesellschaftlicher und religiöser ›Wahrheit‹ stimmt?
- Wie fühlen sich Dein Gehen und Dein Solarplexus an?
- Bist Du eng in Deinen Schulterblättern und erlebst Du dort starke Spannungen?
- Steht Dein Zahnfleisch unter Spannung? Möchtest Du zubeißen? Entsteht in Dir ein Tunnelblick?

Akzeptiere zunächst, was ist. Hierdurch findet eine Befriedung in Dir statt, die dafür sorgt, dass Du Dich mit den Werten, die Du erlebst – Gesellschaft, Kirche, Familie, Lehrer, Partner –, nicht mehr schlecht fühlen musst.

Spüre nun, wie Du ein leeres Gefäß wirst. Wie fühlt es sich an, wie ein befreiter Raum zu sein, der immer noch freier wird und mehr und mehr expandiert und in dessen Zentrum Dein Herz schlägt? Stell Dir vor, wie mit jedem Herzschlag eine Welle der Freiheit in alle Richtungen nach außen entsteht, die alles mitnimmt, was Dein Leben bisher in Bezug auf die Sexualität, Kultur, Erziehung und Konditionierung und Programmierung ausgemacht hat.

Wie fühlt es sich an, wenn Du Dich mit jedem Herzschlag immer mehr befreist und eine große Welle der Liebe und Zuneigung aus Dir heraus entsteht, die alles, was gehen darf, mitnimmt? Spüre, wie auch die Anteile, die sich noch gewehrt und an ihren Vorstellungen, an diesen verkrusteten, alten Mustern, festgehalten haben, plötzlich befriedet sind und Stille in Dir und im Raum um Dich herum entsteht.

Geh tief in das Vertrauen hinein, dass Du Unterstützung bekommst. Gib Dich voll in dieses Vertrauen hinein. Wenn Du um Unterstützung bittest, bekommst Du sie. Vertraue, dass alles, was jetzt geschieht, vollkommen in Ordnung ist, und Du keine Angst haben musst, dass Du Dich outest oder gesellschaftlich geächtet wirst. Nur der, der die Verantwortung für sich selbst, seine eigenen Empfindungen, seine Wünsche und seine Liebe im Leben übernimmt, ist wirklich frei.

Nimm einmal wahr, wie es sich anfühlt, wenn all die Bürde, die Dir wie ein schwerer Mantel auferlegt wurde, von Dir genommen wird. Du brauchst sie nicht mehr tragen. Wie fühlt es sich an, plötzlich so leicht und frei zu sein, frei atmen zu können und vollkommene Stille in Dir zu erleben? Wie fühlt es sich an, wenn sich diese Stille in alles hinein erstreckt, was Dich ausmacht?

Spüre einmal, wie es sich anfühlt, wenn Du in diesem Zustand Deine Weite und Leichtigkeit und gleichzeitig Deine Verbundenheit mit Mutter Erde vollständig fühlst? Wenn Deine Knie und Fußgelenke sich befreien und Du ein neues Gefühl von Flexibilität erlangst? Wenn Dein Bewusstsein immer weiter und offener wird, Dein Blick sich öffnet und dieser Zustand sich auch in die Bereiche hinein erstreckt, die Du gar nicht wahrnimmst und die Du Dir nicht vorstellen kannst, die Dir also verborgen sind? Halte nichts zurück, lass diesen Zustand komplett durchgehen. Genieße die Stille und die Freiheit.

2) Loslassen inkarnativer Muster

Du hast nun die Gelegenheit, alte Muster in Bezug auf Deine Sexualität, die Du aus anderen Inkarnationen und Existenzen mitgebracht hast – im Positiven wie im Negativen –, loszulassen. Muster, die Du Dir als ehemalige Erfahrungen aufgeladen hast, in der Freude wie im Schmerz.

Spüre einmal tief in Dich hinein, wo das Thema Scham in Dir damit verbunden ist. Was passiert mit Dir, wenn Du Kontakt dazu aufnimmst? Kannst Du liebevoll betrachten, was Du mitgebracht hast, oder spürst Du ein Zusammenziehen oder Ausweichen, Traurigkeit oder Angst, Groll oder Rechtfertigung? Vielleicht wechselt auch Dein Anflug von Groll in Traurigkeit, weil hier ein Nicht-Erlauben im Raum steht – nämlich Dir nicht zu erlauben, zu sein, wie Du bist oder sein möchtest, und nicht so zu handeln, wie Du willst.

Geh in die Akzeptanz, dass alles gleichwertig ist, das Gute wie das Schlechte, das Enge wie das Weite, das Vorstoßen wie das Zurückziehen. Alles gilt. Der leichteste Weg, alte Muster gehen zu lassen, ist, sie als ehemalige Strategie zu akzeptieren, die Dir in irgendeinem Leben einmal geholfen hat. Doch das ist nicht jetzt. Jetzt ist alles neu.

Wie fühlt es sich an, wenn sich diese alten Muster und Glaubenssätze zum Thema Sexualität und Scham über alle

Ebenen hinaus in all Deine Leben hinein vollkommen harmonisieren und Du beginnst, alles, was Dich ausmacht, berühren, wertschätzen und leben zu können? Spüre, wie sich Deine Schultern aufrichten und Du wie aus einem Schlaf aufwachst, freier wirst, Transformation und Loslassen immer leichter gehen und Dein Vertrauen in Dich selbst immer tiefer wird. Du bist hier am besten Ort, an dem Du jetzt in Deinem Leben gerade sein kannst. Alles ist perfekt.

Wie fühlt es sich an, wenn Dein Körper immer leichter und freier wird und Du spürst, wie sich diese Freiheit in Deinen Lichtkörper und auch in die Ebenen, die Dir gerade nicht bewusst sind, fortsetzt – weil Du in den Frieden mit Deinen inkarnativen Mustern kommst und Dir erlaubst, Du zu sein? Diese Freiheit, diese Energie, geht bis ins tiefste Glied, bis in jeden noch so verborgenen Winkel Deines Seins, weil Du es jetzt entscheidest.

3) Loslassen der Muster der Ahnenreihe

Setze nun auch all die Muster frei, die sich in Deiner Familie befinden, und die über die Generationen hinweg in Deiner Ahnenreihe gelebt wurden. Sei Dir bewusst, dass in Deiner Ahnenreihe die vollkommene Freiheit liegt und Dir Deine eigene sexuelle Revolution über die Menschen, die diese Information als Genetik an Dich weitergegeben haben, ermöglicht wird.

Spüre einmal, wie sich die DNS all Deiner Zellen von genetischer Beeinflussung befreit. Wie fühlt es sich an, wenn in einem Bruchteil eines Moments jede einzelne Zelle Deines Körpers genetische Limitierungen im Bereich Sexualität und Scham loslässt und in Dir ein Aufwachen, ein Erwachen stattfindet? Vielleicht hältst Du gerade Deinen Atem an und bist ganz still, weil Du diese Stille zum ersten Mal hörst und Du sie nicht stören, sie genießen, verinnerlichen, integrieren und lieben möchtest. Diese Stille breitet sich von Deinem Herzen in jede Zelle Deines Körpers, jedes Molekül und jedes Atom aus und setzt alles frei, was von außen von Deiner Familie Deiner Wahl und Deinen Vorfahren in Dich drang – mit größter Wertschätzung und tiefstem Verständnis, voller Mitgefühl dafür, dass die betreffenden Menschen es nicht besser gewusst haben. Spüre diese tiefe Freiheit, die sich über Deinen Körper erstreckt und in all Deine Bewusstseinsfelder fließt.

Spüre, wie sich Dein Wirbelkanal immer mehr öffnet und immer mehr Energie von Deinem Kreuzbein nach oben fließt, Deine Nieren füllt, Deine Lunge unterstützt, Dein Herz nährt und Dein Gehirn mit Licht erfüllt. Spüre, wie das Chi Deine Wirbelsäule entlang nach oben steigt und beginnt, sich über Dein Herzfeld nach außen mitzuteilen. Wie der neu gewonnene leere Raum sich mit Energie, Liebe, Freude und Freiheit füllt. Wie fühlt es sich an, so erfüllt zu sein und diese Klarheit tausend frischer Morgen und den Stolz Deiner eigenen Souveränität in Deinem Bewusstsein zu erleben – frei zu sein? Erlaube Dir, all dies zu spüren.

Spüre auch, wie die Energie Deinen Bauchraum füllt, von dort aus in Deinen Solarplexus fließt und ihn und auch Dein Nervensystem befriedet. Spüre, wie die Energie Dein Herz auch von vorne erreicht und sich der Kreislauf schließt, wie Dein Körper sich nun mit kraftvollem Chi, dem Lebens- und Liebeslicht gefüllt, anfühlt – so kraftvoll, so ausdrucksvoll und doch so friedlich.

4) Loslassen karmischer Beziehungsmuster
Löse nun noch die karmischen Muster, die Du in dieses Leben mitgebracht hast. Akzeptiere und befriede sie – seien es Muster im Umgang mit Dir selbst oder Deinem Partner oder Deiner Partnerin, die Du aus einem früheren oder parallelen Leben mitgebracht hast.

Lass Dich direkt in Dein »Jetzt ist es gut« und »Ich kann gut damit sein« hineinsinken und erlebe, wie ein tieferes Verständnis mit Deinem gleichzeitigen Einlassen geschieht, ein Einlassen auf das Leben hier und jetzt. Spüre die Klarheit, die aus diesem Ich-Bin entsteht. Du bist, was Du sein möchtest, was Du entscheidest. Dein Wunsch ist Dir Befehl. Wie fühlt es sich an, die Gnade dieser Freiheit zu erleben, und zu wissen, dass Du jede Unterstützung von Gott, den göttlichen Feldern, Deinen Helfern und Unterstützern beim Schritt in die karmische Freiheit erhältst? Genieße diese Wachheit und Klarheit, dieses Sein.

5) Loslassen von selbst- und fremdverursachter Scham
Hier geht es um die Scham, die Du aufgrund Deiner eigenen Handlungen, Vorstellungen und Erfahrungen erlebt hast – und auch aufgrund Deiner Werte, zu denen Du Dich irgendwann einmal bekannt hast oder die Du Dir durch Konditionierung und Programmierung angeeignet hast.

Begib Dich einmal auf die Stuhlkante, richte Deinen Rücken auf und setz Dich so richtig in Dich selbst hinein. Spüre Deinen Körper in seiner Struktur.

- Wie schwer ist Dein Gewebe?
- Wie dicht fühlst Du Deine Knochenstruktur? Hast Du das Gefühl von Stabilität und Kraft in Deinen Knochen?
- Wie fühlt sich das Innere Deines Kopfes an? Empfindest Du Einheit im Kopf oder hast Du die Wahrnehmung separater Teile, als wärest Du fragmentiert? Fühlt sich vielleicht ein Teil stabiler an als der andere?
- Wie ist Deine Atmung? Wie leicht kannst Du in Deinen Bauchraum atmen?
- Wie balanciert fühlst Du Dich in Deinem Becken? Hängen Deine Schultern? Bist Du möglicherweise leicht zur einen oder anderen Seite geneigt?
- Wie siehst Du Dich beim Thema Scham in Bezug auf Deine Sexualität, was Deine eigenen Handlungen und Erfahrungen betrifft?
- Fühlst Du Dich konfrontiert, angegriffen oder eingeschüchtert von den Themen, die wir hier ansprechen?
- Fühlst Du Dich bereit und voller Freude, Dir zu erlauben, immer mehr von Deiner Scham loszulassen und Dich endlich in dem zu leben, was Dich und Deine Sexualität und Deinen Ausdruck in Deinem tiefsten Sein ausmacht?
- Verurteilst Du Dich dafür, dass Du Dich selbst nicht lebst und Dir bis heute nicht zugetraut hast, einfach Du zu sein in allem, was Du liebst, was Dich ausmacht und was Du voller Sehnsucht erwartest?
- Bist Du von Scham erfüllt, weil Du nicht zu Dir stehst?

Erlaube Dir nun einmal, vollständig in Dich hineinzutreten. Integriere Dich voll in Dich selbst. Beginne, Dir selbst zu verzeihen, und übernimm dadurch vollkommen die Verantwortung für Deine Handlungen, Deine Gedanken und Emotionen, einschließlich Deiner Scham. Tritt in Dich und Deine Schöpfung ein – so weit, dass alles, was Dich ausmacht, und alles, was Du erlebt hast, das Positive wie das Negative, Dich durchdringt und umgibt.

Wie fühlt es sich an, vollständig in Dich einzutreten und gleichzeitig dafür offen zu sein, dass alles, was in der Vergangenheit geschehen ist – Deine Handlungen und Deine Behandlungen Deiner selbst – sich vollkommen leeren und an Wichtigkeit verlieren dürfen – als würdest Du die Schleusen Deiner inneren Müllhalden öffnen und dem Leben und dem Universum die Erlaubnis geben, alles zu klären und die Bürden von Dir zu nehmen?

Lass los. Spüre, wie sich Deine ganze Körperstruktur entlastet, wie wenn Du die schwerste Last Deines Lebens soeben abgelegt hast. Nimm die Stille wahr, die dadurch in Dein Bewusstsein kommt und die schon immer auf Dich gewartet hat. Wie fühlt sich diese Leichtigkeit, diese Entlastung, diese Stille an? Welchen Bezug zu Dir selbst verspürst Du, wenn Du Dich vor Deinem geistigen Auge vor Dich hinstellst? Spür einmal, wie tief die Verbindung zu Dir schon da ist. Spürst Du, wie Du Dich gerne selbst einmal so richtig in den Arm nehmen möchtest, wie Du eine tiefe Herzensverbindung zu Dir selbst eingehst und Wertschätzung und Liebe für Dich selbst entstehen?

Spür einmal, wie es sich anfühlt, jetzt, da Du wie aus einem verwunschenen Traum, in dem Du durch Dein eigenes Urteil und Deine eigenen Vorstellungen festgehalten wurdest, aufwachst und plötzlich so viel mehr Lebendigkeit, Zufriedenheit, Leichtigkeit und Glückseligkeit durch Dich fließen. Spüre, wie sich diese Leere, wie bei einem inhaltslosen Gefäß, das Du gerade bist, geleert von allen Belastungen, wieder neu füllt. Wie eine Glocke, in der sich ein Ton ausbreitet, wie eine Energie, die im Zentrum Deines Herzens entsteht – und wie ein Ton der Liebe, der Glückseligkeit, des Gleichmuts, entstanden aus der Mitte Deines Seins, Dein ganzes Wesen wieder belebt und füllt. Und so verbinde jeden Ton, den die Glocke ertönen lässt, jede Welle, die von ihrem Zentrum aus entsteht, mit einem Funken Licht, der direkt Deinem Herzen entspringt, und fühle, wie sich dieses Licht durch die Resonanz, die Dein Körper erzeugt, immer weiter in diesem leeren Raum in Dir ausbreitet.

Bewege Dich ein wenig auf Deinem Stuhl und lass Deinen Oberkörper dabei kreisen und schwingen. Spüre, wie Dein Körper wie ein Gefäß ist, und dieser Funke stark in Deinem Herzen strahlt, während Deine Bewegung sich um ihn herum dreht. Beobachte, wie der Funken sich in Dein Zentrum integriert und von dort aus alles gelöst und verbunden wird. Wenn Du Dich jetzt bewegst, wirst du merken, wie eine Verankerung in Dir entsteht und der Funke sich dann in Deinem Zentrum mit Dir bewegt, da er sich fest in Dir integriert hat und sein Zuhause gefunden hat. Spüre diesen tiefen Frieden, dieses klare Betrachten, dieses urteilslose Sein.

Und spür auch, wie Dein Becken sowie Dein Schoß- und Bauchraum sich völlig befreit anfühlen. Reine Präsenz. Kein Urteil, keine Idee, einfach reines Sein – alles ist gut so, wie es ist. Deine eigene Welt und Deine Werte in Dir sind vollkommen im Frieden und gelöst.

Gib Dir die Erlaubnis, immer noch tiefer in Dich hineinzutreten. Hab keine Angst vor Dir selbst, sei mutig und gleichzeitig demütig vor dem Leben. Lass jetzt auch noch alle Anteile in Dich eintreten, die sich noch zurückhalten und Dir nicht bewusst sind. Gib das Kommando, noch tiefer in Dich einzutreten, mit all dem, was Dich ausmacht. Fühle, wie Du Dich immer weiter vervollständigst, immer klarer wirst. Spüre das tiefe Mitgefühl, das Du für Dich selbst empfinden kannst. Lass alles los, das Dich immer noch in verhindernden Mustern festhält. Du kannst Dir vorstellen, wie Du Dich losschneidest oder loseist und Dich vollkommen von Deinen alten Mustern entkoppelst.

Bedanke Dich abschließend bei Dir und Deinen alten Mustern und Strategien: »Danke, ich durfte durch euch lernen, doch jetzt bin ich vollkommen bei mir – so schön, so wach, so klar.«

6) Loslassen körperlicher und ideeller Scham

In diesem Teil zur Scham geht es darum, wie wir über unseren Körper richten, ob wir ihn schön finden oder aber mit dem ein oder anderen Teil nicht einverstanden sind – oder vielleicht sogar unseren Körper zutiefst kritisieren. Möglicherweise hat jemand einmal zu Dir gesagt, dass Du so, wie Du bist, nicht schön bist oder dass Dein Körper zu dick oder zu dünn ist und Du hast das so verinnerlicht, dass es Dich von Deinem persönlichen Ausdruck Deiner Kraft, Deiner Energie, Deines Charismas, Deiner Sexualität fernhält.

Wir brauchen uns nur die Schönheitsindustrie anzuschauen, da gibt es so ziemlich alles, was man sich denken kann, von aufgespritzten Lippen bis hin zu veränderten Pobacken – nur, damit man anders aussieht, anders wirkt und einem bestimmten Schönheitsideal entspricht. Ich möchte, dass Du vollkommen zu Deinem Körper stehen kannst, zu jeder einzelnen Zelle und ich denke bzw. bin mir sogar sicher, das möchtest Du auch – vielleicht bist Du Dir nur noch nicht bewusst darüber. Deine Seele will glücklich und frei sein, in Dir und Deinem Körper, den sie in diesem Leben bewohnt und bewusst für diese Erfahrung gewählt hat.

Nimm einmal einige tiefe Atemzüge tief in Deinen Bauchraum hinein und beobachte, wie sich das Gefühl des Ankommens in Deinem Beckenraum, Deinem Schoßraum, einstellt. Spüre, wie sich bei jedem Ausatmen vorgefertigte Meinungen, Urteile, Betrachtungsweisen, Kritik, Verhärtungen Dir selbst gegenüber immer mehr aus Deinen Körperstrukturen lösen. Gib Dir die Erlaubnis, dass sich jede einzelne Zelle, jedes einzelne Molekül und jedes einzelne Atom Deines Körpers sowie alle anderen Ebenen Deines Bewusstseins und Deines Seins vollkommen und gänzlich geliebt fühlen. Gib Dir die Erlaubnis, in diesen tiefen Prozess der Selbstliebe einzutauchen.

Schau Dir nun einmal Deine selbstkritischen Muster in Bezug auf Deinen Körper an. Betrachte, in welcher Unzufriedenheit oder auch zerstörerischen Haltung Du möglicherweise Deinem Körper gegenüber bist. Wie gehst Du mit Dir und Deinem Körper um? Schädigst Du ihn vielleicht mit zu viel Zucker, Nikotin, Koffein und anderen Substanzen, die Dir nicht guttun? Spür ganz tief und ganz genau hinein, wie es sich anfühlt, wenn Du in diese selbstkritischen Themen, Vorwürfe, Selbstverurteilung, Unzufriedenheit und Scham-

Muster hineingehst. Was macht das mit Dir? Es gibt keinen Menschen – egal wie er aussieht –, dem nicht die absolute Schönheit innewohnt, wenn er sich vollkommen auf sich einlässt und beginnt, in einen tiefen Prozess der Selbstliebe zu gehen.

Harmonisieren der Milz-Leber-Achse

Empfindest Du Dich verschoben zwischen Deinen Augen? Hast Du das Gefühl, dass Dein Drittes-Auge-Chakra ganz mit Deiner Nasenwurzel übereinstimmt, oder hast Du den Eindruck, hier leicht verschoben zu sein? Sollte Letzteres der Fall sein, ist Deine Körperachse nicht mehr hundertprozentig in Übereinstimmung mit den Hauptchakren.

Bewege Dich einmal einige Schritte durch den Raum.

- Welche Emotionen spürst Du?
- Wie bewegst Du Dich? Gehst Du in ein Gramverhalten? Versuchst Du, Dich in Deiner Wirbelsäule zu verschieben und Dir selbst auszuweichen oder kannst Du aufrecht und ganz bei Dir sein?
- Wie ist Dein Gewebe? Sind seine Schichten leicht oder fühlen sie sich eher schwer und verklebt an?
- Hast Du das Gefühl von Vitalität und leichter Aufrichtung oder die Wahrnehmung von Agonie oder Rückzug?
- Wenn Du Dich vor Deinem geistigen Auge betrachtest: Gehst Du auf Dich zu oder versuchst Du, Dir auszuweichen?

- Hast Du das Gefühl von Kraft und Stabilität in Deinem Becken oder brichst Du in diesem Bereich regelmäßig energetisch ein?
- Hast Du ein Gefühl einer Verbindung vom Becken zu Deinem Herzen und Deinem Kehlkopf? Das Becken ist das Zentrum der Kreativität, des reinen Schaffens, des Gebärens, das Herz der Ausdruck der Liebe, und der Kehlkopf der Bereich der Selbstdarstellung. Wie geht es Deiner Schilddrüse in diesem Zusammenhang? Ist sie stabil oder erlebst Du eine Unter- oder Überfunktion?
- Hast Du das Gefühl, dass die Energie in Deinem Körper nach oben kanalisiert bleibt oder eher, dass sie über den Kiefer und die Ohren weit spreizend von Dir weggeht? Und zwar so, dass eine Fragmentierung und damit ein Energieverlust stattfindet? Welche Emotionen kommen dabei hoch – Rückzug, Trauer, Wut, Dich verteidigen wollen, oder bist Du zufrieden?
- Ist Dein Zwerchfell so locker, dass Du Deinen Atem bis tief in den Bauchraum spürst, weil Deine Organe sich frei nach unten bewegen können?

Spür noch mal in den Bereich um Deine Augen, Deine Nasenwurzel, Deine Nasenspitze und die ganze Ebene in Deinem Kopf nach hinten. Hast Du das Gefühl, hier ist etwas verschoben? Ganz viele Menschen erfahren das. Die Ursachen hierfür können vielfältig sein: ein Unfall, in dem Du verwirbelt wurdest oder starken Stößen ausgesetzt warst, eine innere Verschiebung dadurch, zu viel zu wollen, doch es nicht zu können (z. B. in Körperarbeit, Yoga oder Sport über die körperlichen Fähigkeiten hinauszugehen) sowie mentale, innerliche Verrenkungen und mehr.

Nimm ein paar tiefe Atemzüge und lass Dich mit dem Ausatmen immer tiefer sinken. Lass nun einmal einen Ton entstehen. Es kann ein Brummen, Summen oder Singen sein. Spüre dem Ton nach, wie er in Deinem Herzen, Deinem wunderschönen (Resonanz-)Körper entsteht. Der Ton findet Dich und entspringt in Dir, in einer vollkommenen Resonanz und Harmonie.

Spüre einmal diesen wundervollen Frieden in Dir, in dem keine Vorurteile, keine Kritik und keine Unzufriedenheit mehr Platz haben. Der einfach ist, aus einem Zustand der Mitte, der inneren Ruhe heraus. Wie fühlt es sich an, so vollkommen friedlich Dir selbst gegenüber zu sein und ein Lächeln auf Deinen Lippen zu spüren?

Wie fühlt es sich an, wenn sich dieses Gefühl der Leichtigkeit und Freiheit in jede einzelne Zelle Deines Körpers hineinbewegt, Dich vollkommen durchdringt und freisetzt, und damit gleichzeitig Dein ganzes Bewusstsein eine tiefe Herzensverbindung mit Dir selbst eingeht – und das Gefühl, Dich selbst liebevoll umarmen zu wollen, entsteht, wohlwollend, achtsam und liebevoll. Wie fühlt es sich an, wenn Du jede noch so kleine Stelle Deines Körpers am liebsten vor lauter Freude küssen möchtest, weil Du ihre Perfektion erkennst und vollkommene Glückseligkeit und vollkommenen Frieden empfindest? Wie fühlt es sich an, wenn sich sämtliche vorherigen Empfindungen, Ideen und Kritiken vollständig entkoppelt haben und Du Dich gar nicht mehr an sie erinnern kannst, weil sie aus Deinem Bewusstsein gelöscht sind, auch aus den Bereichen, die Dir nicht bewusst sind oder die Du Dir gar nicht vorstellen kannst?

Wie fühlt es sich an, zu spüren, dass Dein Körper das perfekte Vehikel, die perfekte Ausdrucksform für dieses Leben ist, um alles, was Dich ausmacht, bestmöglich zum Ausdruck zu bringen, in all Deiner Schönheit und Herrlichkeit und Göttlichkeit? Wie fühlt es sich an, wenn sämtliche Empfindungen, Gefühle und Emotionen wie Scham, Schande, Selbsturteil, Selbstkritik und Unzufriedenheit vollkommen aus Deinem Bewusstseinskörper, Deinem Lichtkörper, Deinem Energiekörper, Deinem Kausalkörper, all Deinen Körpern vollkommen entlassen sind, und Du wie ein Phönix aus der Asche aus Dir selbst neu emporsteigst?

Wie fühlt sich dieses natürliche Selbstbewusstsein an, dass Du weißt, dass Du Dich voller Stolz, Zuversicht, Kraft und Selbstvertrauen darstellen und zeigen kannst? Spüre einmal nach, wie die Energie des Chi, des Prana, des Ki, diese Kraft des Lebens direkt aus Deinem Bauchraum zu Deinem Herzen und weiter zu Deinem Kehlkopf fließt. Spüre nach, wie hier ein Energiefluss in Form einer Acht entsteht und wie im Zentrum, im Knotenpunkt, Dein Herz liegt, und von dort aus Dein Leben und Deine Welt mit Licht erfüllt.

Spüre auch einmal hinein, wie um Dich herum der Raum beginnt, um mit diesem Licht in ein neues Leben zu kommen. Nimm die Erdung wahr, die über Deine Füße und Dein Steißbein tief in Mutter Erde hineingreift. Steh nun einmal kurz auf und spüre, mit welcher Aufrichtung, welchem Selbstbewusstsein und welcher Selbstverständlichkeit Du im perfekten Ausdruck Deiner selbst bist. Spüre Dein Besonders-Sein, Deine Einzigartigkeit, Deine Großartigkeit.

ENERGIEAUSTAUSCH ÜBER DIE CHAKREN UND KONTROLLDRAMEN

Wir Menschen kommunizieren stark über unsere Chakren miteinander und so flitzt während einer Interaktion oder eines Gesprächs ganz viel Energie zwischen unseren eigenen Energiezentren und denen des jeweils anderen hin und her. Sind die betreffenden Personen dabei in ihren Energien ausgeglichen, ist alles in Ordnung, denn dann benötigt keiner den anderen, um seine Bedürfnisse zu befriedigen. Befinden wir uns jedoch in einer Bedürftigkeit, dann suchen wir uns oft einen Gegenpol, der uns in einem bestimmten Aspekt befriedigen soll – nicht nur im Bereich der Sexualität, sondern beispielsweise auch in unserem Suchen nach Zuneigung, Wärme, Geborgenheit und Aufmerksamkeit.

Dieser Energieaustausch findet auf einer nonverbalen Ebene statt. Ist das Miteinander ausgeglichen, dann ist der Austausch, wie eben erwähnt, gleichwertig und harmonisch. Im Falle einer Unausgeglichenheit entstehen jedoch sogenannte Kontrolldramen beim Versuch, das Ungleichgewicht des eigenen Ichs über den Partner oder eine andere Person, beispielsweise über ein Familienmitglied, einen Kollegen, einen Freund, auszugleichen. Die eine Person stellt dabei meist das ›arme Ich‹ dar und zeigt ein aufnahmefähiges oder sich hingebendes Opferverhalten, die andere Person repräsentiert das ›starke Ich‹ mit eventuellem Täterverhalten. Die Energie bewegt sich dabei zwischen dem starken Ich, weil es kontrolliert, und dem armen Ich, weil es Aufmerksamkeit beansprucht, hin und her. In dieser energetischen Kommunikation saust das Chi in Form von kleinen Blitzen zwischen den Personen und den entsprechenden Chakren hin und her und der ein oder andere Blitz (Energie) bleibt aufgrund dieses Energiespiels auf der Strecke. Wichtig hierbei ist, dass wir selbst nicht dabei auf der Strecke bleiben und, wenn wir in einen eventuellen Energieverlust hineingehen, Quellen finden, die uns helfen, uns auszugleichen. Dies kann über eine persönliche Passion oder ein Hobby geschehen oder über Meditation, Spaziergänge usw. Im Extremfall wäre ein Partnerwechsel oder der Wechsel einer Arbeitsstelle empfehlenswert.

Energieverlust durch Verletzung oder Operation

Bei Operationen oder Verletzungen im Bereich der Sexualorgane werden oft Nadis – das sind Energiekanäle in unserem Körper – durchtrennt. Wenn ein Nadi durchtrennt wird und damit nicht mehr funktioniert, ist oft der Energiefluss vom Sexualchakra zum Herzchakra unterbrochen. Damit kann die Sexualenergie, die Grund- und Hauptenergie im Universum, nicht mehr optimal zum Herzen transportiert werden. Durch Eingriffe wie Kaiserschnitt, Dammschnitt, Abtreibung oder Entfernen der Gebärmutter oder Eierstöcke, Beschneidungen, Entfernen eines Hodens oder Durchtrennung der Samenleiter kann der entsprechende Nadi durchtrennt werden.

Eine Beschneidung zum Beispiel sorgt dafür, dass die Person, die sich normalerweise in ihrer Verbindung und der Liebe zum Leben spürt, sich nicht mehr so tief wahrnehmen kann. Wird ein Junge oder ein Mädchen beschnitten, ist ihnen oft nicht mehr die Möglichkeit gegeben, sich in der vollen Energie und Verbindung zum Leben zu spüren. Beschneidungen sind ein grausames und selten beachtetes Gesellschaftstrauma.

Eine weitere Ursache für das Nicht-Fließen der Sexualenergie können bestimmte religiöse Rituale sein – beispielsweise die bekannten Kreuzchen, die im Katholizismus über dem Körper gemacht werden und, vom Gläubigen unbemerkt, ein energetisches Schließen der Chakren bewirken. Sollte bei Dir eine Beeinträchtigung der Energiebahnen stattgefunden haben, dann gib Deinem Körper durch die Erinnerung der Vollständigkeit den Impuls, dass sich die durchtrennten Kanäle wieder miteinander verbinden und die blockierenden Rituale sich wieder auflösen. So kannst Du die Energie wieder zum Fließen bringen.

Die Prostata und negative Glaubenssätze

Viele Männer haben eine tiefe Angst vor dem Altern und dem Rücktritt aus der Sexualität. Die Prostata reagiert sensibel auf unsere Glaubenssätze bezüglich des Alterns. Glauben wir, dass wir altern, beeinflusst sie dies sehr stark. Mache Dir bewusst: Es ist normal, dass wir älter werden, dabei ist aber wichtig, dass wir nicht alt werden. Ich denke, Du verstehst den Unterschied.

Affirmationen

Ich lasse die Vergangenheit los.
Ich liebe mich und meine schöne Sexualität.

Ich bin in Sicherheit.
Ich werde geliebt.
Ich liebe, wer ich bin.

Ich bestimme mein Leben.
Ich bin sicher auf allen Ebenen.
Es ist allzeit gut für mich gesorgt.

Nachher-Check

- Wie fühlst Du Dich nun mit Deinem Körper in Bezug auf Deine Sexualität?
- Hat sich an Deinem Schamempfinden etwas verändert?
- Wie geht es Deinen Sexualorganen?
- Haben sich Deine negativen Glaubenssätze zur Sexualität gelockert oder aufgelöst?
- Haben Deine Schuldgefühle oder Deine Schuldbedürftigkeit nachgelassen oder sind sie vollständig verschwunden?
- Hast Du mehr Kontakt zu Deiner Lebenskraft und kannst Du Dich mehr auf sie einlassen?
- Wie viel Raum nimmst Du nun ein? Traust Du Dir mehr zu, Dich in alle Richtungen auszudehnen?

Kapitel 19

Das Blut- und Lymphsystem

Perfektionismus, Apathie und Melancholie

Dr. P. und ich – oder: Wer nicht wagt, der nicht gewinnt

Und dann gibt es noch die Zeiten, in denen wir uns bewusst verletzen, um in unserem Leben weiterzukommen. Die Begründung für meinen fünfjährigen USA-Aufenthalt fiel in so eine Zeit.

Ganze vier Jahre hatte ich zusammen mit einem amerikanischen Arzt, Dr. P., in Verbindung gestanden, um ein sehr wirksames Schmerzöl meines leider schon verstorbenen Freundes Michael Hirt (Via Nova Violaktiv-Öl) in die USA zu bringen und dort über verschiedene Kanäle zu vermarkten. In 2006 war ich sogar kurzfristig in Florida, um dort einige Major League Baseball Clubs zu besuchen und sie über das Öl zu informieren – und das mit gutem Erfolg. Gerade im Spitzensport gibt es ja immer wieder schwere Verletzungen und der Bedarf an Lösungen ist groß. Der Verein tut dann oft einfach alles, um seine Investition (den Sportler, ja ich weiß, das ist nicht wirklich menschlich ausgedrückt, doch es ist nun mal harte Realität) wieder fit zu bekommen.

Gleichzeitig begann ich von da an, meine eigene Arbeit als Intuitive weiter auf- und auszubauen. Im Gegenzug zu meiner Expertise mit dem Öl sagte man mir Hilfe bei der Immigration und ein Gästehaus zu, in dem ich anfangs wohnen könnte. Das Öl sollte mein Leben mitfinanzieren. Und so war dann 2007 der Zeitpunkt gekommen, in die USA überzusiedeln. Ich verkaufte all mein Hab und Gut und setzte mich nach einem letzten Gespräch mit Dr. P. am Vorabend, am 14. April, in den Flieger nach Florida. Dort wurde ich dann von Vicky, seiner Sekretärin, abgeholt und – auch wenn sie andere Anweisungen hatte –, direkt zu seinem Büro gefahren. Er sagte mir am Vortag noch, er wäre diese Woche nicht da und wir würden uns dann eben eine Woche später sehen.

Doch er war da und nachdem wir angekommen waren, verschwendete er auch keine Zeit, mir mitzuteilen, dass er kein Interesse mehr an der Zusammenarbeit hatte. Er hätte das Öl analysieren lassen und würde es jetzt selbst herstellen lassen.

Wow, autsch, ich wusste, die Person war nicht leicht zu nehmen und extrem dominant. Doch vier Jahre Vorbereitung, dann alles zuhause aufzugeben und mit meinen letzten 20.000 Euro und meinem Fahrrad (nicht wirklich viel, wenn Du umsiedelst) loszuziehen? Ich meine, zuhause in Deutschland keine Wohnung mehr, also schlichtweg nowhere to go. Um es mal ganz extrem abzuwiegeln – nicht nett – fuck you.

Und doch war da Glück im Unglück. Vicky hatte und hat sicher noch immer ein riesiges Herz und nahm mich mit zu sich nach Hause. Dort wohnte ich dann für drei Tage, bis ihr Mann intervenierte und einen guten Vorschlag machte. Ich könnte doch im Gästezimmer des Hauses von Vickys Mum schlafen, das Haus nutzen und gleichzeitig ein wenig danach schauen, solange diese noch in Kanada war (sechs Monate im Jahr). Vicky lieh mir anfangs zusätzlich immer wieder ihr Auto und ich konnte mich um die wichtigsten Dinge kümmern und mich in den entsprechenden Kreisen ein wenig bekannt machen. Nach drei Monaten war ich im Plus und konnte mein Leben durch meine Heilarbeit und kleine Seminare direkt finanzieren und dann später meine ausgiebige Reise durch 22 Staaten der USA und ein wenig Kanada machen. Und diese Reise veränderte nachhaltig mein Leben.

Die Absage von Dr. P., so hart sie am Anfang auch war, war letztlich ein Segen. Die, wenn ich heute darüber nachsinne, die Chance war, mich für einige Zeit aus Deutschland und Europa zu verabschieden, mich auf eine absolut magische Reise zu mir selbst und in die intuitive Arbeit zu machen.

Dr. P. und ich? Wir wären eh sehr schnell aneinandergeraten. Zwei Alpha-Männchen in einem Pack, das geht einfach nicht gut, und die Trennung wäre schnell unausweichlich geworden. Nur den Betrug an meinen Freund Michael ... – den wollte ich nicht so leicht vergeben. Doch auch das hatte zu guter Letzt seinen tieferen Sinn, da Michael nicht mehr lange leben sollte.

Ich bin normalerweise ein sehr konservativer Typ. Brauche wenig, alles, was ich besitze, wird pfleglich behandelt, hält ewig, und wenn es um Wagnisse geht, bin ich eher achtsam, zurückhaltend und auch ein wenig scheu – bis der Freigeist wieder einmal auftaucht und mich loseist aus meiner Vorsicht, um eben das Leben noch tiefer zu spüren, kennenzulernen und mich selbst auszudehnen. Dazu gehört auch schon mal so eine Art von »ich weiß, es geht nicht gut, doch es bringt mich weiter, also los, was soll schon sein. Am Ende wirst Du mit zwei lachenden Augen wie Phönix aus der Asche gestiegen sein.«

Wann hast Du so gehandelt und viel oder alles riskiert? Und wenn, bist Du Dir klar darüber, dass Du, ohne diese Handlungen, jetzt nicht hier wärst, an genau diesem Platz, an dem Du Dich jetzt befindest? Und solltest Du noch im Leid verharren, was nimmst Du als Lehre mit, um davon zu profitieren, zu wachsen und zu Deinem wahren Selbst zu kommen?

Nichts ist so schlecht, als dass nichts Gutes darin ist, als dass es Dir nicht irgendwie dienen kann. Es kommt oft nur auf den Blickwinkel der Betrachtung an. Betrachtest Du es negativ, belastest Du sehr stark Dein Blut- und Dein Lymphsystem, da Deine direkte Verbindung zum Leben oder eben stark gelebte Selbstkritik Deine Kreisläufe in Deinem Körper direkt beeinflussen. Lass uns das einmal anschauen.

Blut- und Lymphsystem und die ewigen Kreisläufe der Elemente

Zum Abschluss dieses zweiten Bandes von *Zurück zum Ursprung* beschäftigen wir uns also mit dem Thema Blut, Blutgefäße und Lymphe. Beim Blut- und Lymphsystem haben wir es mit zwei Kreisläufen zu tun, die auch auf der Ebene der Elemente ganz wichtig sind, da die ewigen Kreisläufe der Elemente Feuer und Wasser in ihnen leben. Beide repräsentieren das Leben an sich. Wir Menschen bestehen ja, durch den mystischen Blickwinkel unserer keltischen Vorfahren und auch aus vielen anderen Traditionen betrachtet, aus verschiedenen Elementen bzw. stehen mit diesen in Verbindung.

Jeder Mensch trägt alle Elemente in sich: Die Erde (unser Fleisch), das Feuer (Blut und Herz), das Wasser (Blut und Lymphe), die Luft (Verstand und Lunge) und als fünftes Element den Äther (Geist/Seele), das Licht, die bewertungsfreie, betrachtende göttliche Intelligenz, die alles miteinander verbindet und ausgleicht. Um alle Elemente in uns ins Gleichgewicht zu bringen, gehen wir in Kontakt mit unserer Seele und lassen sie die Führung unseres Lebens übernehmen – denn wenn bewusstes Sein vollkommen frei in uns wirkt, kommen wir automatisch in die Balance, und die Elemente in uns sind ausgeglichen. Wir fühlen uns dann in unserem Körper so richtig wohl.

In unserem Alltag lassen wir uns jedoch oft von unserem Verstand und nicht von unserer Seele leiten, weil wir bestimmte Dinge bedenken und meist nach Vorteil oder Nachteil berechnen oder entsprechende Programmierungen und Konditionierungen haben, die uns in unbewussten Handlungen, Angewohnheiten und manchmal auch in Süchten halten. Der Bereich Luft, in dem wir uns im Verstand bewegen, ist dann auch vom Element her oft stärker vertreten, was für einen typischen Mangel an Erdung und Präsenz und gleichzeitig des Elements Erde sorgt.

Natürlich sind wir alle individuelle Wesen, geboren zu verschiedenen Zeiten an verschiedenen Orten, durch viele Leben gereist seit dem Anbeginn der Zeit – und dadurch auch aufgrund unseres Charakters dem ein oder anderen Element mehr zugetan. So ist der Heißblütige eben feuriger, der Tiefgründig-Nachdenkliche dem Wasser und der Luft näher und der Naturverbundene der Erde. Und der, der in der Lage ist, Verstand und Seele gemeinsam mit dem Körper in Balance zu bringen und die Anteile in der Aufmerksamkeit dieser drei Teile achtsam zu balancieren, dessen fünftes Element, der Äther, ist so kraftvoll, dass automatisch jedes Element, das im jeweiligen Moment gebraucht wird, aktiviert und in den Vordergrund gestellt und später wieder ausgeglichen wird.

Bewege Dich einmal durch den Raum und spüre in Dich hinein:

- Wie geht es Dir?
- Wie ist Dein Gemüt?
- Wie gut bewegt sich Dein Körper und wie ist Deine Atmung?

- Wie geht es Deinen Schultern und wie beweglich ist Dein Kopf?
- Wie fühlt sich Dein Kiefer an?
- Wie leicht oder schwer sind Deine Gewebeschichten?
- Wie fühlt sich das Gewebe Deiner Arme und Beine in Zusammenhang mit Deinem Herzen und Deinen Gefäßen an?
- Nimm einmal das Abrollen Deiner Füße wahr. Kommst Du leicht von einem Fleck zum anderen oder hast Du das Gefühl, verhaftet zu sein?

Unser Blutsystem

Wenden wir uns zunächst unserem Blutsystem zu. Alle Blutgefäße zusammen sind insgesamt übrigens etwa 100.000 Kilometer lang – ist das nicht faszinierend? Bei unseren Arterien und Venen handelt es sich zudem nicht nur um ›Schläuche‹, in denen das Blut von einem Ort zum anderen gelangt, sie unterstützen auch aktiv den Blutfluss. Unser Herz transportiert den Löwenanteil des Blutes und den Rest übernehmen dann unsere Arterien und Venen sowie, durch Kontraktion und Bewegung, unsere Muskulatur. Unser Blut fließt mit enormer Geschwindigkeit und ist mit vier Kilometern pro Stunde durch unsere Arterien, Venen und Kapillaren unterwegs.

Unser Blutsystem, unser Blut selbst und auch das komplette Adernsystem reagieren stark darauf, wie wir mit dem Stress in unserem Leben umgehen. Erleben wir Emotionen wie Angst, Ärger, Zorn, Eifersucht oder Sturheit oder fühlen wir uns eingeengt, so schlägt sich das auf unser Blut und unser

Blutsystem. Wenn wir in Aufregung geraten, egal ob positiv oder negativ, kommt unser Blut in Wallung, und bei negativem Stress wechselt unser Körper dann in den Flucht- oder Kampfreflex: Unsere Zunge klebt regelrecht am Gaumen und unser Blut fließt hauptsächlich in die Arme und Beine, damit Energie zum Weglaufen oder zum Kämpfen zur Verfügung gestellt werden kann. Unser Gehirn und die inneren Organe werden damit schlechter durchblutet. Des Weiteren beschleunigt sich unser Herzschlag, unsere Muskeln straffen sich, alles wird ein wenig enger und beginnt, in uns zu pumpen. Wir sind dann zu Höchstleistungen fähig.

Stocken wir jedoch in unserem Leben, bleiben hängen, werden fest und sind verhaftet in Schmerz, Starr- und Sturheit, kann dies dafür sorgen, dass unsere Gefäße spröde werden, verkalken und irgendwann aushärten. Menschen, die regelmäßigem Stress ausgesetzt sind, haben zudem oft erhöhte Entzündungswerte in ihrem Blut, was den gesamten Körper belastet. Ein Marker hierfür ist eine Veränderung im Blutwert Interleukin-6, das in Zusammenhang mit unseren Stresshormonen steht. Weitere körperliche Ausprägungen eines unausgeglichenen Blutsystems können sich in Form von Bluthochdruck, zu niedrigem Blutdruck, Herz- und Gefäßleiden, Blutkrebs (Leukämie), Anämie, Gerinnungsstörungen sowie Hämophilie zeigen.

Dem Fluss des Lebens vertrauen

Angst und Ärger manifestieren sich im Blutsystem und im Blut. Sie verformen die Blutplättchen und sorgen dafür, dass diese zusammenkleben, wenn wir regelmäßig ängstlich und sauer – und damit übersäuert –sind. Unser Körper braucht jedoch jede Menge frei fließende, gesunde Blutplättchen, damit sich viel Sauerstoff daran binden und so unser Körper mit all seinen Zellen versorgt werden kann. Somit ist es essenziell, dass wir entsäuern, Belastendes loslassen und uns dem Fluss des Lebens wieder anvertrauen – denn das Blut stockt, wenn Du stockst. Wenn Du Dich in der Kritik Deiner selbst befindest und Dich nicht weiterbewegst – wenn Du Dich also schlechtmachst, abwertest und Dich somit in einem entsprechenden Konflikt befindest –, fühlt sich das an, als wärst Du vom Leben abgeschnitten. Das bist Du aber niemals, diese Wahrnehmung ist lediglich eine Idee Deines Egos, das das Leben persönlich nimmt. In anderen Worten: Abgeschnitten-Sein vom Fluss des Lebens ist eine Verstandeshaltung.

Besonders hier haben wir in unserer Gesellschaft ein echtes Problem, da die Selbstwerteinschätzung gerade beim Mann oftmals mit seinem beruflichen Status zusammenhängt. Findet dann eine Veränderung im beruflichen Bereich statt, beispielsweise eine Abstufung, Ablehnung einer Beförderung, Bevorzugung eines anderen oder auch eine Pensionierung ohne weiteren Lebenssinn, kann es zu größten Problemen im Herz- und Blutbereich kommen. Die Statistik zeigt uns ja, dass in den ersten Jahren nach Pensions- oder Renteneintritt doppelt so viele Menschen sterben wie sonst. Ähnliche Auswirkungen auf das Blutsystem entstehen auch durch andere Revierkonflikte wie Scheidung, Fremdgehen, Übergehen der

Person oder Nichtbeachtung in der Familie sowie die Unfähigkeit, die Familie gut zu versorgen. All dies führt in eine tiefe Selbstkritik und eine Betrachtung der eigenen Unfähigkeit und Bedeutsamkeit. ›Mann‹ will be- und geachtet werden, sonst ist er nicht. Auch hier erkennen wir die Programmierung durch das Außen, die sagt: Wenn du etwas erreicht hast – sei es eine tolle Arbeitsstelle, eine schicke Frau, vorzeigbare Kinder –, dann bist Du gesellschaftsfähig und somit lebensfähig, hast also einen Lebensberechtigungsschein.

Blutdruck und Wille

Eine weitere typische Form von ständiger Selbstkritik ist der Perfektionismus. Auch er ist eine Verstandeshaltung, eine Idee im Geiste des Einzelnen, die dafür sorgt, dass wir immer mehr leisten möchten, weil wir das, was wir tun, als noch nicht gut genug befinden. In der Regel überfordern wir uns mit dieser Einstellung ständig selbst, was sich auf der physischen Ebene gerne als Bluthochdruck zeigt. Auch Menschen mit aufbrausendem Gemüt neigen zu erhöhtem Blutdruck.

Ist der Blutdruck zu niedrig, dann spricht dies für eine Antriebsschwäche. Wer einen niedrigen Blutdruck hat, hat oft kein Ziel, steckt in der Melancholie, in Depressionen oder im Schmerz fest und muss mehr in das Leben hinein. Oftmals haben Frauen, die ausschließlich für ihre Familie da sind und ihr Leben nicht auch nach ihren eigenen Wünschen ausrichteten, einen zu niedrigen Blutdruck. Überlege einmal: Wie viel Aktivität braucht es, damit Du bei Dir ankommst und Du das Gefühl hast, Du tust etwas für Dich selbst?

Man könnte das Thema Blutdruck auch so auf den Punkt bringen: Unser Blutdruck hängt stark mit unserem Willen zusammen. Tendieren wir dazu, Dinge zu forcieren oder aber uns und unsere Wünsche und Visionen zu vernachlässigen, kann sich das in die eine oder andere Richtung auf den Blutdruck auswirken. Wie bei fast allem im Leben brauchen wir auch hier eine gute Balance, die Lebensfreude, Lebenslust, Aktivität und Inaktivität beinhaltet. Durch moderaten Sport können wir unseren Körper stark unterstützen. Damit sorgen wir auch dafür, dass unser Bindegewebe straffer wird und sich unser System insgesamt besser stabilisiert.

Ausbalancieren der Endothelzellen

Die Wände unserer Arterien bestehen aus Endothelzellen. Diese Zellen schwemmen aufgrund von mangelnder Bewegung und mangelndem negativ geladenem Sauerstoff im Laufe der Zeit auf, was zur Folge hat, dass der Durchmesser der Arterien kleiner wird und Blut weniger frei fließen kann. Bei Anstrengung braucht unser Herz dann mehr Schläge, um dieselbe Menge Blut fließen zu lassen und damit dieselbe Menge Sauerstoff zu den Zellen zu transportieren.

Wenn wir dafür sorgen, dass der Grundumsatz des Sauerstoffs in der Lunge und in den Gefäßen steigt, schrumpfen die Endothelzellen ganz spontan wieder auf ihre ursprüngliche Größe und der Durchmesser des Gefäßes ist dadurch automatisch wieder größer. Um diesen Prozess in Gang zu setzen, können wir uns eines interessanten Phänomens bedienen, und zwar des sogenannten Sauerstoff-Klick-Mechanismus. Dieser Mechanismus sorgt dafür, dass, wenn mehr Sauerstoff fließt, die Zelle plötzlich, sozusagen mit einem Klick, in ihren Ursprungszustand zurückschaltet. Hierdurch werden die Gefäße wieder weiter, das Herz muss weniger schlagen und das Blut fließt freier.

Es war der Forscher Manfred von Ardenne, der feststellte, dass die Wände unserer Blutgefäße, wie gerade beschrieben, dicker werden und somit der Durchfluss des Blutes geringer ist, wenn unser Blut nicht genügend negativ geladenen Sauerstoff bekommt. Er entwickelte daraufhin die Sauerstoff-Mehrschritt-Therapie, die sich des Sauerstoff-Klick-Mechanismus bedient. Dieser Effekt findet tatsächlich nur mit negativ geladenem Sauerstoff statt, dessen magnetische Wirkung unser Körper nutzt, um den Sauerstoff schneller ins Blut und in die Zelle zu transportieren.

Ich selbst habe diesen Mechanismus vor einigen Jahren im Fitness-Studio erlebt. Durch einen speziellen Inhalator, mit dem ich trainierte, strömten negative Sauerstoff-Ionen direkt in meine Lunge. Nach einigen Wochen fand plötzlich die Umschaltung meines Körpers statt und der Sauerstoff-Klick-Mechanismus setzte ein. Ohne, dass ich es anfangs bemerkte, legte ich bei gleichem Puls etwa 25 Prozent mehr Geschwindigkeit zu. Tom, der Besitzer des Studios, fragte mich damals, ob ich sein Gerät jetzt kaputt machen möchte, da ich so schnell auf dem Trainer unterwegs war. Die Wirkung hielt etwa zwei Monate an und flachte dann wieder ab, weil ich nicht weiterhin so intensiv trainierte.

Ich bin überzeugt, dass wir die Verschlankung unserer Endothelzellen auch durch bewusste Absicht und über die Liebe zu uns selbst herbeiführen können. Das bedeutet, dass wir unsere Gesundheit stärken und unser Leben um bis zu zwölf bis zwanzig Jahre verlängern können. Probiere es einfach einmal aus! Setze die Intention für ein Mehr an Energie durch das Verschlanken Deiner Endothelzellen und das Entspannen Deiner Blutgefäße. Spüre tief in Dich hinein und beobachte. Kannst Du die Veränderung wahrnehmen? Bemerkst Du, wie Dir eine größere Menge an Energie zur Verfügung steht?

Hab Vertrauen in Deinen Körper und seine wie auch Deine Fähigkeiten. Öffne Dich ihm voll und ganz und gib ihm folgende Botschaft: »Ich weiß, Du kannst das. Ich liebe Dich.« Mach Dein Herz weit für Dich selbst auf und lass den Verstand dabei einfach Verstand sein. Lenke Deine Aufmerksamkeit zu Deinem Herzen und spüre seine Kraft und Energie sowie den Funken, der mit jedem Herzschlag Deine Zellen und damit Dein Leben bereichert. Nimm Dein Herz liebevoll und ohne Bedingungen an. Spüre, werde weich und lächle innerlich.

Grundsätzlich kannst Du Deinen Körper auch unterstützen, indem Du Dich an Orten mit hohem Gehalt an negativ geladenen Sauerstoff-Ionen aufhältst und Dich dort aktiv bewegst – beispielsweise im Wald oder am Wasser, wo die Luft durch den Wind negativ geladen wird.

Übung: Den Schmerzkörper ablegen

Mit einer Identität, die regelmäßig Stress und Belastung empfindet, Probleme und vielleicht auch Krankheit erfährt, kreierst Du einen eigenen emotionalen Schmerzkörper, der all diese Informationen speichert. Ein emotionaler Schmerzkörper ist ein Schattenaspekt, der über Deinen Solarplexus (das Chakra, das am meisten mit Deinem Ego und Deinem Verstand zu tun hat) mit Deinem Energiekörper und Deinem Verstand verbunden ist. Hast Du jetzt Schmerz, egal ob physisch oder auf einer emotionalen Ebene, und fühlst Dich erschöpft, geht ein Energiestrom direkt zu diesem emotionalen Schmerzkörper. Wie durch eine Nabelschnur nährst Du ihn so. Je mehr Negatives, umso mehr Schmerz, umso mehr Energieübertragung und umso stärker wird der emotionale Schmerzkörper. Negative Energie ist sehr niedrig schwingend und so stellt sich dieser Schattenaspekt auf niedrige Frequenzen ein. Würdest Du jetzt in Freude leben, einfach glücklich sein, wäre es sehr wahrscheinlich, dass Dein emotionaler Schmerzkörper darauf mit Widerstand reagieren würde, da er ja mit den hochschwingenden Frequenzen und Schwingungen der Freude und Liebe nichts anfangen kann und auch dadurch nicht genährt wird.

Der Schmerzkörper ist in gewisser Weise wie ein Wesen zu betrachten und jedes Wesen hat in seiner Grundausrichtung zuerst einmal eine absolute Absicht – nämlich zu leben. Nährst Du ihn nicht mehr, da Du nicht mehr in den physischen oder emotionalen Schmerz gehst, erfährst Du ein eventuelles Aufbäumen dieses Schmerzkörpers. Plötzlich, obwohl Du Dich bis gerade in absoluter Freude empfunden hast, kommen Zweifel, Wut, Unverständnis oder Rückzug. Der Verstand beginnt, die Freude zu zerreden oder findet eine Projektionsfläche für Negatives, obwohl es gar nichts gibt. Das ist dann dieses Aufbäumen des Schmerzkörpers, der sagt: »Hallo! Du hast mich erschaffen, genährt und getragen. Warum nährst Du mich jetzt nicht mehr? Ich will Deine Aufmerksamkeit in der Wut, der Verzweiflung, im Schmerz.

Denn nur dann kann ich überleben.« Wenn Du das erlebst, gilt es, sehr aufmerksam zu werden und zu erkennen, dass bis gerade alles gut war und hier plötzlich eine andere Kraft, die das Negative wieder in Dein Leben ziehen will, am Werk ist. Dann atme einmal tief durch, werde still und besinne Dich auf die Freude und das Glück, das Du vor diesem Moment verspürt hast. Lass Dich wieder vollkommen darauf ein und gib dem Schmerzkörper keine Beachtung. Dadurch wird er kleiner und die Momente, in denen Du Dich in Verzweiflung und Schmerz befindest, werden weniger, bis sie ganz verschwinden. Um Dir zu helfen, das leichter zu gestalten, hier eine kleine Übung, die Dich darin unterstützt, den Schmerzkörper loszulassen.

Leg nun einmal ganz bewusst und mit größter Wertschätzung diesen Schmerzkörper ab. Danke ihm für alles, was er Dir gezeigt hat, egal wie stark, heftig, lähmend und überwältigend der Schmerz – physisch wie emotional – war.

Danke dann Dir selbst für das schwere Tragen und akzeptiere, dass Du das gemacht hast. Sei gut damit. Sei gut mit Dir. Leg Deinen Schmerzkörper mit all seinen Belastungen zur Ruhe. Betrachte ihn und Dich selbst mit Liebe und sag Dir selbst: »Mit diesem Schmerzkörper gebe ich allen Ballast ab, auch jenen, der meine Gefäße belastet hat. Ich vertraue auf die spirituellen Prinzipien von Kommen und Gehen und darauf, dass es Zeit für diesen Wandel ist. In Freiheit und Ungebundenheit gehe ich nun weiter, darf genießen und das Gute im Leben für mich herausfiltern.« Lass Deinen Schmerzkörper dabei in den unendlichen Weiten des Seins vergehen und sich in neutrale Energie auflösen. Diese neutrale Energie kannst Du dann wieder in Dein System reintegrieren. Bade dann für einen Moment in diesem Frieden.

Durch diese beschriebene Übung bringst Du das Element Feuer – die Passion und die Kraft der Liebe und des Erschaffens in Deinem Blut – in die Balance mit dem Element Wasser, das für Ausgleich, Weite und Lebendigkeit steht. Das Gleichgewicht dieser Elemente ist die Grundlage allen Lebens in Deinem Blut.

Das Lymphsystem

Unser Lymphsystem steht für den ewigen Kreislauf des Wassers in unserem Körper. Die Lymphe ist die Grundflüssigkeit des Körpers und ist wesentlich am Abtransport von Giften, Schlacken und Abfallstoffen beteiligt. Funktioniert unsere Lymphe nicht optimal, gerät unser Körper in Stress, da er nicht mehr ausreichend entgiftet. Wenn das Lymphsystem aus der Balance ist, kann sich dies auf der körperlichen Ebene als Blockierung oder Infektion des Lymphsystems, Lymphödem oder Metastasen im Lymphsystem zeigen. Dein Lymphsystem ist Teil Deines Immunsystems, das Krankheitserreger und Fremdpartikel wie abgestorbene Zellen, Eiweiße, Bakterien, Fette und Stoffwechselendprodukte in die Venen ableitet.

Energetisch-emotional gesehen steht die Lymphe in Verbindung mit Apathie, Melancholie, Rückzug, Phlegmatismus sowie Selbstkritik und Frustration darüber, dass wir ins Stocken geraten sind und nicht weiterkommen. Unser Lymphsystem wird stark belastet, wenn wir einen Einbruch unseres Selbstwertes erleben, uns als unfähig empfinden oder das Gefühl haben, Dinge nicht bereinigen, loswerden oder erledigen zu können. Dies erzeugt einen inneren Konflikt, wodurch automatisch eine Abwertung im Sinne von »Ich empfinde mich als nicht gut genug« entsteht. In diesem Zustand können wir nicht erkennen, dass wir alles – auch alle Lösungen – in uns tragen. Was dann zumeist passiert, ist ein Suchen nach Bestätigung im Außen. Diese Bestätigung jedoch können wir erst dann bekommen und wirklich empfangen, wenn wir sie uns vorher selbst gegeben haben.

Aus der Selbstkritik in die Akzeptanz

Selbstkritik ist das Schädlichste, was wir uns antun können. Klar, es ist wichtig, aus unseren Fehlern zu lernen, doch dann gilt es, das Thema wieder loszulassen. Betrachten, Akzeptieren, Weitermachen ist hier die Devise und nicht, durch das Wiederholen derselben Fehler immer wieder erneut in die Selbstkritik zu gehen.

Bei Frauen kann lang anhaltende Selbstkritik zu Problemen und Tumoren in der Brust führen. Bei den Männern zeigt sie sich oft in Form einer Angina Pectoris, bei der die Lunge und die Herzkranzgefäße betroffen sind. Bei welchen Themen gehst Du sehr hart mit Dir um, hast das Gefühl, nicht gut genug zu sein, und bist nicht bereit, weiterzugehen, weil Du Dir nicht vergeben willst? Wo stehst Du Dir selbst im Weg?

Lass uns kurz einmal »Glaubst Du an Gott?« spielen. Glaubst Du an Gott, eine höhere Instanz oder Intelligenz, etwas, das die Schöpfung ins Leben gebracht hat und all das hier möglich macht? Und wenn es die Schöpfung gibt, ist diese Schöpfung auch gut? Die meisten Menschen beantworten diese Fragen mit Ja. Als Teil der Schöpfung nimmst Du Dich aber aus ihr heraus, wenn Du der Meinung bist, Du bist nicht gut. Wen kritisierst Du dann also in erster Linie, wenn Du darüber klagst, dass eine bestimmte Sache, Aktion oder ein Vorhaben nicht richtig läuft? Du kritisierst dann nicht nur Dich (Co-Creator, Mit-Schöpfer) selbst – diesen einen Teil der Schöpfung – sondern zusätzlich auch Gott. Wenn Du Dich in diese Thematik vertiefen möchtest, empfehle ich Dir *Gespräche mit Gott* von Neale Donald Walsh.

Hier ist noch ein weiterer Gedankenanstoß: Stell Dir vor, das Universum hätte unzählige, verschieden geformte Löcher und in jedes dieser Löcher passt jeweils exakt ein Puzzleteil. Stell Dir weiterhin vor, dass Du eines dieser Puzzleteile bist. Oftmals haben wir genaue mentale, zum Teil auch erlernte, programmierte und konditionierte Vorstellungen davon, wie wir sein wollen oder sollten. Wir verwenden viel Energie darauf, uns so zu verbiegen, dass wir an die Stelle im Universum passen, die wir (oder andere) für uns möchten oder in die wir uns gedrängt fühlen – die aber nicht die unsere ist.

Leicht wird es dann, wenn Du einfach die Rolle im Universum ausfüllst, für die sich Deine Seele entschieden hat. Dann passt Du automatisch in die Form, die Dir von Anbeginn zugedacht war. Und das übrigens von Dir selbst (Seele) und der Schöpfung in Kooperation. Dann geht das Leben leicht, da ja das Ego mit seinem Verstand nicht im Wege steht, die ganz eigene Form an- und einzunehmen. Es ist essenziell, dass Du Dein eigenes Ich, Deine Realität und Deine Kreationen, in die Du Dich zum Spielen dieses Lebensspiels hineingerufen hast, wertschätzt. Das Universum wäre um Vieles ärmer, wenn es Dich nicht gäbe und Du nicht mitspielen würdest. Nur Du kannst Deinen Platz einnehmen. Es ist Dein Platz – in der Liebe und in der Freude sowie auch im Hass und in der Wut. Du trägst alles in Dir, das Schönste und das Grausamste. In dem Moment, in dem Du das erkennen und akzeptieren kannst und die Verantwortung dafür übernimmst, bist Du zuhause angekommen. In dieser Schöpfung, in diesem Universum, gibt es niemanden, der wichtiger ist als Du selbst, genauso, wie es niemanden gibt, der weniger wichtig ist als Du. Wir alle sind gleichwertig.

Vielleicht hast Du das Gefühl, Deinen Platz noch nicht gefunden zu haben. Akzeptiere einfach einmal, dass es so ist, lass los. Die Akzeptanz nimmt die Blockaden weg und damit wird es leicht, dorthin zu kommen, wo Du hinmöchtest. Mache Dich frei von Deinen Gedanken, Ideen und Vorstellungen über Dich selbst und auch von denen, mit denen Dir Deine Umwelt ihre Erwartungen signalisiert. Jeder darf so sein, wie er will, solange wir uns auf eine ethisch-moralisch einwandfreie Art verhalten, also niemand anderen verletzen oder ihm einen Verlust einbringen mit eigenem Vorteil – Fairness und Achtsamkeit sind gefordert.

Wichtig ist, dass Du genauso akzeptierst, wie die anderen sind und wo sie jeweils in ihrem Leben stehen. Versuche nicht, bekehren oder heilen zu wollen, außer, jemand hat klar den Wunsch danach geäußert. Gib jedem den Raum, seine Entscheidungen selbst und frei zu treffen. Alles andere ist übergriffig.

Betrachte Spiritualität einmal als die Akzeptanz des Geistes als Realität. Spiritualität bedeutet, dass wir die Verantwortung für unser Schöpfertum übernehmen. Diese Verantwortung kann sich manchmal unangenehm anfühlen, wenn wir dazu neigen, die Schuld für unsere Situation im Außen zu suchen. Sie kann uns aber auch enorm Kraft geben, weil sie es uns möglich macht, uns und unser Leben zu verändern.

Manchmal geht das leichter, manchmal nicht so sehr. Wir sind Menschen und das ist gut so. Wichtig ist, dass Du nicht in der Selbstkritik verharrst, wenn etwas nicht klappt. Lerne aus Deinen Erfahrungen und hänge nicht in ihnen fest. Übrigens, erfolgreiche Menschen machen viele Fehler, verhaften aber nicht daran.

Die Wichtigkeit des kleinsten Gliedes

Doch noch einmal zurück zum Thema Gleichwertigkeit: Das Gefühl, weniger wert zu sein als andere, ist keine objektive Realität und damit eine Illusion. Wir leben in einem Universum der Gleichwertigkeit. Du, Dein Partner oder Deine Partnerin, Deine Familie, Deine Nachbarn, Deine Freunde, Deine Gegenspieler, die Prominenz – alles und jeder ist gleich viel wert. Ohne Volk gibt es keinen Adel. Das Volk muss seinen Wert erkennen. Wenn Du Dich dort siehst, dann sei Dir bewusst, dass Du das alles, auch die Systemik, auch die Pyramide der Herrschaft möglich machst. Du bist, wie weiter oben schon beschrieben, ein absolut notwendiger Baustein im Gefüge des Universums. Ohne Dich gäbe es in diesem Gefüge einen leeren Fleck und es wäre unvollständig. Du bringst Vollständigkeit und daher bist Du gleichwertig.

Übungen: Ausstreichen der ›Schwimmhäute‹ und Massage der Schlüsselbeingrube und Leistenbeuge

Ist unser Lymphsystem nicht in Ordnung, fühlen wir uns oft im Bereich unterhalb der Schlüsselbeine bis hin zu den Achseln oder aber auch im Bereich der Beckenbeuge nicht optimal. In den kleinen Gruben unterhalb unserer Schlüsselbeine und beidseitig in der Beckenbeuge finden sich die Hauptlymphknoten, über die wir das Lymphsystem in seinem Fluss aktivieren können. Die Lymphe selbst ist in sich antriebslos und braucht unsere Muskulatur in der Anspannung und Entspannung, um in Fluss zu sein. Die Übergabe der Schlacken und Giftstoffe an das Blutsystem, sodass die Niere diese über den Urin ausscheiden und der Körper sich dadurch reinigen kann, findet im Venenwinkel an unseren Achseln statt. Oft sind wir dort und auch an den Hauptlymphknoten sehr druckempfindlich. Das ist ein Zeichen, dass die Entgiftung und der Abtransport zurzeit hängt und nicht optimal abläuft.

Du kannst Dir hier folgendermaßen helfen: Die Hauptlymphknoten findest Du, indem Du mit kreisenden Bewegungen ein wenig Druck auf die betreffenden Regionen ausübst. Die oberen beiden Punkte sitzen etwa fünf Zentimeter unterhalb der Schlüsselbeine und reagieren empfindlich auf den ausgewirkten Druck. Du kannst diese Stellen aktivieren und damit Deine ganze Lymphe in Schwung bringen, indem Du sie leicht im Uhrzeigersinn massierst oder sanft mit den Fingern beklopfst. Am einfachsten geht das, wenn Du Dich den beiden Seiten nacheinander widmest.

Massiere oder klopfe mit der rechten Hand die linke Seite und umgekehrt. Setze dabei den gedanklichen Impuls, dass Deine Lymphe optimal arbeitet. Wenn Du feinfühlig bist, kann es sein, dass Du bereits nach kurzer Zeit merkst, wie sich etwas im Fließen verändert.

Wenn Du im Bereich der Schlüsselbeine und Achseln Schmerzen hast, ist die Wahrscheinlichkeit groß, dass Du Dich in einem Abwertungskonflikt befindest, weil Du etwas nicht schaffst. Dieser Abwertungskonflikt ist anders als derjenige, der in Zusammenhang mit dem Blutsystem steht. Beim Blutsystem geht es um das Streben nach mehr, während wir es hier bei der Lymphe mit dem Erschöpft-Sein zu tun haben.

Hier ist eine weitere kleine Übung für Dich, die Dir zeigt, wie Du Deinem Oberkörper und damit dem oberen Teil Deines Lymphsystems helfen kannst: Greife mit Daumen und Zeigefinger der einen Hand in die ›Schwimmhaut‹ zwischen Daumen und Zeigefinger Deiner anderen Hand und zieh sie mit kräftigem Druck vom Handmittelpunkt nach außen. Dies aktiviert den Lymphfluss in Deinem Oberkörper. Setze das Herausziehen des Gewebes zwischen Deinen Fingern mit allen weiteren Finger-Zwischenhäuten fort und wechsle dann zur anderen Hand. Wenn Du merkst, dass diese Bereiche durch das Massieren anschwellen, ist das ein Zeichen, dass Deine Lymphe nicht optimal arbeitet. Massiere fünf bis zehn Minuten pro Hand, damit gibst Du Dir selbst eine kleine Lymphdrainage. Du wirst spüren, wie viel Fluss dadurch entsteht.

Die anderen beiden Hauptlymphknoten befinden sich, wie bereits erwähnt, in der Leiste. Links und rechts gibt es auch dort je einen Punkt, der bei Druck leicht weh tut. Massierst Du diese Stellen im Uhrzeigersinn kreisförmig oder beklopfst sie sanft, beginnt sich die Lymphe dann in Deinen Beinen und Deinem Unterleib zu aktivieren. Möglicherweise spürst Du auch, wie eine elektrische Ladung durch die Beine geht. Streiche im Anschluss noch die ›Schwimmhäute‹ zwischen Deinen Zehen aus, vom Fußmittelpunkt nach außen. Dies kann auch jemand anders für Dich tun, wenn Du nicht gut an Deine Füße drankommst.

Merkst Du, wie sich ein Gefühl von Fluss und Aktivität einstellt und sich Dein Gemüt verändert, es heller wird? Die grundlegende Einstellung, gut auf Dich zu achten, Dich zu nähren und auf Dich zu vertrauen, unterstützt übrigens auch Deine Milz und Deine Mandeln, die Teil Deines Wächtersystems und damit auch Teil Deines Lymphsystems sind.

Zentrale Elemente einer lymph-freundlichen Lebensweise: Wasser und Bewegung

Leider ist unsere heutige westliche Lebensweise nicht sehr unterstützend für unsere Lymphe. Viel Sitzen und wenig Bewegung wirken sich negativ auf den Lymphfluss aus, was sehr oft zu Wasser in den Beinen führen kann. Oft kommen hier noch ein Übermaß an Schlacken durch eine ungesunde Ernährungsweise hinzu, sowie Elektrosmog und langjährige Schwermetallbelastung. All dies trägt dazu bei, dass der Stoffwechsel nicht mehr richtig funktioniert.

Allein durch regelmäßige Bewegung kannst Du bereits viel bewirken und Deine Lymphe und damit Deinen Körper sehr unterstützen. Gerade Bewegung im Wasser – Schwimmen, Aquajogging usw. – helfen durch den Wasserdruck, der sich auf Deine Muskulatur und das Gewebe auswirkt, den Lymphfluss zu erhöhen.

Trink außerdem genügend Wasser und sorge für ausreichend Mineralien. Dies ermöglicht Deinem Nervensystem, mehr neuromuskuläre Impulse und andere Nervenimpulse zu geben, die dann in den Organen, Drüsen, Muskeln und Gewebeschichten ankommen und somit dafür sorgen, dass diese gut funktionieren, und die Dich lebendig fühlen lassen. Wenn der Körper nur minimal zu wenig Wasser hat, geht es ihm bereits nicht gut und er ist eingeschränkt. Du bist dann auch nicht so klar in Deinen Gedanken oder körperlich erschöpft. Und denk daran – nur Wasser ist Wasser, Limonade und Säfte sind Nahrungsmittel.

Affirmationen

Ich lasse mich vertrauensvoll
auf den Fluss des Lebens ein.
Ich lasse alten Ballast los.

Ich vertraue meinem Körper
und seinen Fähigkeiten.
Ich vertraue mir.

Ich bin frei und ungebunden.
Ich darf genießen.

Ich erlebe viel Gutes in meinem Leben.
Ich bin vollständig, gleichwertig, ein Kind Gottes.
Ich kann, wenn ich möchte, alles allein schaffen.

Nachher-Check

- Wie geht es Dir nun? Wie ist Dein Gemüt?
- Wie beweglich sind Deine Schultern, Dein Kopf, Dein Kiefer?
- Wie ist Deine Atmung?
- Wie leicht oder schwer sind Deine Gewebeschichten?
- Wie fühlt sich das Gewebe Deiner Arme und Beine in Zusammenhang mit Deinem Herzen und Deinen Gefäßen an?
- Beobachte wieder das Abrollen Deiner Füße: Kommst Du besser von einem Fleck zum anderen und empfindest weniger, verhaftet zu sein?

Schlussworte

Du bist mein Held. Du hast Dich jetzt durch wirklich wichtige Themen durchgearbeitet und gezeigt, dass Du bis zum Ende dieses Buches an Dir drangeblieben bist, Dich selbst in die Pflicht genommen hast und damit ein Macher bist. Mal ganz ehrlich, das ist etwas ganz Besonderes. Die meisten Menschen lehnen die Verantwortung, die sie für ihr Leben tragen, ab und eiern rum. Doch Du nicht. Und das ist klasse. Mit dem Durchziehen hast Du wirkliche Selbstliebe bewiesen, vielleicht ist Dir das noch nicht so klar, vielleicht spürst Du es noch nicht so ganz – doch das ist so. Und damit hast Du Dich weiter befreit und auch das Leben, Deine Umwelt, die Menschen um Dich herum.

Für mich ist es etwas ganz Besonderes, dass ich Dich so begleiten darf. Damit geht einer meiner wichtigsten Wünsche und meine Berufung als Entwicklungshelfer in Erfüllung. Dass Du mir Dein Vertrauen geschenkt hast, ist ein Privileg. Das Vertrauen, das Du in Dich selbst gelegt hast und das Vertrauen, das Du der Schöpfung entgegenbringst, ist Dein Geschenk für Dich. Das Geschenk der Liebe und der bedingungslosen Annahme. Damit bist Du Vorreiter, Vorbild, ein Pionier der Liebe, ein Wegbereiter, dem noch Viele folgen werden. Denn Deine Liebe wird sich ergießen in das Leben und noch Viele anstecken. Danke dafür.

Die Klärung und Reinigung Deiner Organe von belastenden Emotionen hilft Dir jetzt, die Funktionalität Deines Körpers zu steigern und die innere Kommunikation zwischen den Organen zu optimieren. Und so können die ›Zahnräder‹ Deines Stoffwechsels wieder reibungslos ineinandergreifen und wie ein Präzisionsuhrwerk ihre Aufgaben verrichten. Deine Leistungsfähigkeit sollte zugenommen haben und Vieles, was Dich früher einmal belastet oder gestört hat, nicht mehr vorhanden oder wichtig sein. Wichtig ist jedoch eines: dass Du ab jetzt der bewusste Beobachter Deiner selbst in Deinen Aktionen und Reaktionen bist. Je präsenter Du in Deinem Alltag wirst, desto schneller wirst Du merken, wenn Du Dich wieder einmal auf belastende Abwege begibst. Sollte das einmal geschehen, tritt zurück in den Zustand des Frohseins, der Leichtigkeit und der Liebe. Du hast es verdient, dass es leicht geht. Also lass es auch geschehen. Jetzt.

Sollte Dir dies mal nicht gelingen, kannst Du dieses Buch, nachdem Du es jetzt einmal komplett durchlebt hast, nun als Deine energetisch-spirituelle Hausapotheke für den Organbereich benutzen und, wenn's einmal zwickt und schmerzt, einfach die Stelle heraussuchen, die Dir die benötigten Hinweise zur energetischen Auflösung des Problems geben kann.

Mit diesem zweiten Band von *Zurück zum Ursprung* hast Du Dich von belastenden Emotionen und Mustern aus Deinem Organbereich befreit. Dein System ist jetzt so frei, dass Du es mit einem wirklich starken Energiestrom konfrontieren kannst. Du bist also bestens vorbereitet für *Zurück zum Ursprung Teil 3*: *Deine Anbindung an die Quelle* und damit den Bereich der Energetik, in dem es darum gehen wird, Dein Energiesystem zu verstehen, zu klären und dadurch Deinen Körper sowie sein Energiefeld mit Chi zu füllen.

In diesem letzten Buch gehen wir der Mystik der Energetik auf die Spur und aktivieren Dein komplettes Energiesystem – von den Meridianen über die Nadis bis hin zu den Chakren. Und noch ein wenig mehr. Das Abenteuer ist noch nicht vorüber. Nein, hier geht es erst richtig los. Freu Dich also auf mehr!

Hab's schön!

Von Herzen,
Andreas

Danksagung

Ein Dankeschön betrachten wir in unserer heutigen Zeit oft als etwas Besonderes. Dabei sollte ein Dankeschön grundsätzlich Teil eines gelebten Zustandes der Dankbarkeit sein, der tief in unserem Herzen verankert ist und sich von dort aus in unser ganzes Leben ausbreiten kann.

Dankbarkeit für das eigene Sein, die Familie, die Freunde, die Profession, die wir leben. Dankbarkeit für das Essen auf dem Tisch, die Bettstatt, die Wärme und die Berührungen, die Geborgenheit, die wir durch uns selbst und liebevolle Menschen erfahren, für eben so Vieles im Leben und für das Leben an sich.

Dankbarkeit für die Individualität und die Kreativität, die wir in uns tragen. Dankbarkeit für so Vieles. Und so bin ich dankbar für all die Erlebnisse, die ich auf meiner Reise dieses Lebens und anderer Leben gemacht habe, um dieses Buch zu Dir zu bringen.

Dankbar für die Menschen, die mithalfen (in erster Linie Dir, meine liebe Nina), damit dieses Buch entstehen konnte, und dies mit all der Liebe, die darin enthalten ist. Dankbar für die Liebe, die dadurch in Dich und in Dein Leben fließt.

Dankbar, einen Weg gefunden zu haben, der einen Prozess der gelebten Selbstliebe einleitet und vielen Menschen eine kraftvolle Begleitung auf diesem Weg ist – und damit dankbar für Dein Vertrauen in Dich und auch in mich.

Über den Autor

Andreas Goldemann ist Künstler, Intuitive, Klangheiler und spiritueller Begleiter. Er hat die einzigartige Gabe, durch Stimme, Bewegung und Reflexion tiefgreifende Veränderungen in anderen Menschen auszulösen, ohne physisch bei ihnen anwesend sein zu müssen.

Durch seine Form der intuitiven Arbeit ermöglicht Andreas seinen Lesern, Zuhörern und Kursteilnehmern, sich von negativen Emotionen, Konditionierungen und Glaubenssätzen zu befreien, die ihren Körper, ihren Geist und ihre Seele belasten. So können sie beginnen, ihr großes Potenzial, ihre Stärken und Talente zu erfahren. Ihr ganzes Wesen ist von Liebe erfüllt, wenn sie endlich zu ihrem Selbst zurückkehren.

Seit über 25 Jahren begleitet Andreas Menschen in ihrer Transformation zu mehr Freude, Gesundheit und Lebensglück. Im Rahmen seiner achtjährigen Tournee bereiste er 24 Länder, inklusive 22 Staaten in den USA. Hunderttausende von Menschen konnten seine Arbeit durch Vorträge, Sitzungen und Onlinekurse erfahren.

Weitere Informationen zu den Online-Kursen und Vorträgen des Autors findest Du auf seiner Website:
https://andreasgoldemann.com

Anhang I: Download-Link

Hier findest Du alle im Buch erwähnten kostenlosen Downloads:

https://andreasgoldemann.com/zzu-buch-2

Gib beim Herunterladen bitte den Code **ZZUORGANE** ein.

1. Sound zur Herzensöffnung (Audio)
2. Reconnecting Mantra (Audio)
3. Vertrauen und Loslassen (Video)
4. Wie Du Dich mit dem Feld verbindest (Video)
5. Loslassen von Selbstkritik und Einladen der Selbstliebe (Video)
6. Übung: Die Treppe in Dein Herz (Audio)
7. Der Vagus-Nerv – Ausgleich von Sympathikus und Parasympathikus (Video)
8. Durch die Trauer zurück ins Leben (Video)
9. Vorher-Nachher-Betrachtung (pdf)

Anhang II: Vorher-Nachher-Betrachtung

Zurück zum Ursprung löst viel aus. Es steigert beispielsweise Dein Wohlbefinden und Deine Selbstsicherheit und hilft Dir, mit Deinem Körper besser umzugehen und ihn zu stärken. Manchmal ist es jedoch schwer, bei all den täglichen Ablenkungen diese Veränderung bewusst wahrzunehmen.

Genauso, wie es sinnvoll ist, Dir begleitend zur Lektüre des Buches Notizen zu Deinen Erfahrungen zu machen, macht es Sinn, ein Vorher-Nachher-Bild zu erstellen, um festzuhalten, wie Dein Zustand vor bzw. nach dem Erleben des Buches ist. So kannst Du sichtbar und nachvollziehbar machen, was mit Dir passiert ist und welche Prozesse Du durchlaufen hast.

Darum haben wir eine ausführliche Vorher-Nachher-Betrachtung erstellt, die Du am Anfang und am Ende des Buches ausfüllen kannst.

So geht's:

Bitte bewerte jeweils auf einer Skala von 0–100 (0 = gar nicht, 100 = absolute Spitze) einmal, bevor Du mit dem Buch beginnst, und ein weiteres Mal, wenn Du fertig bist.

Die normal gedruckten Fragen haben aufsteigende Werte (im Positiven). Beispiel: Wie zufrieden bin ich insgesamt mit mir? Vorher 51 => Nachher 71 = Besser.

Die dick gedruckten Fragen haben absteigende Werte (im Positiven). Beispiel: Wie anstrengend empfinde ich das Leben? Vorher 40 => Nachher 10 = Besser.

Wichtig fürs Ausfüllen

Bitte beziehe Deine Vorher-Antworten darauf, wie es Dir in letzter Zeit allgemein ging, nicht auf Deine Tagesform. Bitte den Nachher-Check nicht direkt nach dem letzten Kapitel machen, sondern ein paar Tage warten und dann erst antworten.

Möglichkeit zur Studienteilnahme

Falls Du uns Deine Daten zur Verfügung stellen möchtest, dann sende uns das ausgefüllte PDF-Dokument aus dem Downloadbereich oder Fotos von den betreffenden Buchseiten bitte per E-Mail zu: zzu-buch1-studie@brilliant-life-productions.net

Deine Daten werden selbstverständlich anonymisiert verwendet. Für die Studie selbst brauchen wir lediglich Dein Alter und Dein Geschlecht.

Unser Dankeschön für Deine Teilnahme

Nachdem Du uns Deine Vorher-Nachher-Antworten gesendet hast, erhältst Du von uns den Soothing Sound, der Dir hilft, bei Stress und Anspannung in Deine innere Ruhe zu finden.

Damit wir Dir das Dankeschön zusenden können, gib bitte auch Deinen Namen und Deine E-Mail-Adresse an.

Name:
E-Mail-Adresse:
Geschlecht:
Alter:

Wohlbefinden allgemein:	**Vorher**	**Nachher**
Wie zufrieden bin ich insgesamt mit mir?		
Wie zufrieden bin ich insgesamt mit meinem Leben?		
Wie verbunden fühle ich mich mit dem Leben?		
Wie präsent bin ich im Alltag?		
Wie viel Dankbarkeit fühle ich für mein Leben im Allgemeinen?		
Wie sehr empfinde ich mein Leben im ›Flow‹ (im Fluss)?		
Wie sehr genieße ich mein Leben?		
Wie sehr fühle ich im Leben Harmonie insgesamt?		
Wie lebendig fühle ich mich?		
Wie zentriert fühle ich mich?		
Wie leicht bewege ich mich durchs Leben?		
Wie viel Schönheit erkenne ich in der Welt?		
Wie sehr fühle ich mich in meinem Potenzial verwirklicht?		
Wie anstrengend empfinde ich das Leben?		
Wie leicht lasse ich mich durch Schwierigkeiten aus meiner Mitte bringen?		
Wie zuversichtlich blicke ich auf meine Zukunft?		

Selbstwert:	**Vorher**	**Nachher**
Wie aufrecht gehe ich durchs Leben?		
Wie viel Wertschätzung empfinde ich für mich?		
Wie selbstsicher fühle ich mich?		
Wie viel authentische Selbstliebe empfinde ich für mich?		
Wie gerne bin ich ›ich selbst‹?		
Wie sehr kann ich zu mir, wie ich bin, ›Ja‹ sagen?		
Als wie hoch empfinde ich mein Selbstvertrauen?		
Als wie hoch empfinde ich mein Selbstwertgefühl?		
Wie viel Dankbarkeit empfinde ich für mich selbst?		
Wie sehr fühle ich mich als ›ich selbst‹?		
Wie gütig schaue ich auf mich?		
Wie selbstsicher empfinde ich mich?		
Wie kritisch schaue ich auf mich?		

Körper:	**Vorher**	**Nachher**
Wie gut fühle ich mich geerdet?		
Wie verbunden fühle ich mich mit meinem Körper?		
Wie präsent bin ich in meinem Körper?		
Wie zufrieden bin ich mit meinem Körper?		
Wie dankbar bin ich für meinen Körper?		
Wie attraktiv fühle ich mich?		
Wie sexy fühle ich mich?		
Wie gesund fühle ich mich?		
Wie hoch ist mein Energielevel/meine Vitalität?		
Wie jugendlich fühle ich mich (unabhängig von meinem chronologischen Alter)?		
Wie viel Körperkraft habe ich?		
Wie groß ist meine körperliche Flexibilität/ Beweglichkeit?		
Wie aufrecht empfinde ich meine Körperhaltung?		
Wie gerne bewege ich mich körperlich?		
Wie gerne stehe ich morgens auf?		
Wie gut ist mein Schlaf?		
Wie bewusst ernähre ich mich?		
Wie viel Anspannung/Verspannung empfinde ich im Körper?		
Wie sehr ist mein Körper durch Schmerz belastet?		

Stress, Emotionen:	**Vorher**	**Nachher**
Wie ausgeglichen fühle ich mich?		
Wie sehr empfinde ich inneren Frieden?		
Wie ruhig ist mein Geist?		
Wie sehr gelingt es mir, anstehende Dinge rechtzeitig zu erledigen?		
Wie belastbar fühle ich mich?		
Wie hoch ist meine Kapazität, mit Druck/ Stress/schwierigen Situationen umzugehen?		
Wie sehr bin ich durch Sorgen/Gedanken/Ängste belastet?		
Wie hoch schätze ich meinen Stresslevel insgesamt ein?		
Wie ausgelaugt fühle ich mich?		
Wie gut ist meine Merkfähigkeit/mein Gedächtnis?		
Wie gut ist meine Konzentrationsfähigkeit?		
Wie kreativ fühle ich mich?		

Beziehungen:	**Vorher**	**Nachher**
Wie erfüllend empfinde ich meine sozialen Kontakte?		
Wie erfüllend empfinde ich meine Partnerschaft?		
Wie erfüllend empfinde ich meine Sexualität?		

Wie verbunden fühle ich mich mit anderen Menschen?		
Wie authentisch erlebe ich mich mit anderen Menschen?		
Wie harmonisch erlebe ich meine zwischenmenschlichen Beziehungen insgesamt?		
Wie sehr fühle ich mich als Frau bzw. Mann?		
Wie dankbar bin ich für meine Freundschaften?		
Wie viel Konflikt erlebe ich mit anderen Menschen?		

Raum für eigene Fragen:	**Vorher**	**Nachher**

Index

Onlinekurs & App

Du willst *Zurück zum Ursprung* nicht nur in Buchform erleben, sondern auch multimedial? Dann ist der Onlinekurs *Zurück zum Ursprung – Die Reise in Dein natürliches, kraftvolles Selbst* Deine Möglichkeit, im Video- und Audioformat mit Andreas und seiner transformierenden Stimme noch tiefer zu gehen.

Du bist herzlich eingeladen, über die erste Session zur Halswirbelsäule kostenfrei in den Kurs hineinzuschnuppern: https://andreasgoldemann.com/zurueck-zum-ursprung

Als eine weitere Möglichkeit, in ein tiefes Bewusstsein zu kommen, kannst Du auch gerne die App *One Minute Transformation* zu Hilfe nehmen. Du findest sie in Deinem App-Store.

Hinweis auf die weiteren Bücher

Band 1:
Zurück zum Ursprung:
Aufrichtung Deines Selbst – Die Wirbelsäule

Band 2:
Zurück zum Ursprung:
Aktivierung und Harmonisierung
Deines Potenzials – Die Organe

Band 3:
Zurück zum Ursprung:
Deine Anbindung an die Quelle – Die Energetik

Band I: Aufrichtung Deines Selbst – Die Wirbelsäule

Im ersten Band der Serie lösen wir negative, verhindernde Muster und Emotionen aus dem Muskel-Skelett-Apparat. Gerade unsere Wirbelsäule und jeder ihrer Wirbelkörper speichern mit der umliegenden Muskulatur große Mengen negativer Informationen und Programme. Einmal befreit, entspannt sich die Muskulatur und die Wirbelkörper gleiten wieder an ihre bestmögliche Position, um so eine stabile, aufrechte Haltung zu gewährleisten. Gleichzeitig verbessert sich der Fluss der Hauptenergie (Chi) im Wirbelkanal. Ist dieser bestmöglich ausgerichtet und frei von Spannungen und Engpässen, fühlen wir uns wach und aufgeladen.

Der erste Band der Zurück zum Ursprung-Reihe hilft, den Energiefluss im Körper so zu verstärken und anzuregen, dass wir uns an die größere Aufgabe des Lösens der negativ verhafteten Emotionen aus den Organen in Band 2 machen können. Er ist die Grundlage für eine erfolgreiche Energiearbeit. Alles beginnt mit der Wirbelsäule.

Band 3: Deine Anbindung an die Quelle – Die Energetik

Im letzten Band der Reihe geht es dann voll in die energetische Erfüllung Deiner selbst.

Jetzt können wir, da wir den Körper durch die Aufrichtung der Wirbelsäule (Band 1) und die Klärung der Organe (Band 2) vorbereitet haben, das energetische System hochfahren. Wir klären, aktivieren und ›fine-tunen‹ Deine Meridiane, Nadis und Chakren, um so Deinen Energiekörper in den bestmöglichen Zustand zu bringen. Gleichzeitig lernst Du gute Schutzmechanismen, die Dir helfen, Dein ganzes System stabil und kraftvoll zu halten. So kannst Du präsent im Hier und Jetzt sein und gleichzeitig frei und ohne Einschränkungen auf Deine Zukunft zugehen.